杏林治验系列

老年疾病辨治精粹

主　编　缪晓路

副主编　梁秋儿　温玉平

编　委（以姓氏笔画为序）

王升强　邓华炎　叶国辉　张振彤
林风和　周桑玉　钟云良　梁秋儿
曾　勤　温玉平　温玉成　蓝燕红
赖彦铭　缪晓路

人民卫生出版社

·北　京·

图书在版编目（CIP）数据

老年疾病辨治精粹 / 缪晓路主编 . -- 北京 ：人民卫生出版社，2025. 11. --（杏林治验系列）. -- ISBN 978-7-117-38882-5

Ⅰ. R259.92

中国国家版本馆 CIP 数据核字第 2025DG0637 号

人卫智网	www.ipmph.com	医学教育、学术、考试、健康，购书智慧智能综合服务平台
人卫官网	www.pmph.com	人卫官方资讯发布平台

杏林治验系列

老年疾病辨治精粹

Xinglin Zhiyan Xilie

Laonian Jibing Bianzhi Jingcui

主　　编：缪晓路
出版发行：人民卫生出版社（中继线 010-59780011）
地　　址：北京市朝阳区潘家园南里 19 号
邮　　编：100021
E - mail：pmph @ pmph.com
购书热线：010-59787592　010-59787584　010-65264830
印　　刷：三河市宏达印刷有限公司
经　　销：新华书店
开　　本：710 × 1000　1/16　　印张：15
字　　数：238 千字
版　　次：2025 年 11 月第 1 版
印　　次：2025 年 11 月第 1 次印刷
标准书号：ISBN 978-7-117-38882-5
定　　价：58.00 元
打击盗版举报电话：010-59787491　E-mail：WQ @ pmph.com
质量问题联系电话：010-59787234　E-mail：zhiliang @ pmph.com
数字融合服务电话：4001118166　E-mail：zengzhi @ pmph.com

前 言

中国正迈入老龄化社会，与此同时，老年性疾病的发病率呈显著上升的趋势，老年健康问题已成为当代医学研究的重要课题。莞邑地区作为岭南医学的重要传承地，汇聚了众多中医大家，在中医老年病学领域形成了独具特色的诊疗体系与地域性的学术优势。“老吾老，以及人之老。”深入研究老年性疾病的发病机制与防治策略，既顺应人口老龄化社会发展的必然要求，也是对传统中医学精髓创造性的转化与创新性的发展。作为新时代的莞邑中医人，肩负起治病救人的神圣使命，提升老年群体的健康水平和生活质量，对构建健康中国具有重要的实践价值。

东莞市中医院中医老年病科是广东省中医重点专科，入选国家中医优势专科建设单位，是东莞市中医药学会中西医结合老年病专委会的主委单位。我们立足于东莞市中医院，发挥专委会的职能，组建本书的编委会，同心齐力进行书籍的编撰工作，会通古今、承前启后、融汇创新，为莞邑中医老年病学的传承与发展添砖加瓦。

本书介绍了中医老年病的概念与发展源流；又在临证治验方面，分成老年虚劳、老年痿证、老年不寐、老年郁证、老年眩晕、老年胸痹、老年缺血性中风、老年痴呆、老年颤病、老年肺胀、老年咳嗽、老年溺毒、老年消渴、老年胃痞和老年膝痹 15 个章节，每章内容分为概述、病因病机、辨证论治、医案解要、名家验方、特色疗法、预防调摄等。系统总结了莞邑地区老年常见疾病、多发疾病的中医辨治经验。

“一语天然万古新，豪华落尽见真淳。”撰写本书的目的是能为临床提供最实用的辨治指导。以传承与创新、中西汇通统领全书，以中医病名入题，将现代医学诊断融入中医内涵，探讨西医学治疗疾病的优缺点与中医学辨治的切入点，体现了中医学的现代诠释与中西医学的交融。本书的核心在于体现普适与个案、辨证论治的理念。以老年疾病的莞邑专科临床优势病种辨证方案作为普适的基础，深入分析莞邑中医老年病名家的临床医案，展现真真切切的临证范本。同时优选名家验方、特色治疗，窥斑见豹，发散思维，突出莞邑中医的地域特色与临证优势。本书普及与提高并重，希望能供莞邑中医老年病专科人员作为中医临证的借鉴，也能供中医医学生、中医爱好者作为学习使用。

感谢东莞市中医院领导的高瞻远瞩，感谢编委会专家们的倾力付出，感谢人民卫生出版社的大力支持，使本书可以顺利出版。

由于我们水平有限，这次编撰过程中不免存在不当之处，殷请广大读者惠予指正，谨致谢意。

编者

2025 年 9 月

目　录

第一章　中医老年病的概述与发展源流

一、概　　述

中医老年病学是运用中医理论研究老年期疾病的病因病机、证治规律以及预防和调护的一门临床学科。中医老年病学的研究对象是60岁及以上的老年人,重点关注失能和半失能的老年人、80岁及以上高龄老年人及衰弱老年人。随着年龄的增长,老年人的脏腑功能逐渐减退,气血津液运行不畅,阴阳平衡失调,易导致各种疾病的发生,而且这类疾病往往具有病程长、病情复杂、并发症多、治疗难度大、后遗症频发等特点。中医老年医学强调从整体观念出发,认为老年疾病的发生、发展与老年人的生理病理特点密切相关。它融合了中医学的脏腑、经络、气血津液等理论,系统地反映了中医辨证论治的特点,是中医学不可或缺的一个重要组成部分。

中医老年病学运用中医理论和方法,通过望、闻、问、切四诊合参,对老年疾病进行辨证论治,旨在调整机体气血,恢复阴阳平衡,从而达到预防和治疗老年疾病的目的。但其研究范畴不仅限于疾病的中医诊断和治疗,还包括衰老机制与延缓衰老、老年生理病理特点及变化规律、老年疾病中医康复以及老年人养生研究等。

老年人随着年龄的增长,脏腑功能逐渐衰退,其生理与青壮年时期存在着显著的差异。中医老年病的病理生理特点主要表现为以下几个方面。①脏腑功能减退:老年人脏腑功能逐渐衰退,特别是肾、脾、肝等脏腑的虚损较为常见。肾为先天之本,主藏精纳气,随着年龄增长,肾精亏虚,会出现腰膝酸软、头晕耳鸣、记忆力减退等症状。脾为后天之本,气血生化之源,脾胃虚弱则运化无力,易导致食欲不振、腹胀便溏、四肢乏力等。肝主疏泄,肝血不足或肝气郁结,会引发情志郁滞、胁肋胀痛、不寐等病症。②气血阴阳失衡:老年人气血渐亏,阴阳失衡,容易出现气血阴阳虚损。气血不足、阴阳亏虚,则易出现脏腑功能低下的病症;气血阴阳失调,则易出现气化失常、血随气乱、阴虚阳亢、阳虚阴盛等证候。③病理产物蓄积：老年人体内容易产生瘀血、痰湿水饮等病理产物。瘀血阻滞，气血运行不畅，易出现疼痛、肿胀等症状；痰湿水饮内停，则易困阻脾胃，运化失职；留滞全身，易肢体浮肿或成积聚。④多病共存：老年人往往一身兼患多种慢性疾病，诸病病理上相互交织、影响，病情易传变、病程迁延，造成证候变化错杂难辨，提高了治疗的复杂性和困难程度。

二、中医老年病学发展源流及学科建设

中医老年病学是中医滔滔发展长河中的一条重要支脉。从人们对生命的关注开始到形成比较系统的老年医学，主要经历了先秦时期、战国秦汉时期、魏晋至唐宋金元时期、明清时期、近代时期直至当代。

（一）中医老年病的萌芽与理论形成

先秦时期，古代先贤就开始了对生命衰老的思考和对延年益寿的研究。老年病的研究最早可以追溯到《黄帝内经》（下文简称《内经》）。《内经》不仅阐述了老年病的生理病理特点，还提出了相应的治疗原则和预防方法，对后世中医老年病学的发展产生了深远影响。《内经》首次提出了人的天年寿限、老年界限、早衰缘由、衰老成因、老化特征、老年生理、病因病机、治疗原则、摄生抗衰、长寿要旨等理论。例如，《内经》首先提出老的年龄界限为五十以上，“人年五十以上为老”（《灵枢·卫气失常篇》）。根据传统习惯，年满老年以后，每增 10 岁为一个界限，并冠以名称，如七十曰耄，八十曰耋，九十曰鲐背，或黄耇，百岁曰期颐。《灵枢·天年篇》则详尽地叙述了机体从 40 岁开始，随着年龄的递增，脏腑、组织、器官逐渐衰退老化，每隔 10 年，就有一个明显的变化：五十岁，肝气始衰，肝叶始薄，胆汁始灭，目始不明；六十岁，心气始衰，苦忧悲，血气懈惰，故好卧；七十岁，脾气虚，皮肤枯；八十岁，肺气衰，魄离，故言善误；九十岁，肾气焦，四脏经脉空虚，“百岁则尽终天年”而逝。但大多数人们不能寿享天年，《内经》认为其中的关键在于真气的“盛衰存亡”，并提出真气保养的三大要素，即保养肾精以固其根，强健脏腑以益其源，调摄阴阳以强其用。《内经》中再三强调人体衰老的最重要因素是“肾气衰”，其次是“三阳脉（尤其是阳明脉）衰”，再就是“气”减弱与阴阳失调。故在探讨早衰复壮进而长寿的问题时说：“能知七损八益，则二者可调，不知用此，则早衰之节也”，把早衰归结为不懂养生之道致使阴阳失调。又说：“愚者不足，智者有余，有余

则耳目聪明，身体轻强，老者复壮，壮者益治”，提出在一定条件下，生命进程存在着某种程度的相对可逆性。《内经》记载的“煎厥”“薄厥”“偏枯”“消瘅”“痹”“痿”“积”“真心痛”等众多病证均为老年人的易患疾病。《内经》基于整体观念，通过人体及人与自然关系的研究，认为摄生可以防病，却病可以延年，进而从起居、饮食、营养、情志、适应自然气候的变化以及体育锻炼诸方面提出的长寿之道：节饮食，强脾胃，和喜怒，慎起居，顺四时，适寒暑等。《内经》中关于年老而“血气虚，脉不通，真邪相攻，乱而相引”一语，高度概括了老年病的病理机制，而“夫年长则求之于府”则是老年病的重要治疗原则。凡此，形成了较系统的老年医学理论，成为中医老年病学术理论发展的渊源。

（二）中医老年病的临证兴起

战国秦汉时期，临床医学发展较快，扁鹊兼长内、外、妇、儿、老各科。淳于意的“诊籍”记载了25例病案。长沙马王堆三号汉墓出土的帛书《五十二病方》，涉及各科疾病100余种。甘肃武威汉墓出土的木质简牍《治百病方》，保存了比较完整的医方30多个，其中不乏诊治老年病的医疗实践记载。东汉末年，张仲景在《金匮要略》中较全面地论述了中风、胸痹、惊悸、消渴、虚劳、痰饮、咳嗽、淋病、水气、积聚、下利等老年常见病的病机证治，开创老年病研究的先河，至今仍有效地指导着临床实践。华佗所创的五禽戏成为我国体育健身防病的先驱，尤其适合老年人进行养生保健。

（三）中医老年病的全面建设

魏晋至唐宋金元时期，中医老年病学逐渐形成了较为完备的学术体系。这一时期的医家们在前人的基础上，进一步丰富和发展了老年病学的理论和实践。主要以《诸病源候论》《备急千金要方》《千金翼方》和《外台秘要》为代表。这个时期，对许多老年病的症状、病理及治疗等认识也日益深化，尤其是孙思邈书中的“养性”“食治”“养老”等专篇，探讨了老年人养生防病治病的规律，促进了中医老年病学的形成。

隋代巢元方等所著的《诸病源候论》是我国第一部病因病机学专著，对各科疾病的病因和症状，包括诊断和预后，做出了较为详细的论述。书中对某些老年病的认识已趋深入，对一些老年常见病如胸痹、消渴、多忘、中风口噤、贼风偏枯、偏风、脱肛等的病症及其病因病理做了较为详细的分析。

唐代孙思邈著《备急千金要方》和《千金翼方》，对老年病学的贡献尤为突出。其所著《养性》《辟谷》《退居》和《补益》等篇中提出治疗老年病应以食疗为先,用药应平稳轻清,以补为主。在老年养生方面,主张老年人宜静养精神,提倡综合养生法,强调"调身按摩,摇动肢体,导引行气",认为"百行周备,虽绝药饵,可以遐年"。孙思邈还著有《养老大例》与《养老食疗》,见载于《千金翼方》内,这是我国最早的老年医学专篇。孙思邈强调作为子孙后辈对老年人的一系列生理、心理变化都必须有足够的认识,并告诫为人后辈者,应很好地根据老年人的特点,顺应其需要。在饮食方面,他指出"安身之本必须于食,救疾之道惟在于药。不知食宜者,不足以全生;不明药性者,不能以除病。食能排邪而安脏腑,药能恬神养性以资四气。"他还提醒老年人"常学淡食",夏天不吃"肥浓羹臛酥油酪等",指出生肉、白酒、大酢、大咸等不适用于老人。孙思邈重视养性服饵,将延年益寿与预防老年病结合起来,推动了老年病学学术的发展。

宋代《养老奉亲书》是最早论述老年病防治为主的老年医学专著,该书史载系陈直所著,全书以论述老年病为主,对老年人的生理、病理、心理以及长寿老人的特征等都有较详细的描述。书中指出老年人的生理特点是"精血耗竭""肠胃虚薄""返同小儿";病因病机特点为"百疾易攻",同时新感易引动宿疾,导致"宿疾时发"。在老年病治疗上主张独重脾胃、食疗为先,全书列食疗方剂 162 首,占总方数的 70%,表明该书是以食疗作为治疗老年病的主要方法。在老年病的预防方面,不仅强调凡老人行住坐卧"皆须巧立制度",而且要求饮食调理"大抵宜其温、热、熟、软,忌其黏、硬、生、冷",并注意精神调理、四时摄养和用药饵扶持。宋代丘处机《摄生消息论》论述了衰老和气候的关系,认为老年脏腑功能发生变化,抵御外邪的能力下降,较易受四时不正之气的侵袭而罹患诸疾,出现各种老年疾病,提出注重养老及防治老年病要密切结合气候特点。

金元时期,"金元四大家"推动了中医学及中医老年病学的发展。刘完素倡导"火热论",认为老年人多阴虚阳亢和百骸疏漏、风邪易乘的发病特点,强调以阴虚阳亢立论,提倡老年人应以预防疾病为先,其关键是保养真气,维持体内阴阳平衡。其用药善用寒凉之品,较少强调温补,认为"邪未去,不可言补",对老年病的治疗不单纯以补为是,强调慎用补药,以免闭门留寇,助贼为殃。李东垣重视调理脾胃,开创了中医脾胃学说之先河。他提出"内伤脾胃"

是老年人患病的根本原因，防治老年病须随时不忘脾胃升降气化功能，强调以“养胃气为本”，创制补中益气汤、调中益气汤等治疗老年病的常用方剂，提倡老年人应“调其饮食，适其寒温”，注意养护其胃气。这种强调顾护脾胃的思想，甚合老年脾胃虚衰之特点，为后世从脾胃治疗老年病提供了理论依据和实践经验。朱丹溪提倡滋阴降火，以“滋阴派”著称。他强调阴精对人体的重要作用，所著《格致余论》提出：人之一生，“阳常有余，阴常不足”“男子六十四岁而精绝，女子四十九岁而经断，夫以阴气之成，止供给得三十年视听言动，已先亏矣”。阴亏则衰也，从养老防病角度对人之生理、病理进行了高度概括，认为“人之阴难成易亏，六七十后，阴不足以配阳，孤阳几欲飞越”，强调老年人的生理与病理特点是阴气暗耗、相火易于亢盛为害，由此老年疾病的形成与阴虚胃热、脾虚生痰有关。在老年病的预防方面，强调顺应四时，茹淡养脾，节欲保精，极力倡导“与其救疗于有疾之后，不若摄养于无疾之先”。张从正在治疗老年病方面亦独具卓见，既主张“食补”又主张“药攻”，并且赞同在某种情况下运用补法。另外，他在老年病的治疗过程主张运用吐法、下法。从《儒门事亲》不难看出张从正对老年留饮、涌水、暑泄、中暑、臂麻、湿痹、腰痛、便秘、癫狂、热厥头痛、心下沉积、腹胀水气以及因惊风搐等无一不是用吐法、下法治疗。并有“病实急切，峻攻其邪”“虚中积聚，宜图缓攻”“攻后邪尽，食养疗之”“体弱气衰，忌用吐下。”等规律可循。另外，邹铉在《寿亲养老新书》里写道“老人之性，皆厌于药而喜于食，以食治疾，胜于用药。况是老人之疾，慎于吐利，尤宜以食以治之。凡老人有患，宜先以食治，食治未愈，然后命药，此养老之大法也”，认为老年病症应推崇食治。

（四）中医老年病的成熟发展

明清时期，中医老年病学发展较成熟，刘宇所撰的《安老怀幼书》，徐春甫的《老老余编》，主要着重于老年人保养及老年病的治疗，涉及内容广泛，包括尊老养老、情志性嗜、宴处起居、四时调摄、形证脉候、饮食用药等。在老年病防治上，不主张多用药饵，养生方面提倡保养，动静结合。饮食方面主张淡食，勿饥勿饱，忌杂忌偏。洪楩《食治养老方》是专论食疗的老年病学专著，书中许多食疗方药简便实用，值得借鉴。曹廷栋《老老恒言》总结了适用于老人的简便易行的防病健身方法，重视调摄脾胃。如卷一《饮食》云：“《内经》曰胃阳弱而百病生，脾阴足而万邪息，脾胃乃后天之本，老年更以调脾胃为切要。”

张景岳在老年医学方面的学术思想极大地丰富了老年病学，对后世产生了深远的影响。张景岳不落窠臼，另辟蹊径。他根据《内经》“阳气者，若天与日，失其所，则折寿而不彰”的理论加以阐发，进而在《类经附翼·大宝论》提出：“人之大宝，只此一息真阳”，“得阳则生，失阳则死。阳衰者，即亡阳之渐也”，从而，揭示了肾阳衰则折人寿的观点。强调了肾阳的盛衰是决定人体寿夭的主要因素。另外，张景岳创立了温补肾元法。在治疗老年病每以匡扶肾阳为先务。如咳喘、眩晕、中风、胸痹、癃闭、三消、便秘及噎膈和反胃等老年人之常见病，张景岳认为，凡此疾病皆为肾阳衰所导致，故在治疗上注重温补肾阳。另外，他对老年病兼后天不足者，遣方用药多兼顾脾胃。如《景岳全书·新方八阵》拟金水六君煎治老年嗽喘，此方由二陈汤加当归、熟地组成，其中用二陈显然意在燥湿祛痰和胃。张景岳还提出了中年修理的独特思想。他认为人之衰老是从中年甚至更早开始的，提出中年修理，再振根基，对于抗御衰老有重要意义。并且他还提到滋补精血治形，并创立了左归饮、右归饮，养阴精补阳气成为防治老年病的常用方。赵献可所著《医贯》一书，立论新颖，见解奇特，思路开旷，予人启迪和教益。他认为“生而老，老而病，病而死，人所不能免。但其间有寿夭长短之差”，而决定人之长寿或早夭的主要因素在于“命门之火”，赵献可将命门之火谓之为“十二官之主”，“一身之要”，他还指出：“水虚者固多，火衰者亦不少。未有精泄已虚，而元阳独全者。况阴阳互为其根”，恰与朱丹溪的思想，一水一火，相得益彰。值得指出，赵献可在注重命门之火的同时，也并未忽视后天脾胃的作用，《医贯》中提到“中焦在中脘，不上不下，主腐熟水谷，泌糟粕，蒸津液，化其精微，上注于肺脉，乃化为血液，以奉生身，莫贵于此”，明确地指出了人体生命活动所必需的血液来源于脾胃的化生。还提到“饮食入胃，犹水谷在釜中，非火不熟。脾能化食，全靠少阳相火之无形者，在下焦蒸腐，始能运化也”以及“火乃人身之至宝。何世之养身者，不知保养节欲，而日夜戕贼此火，既病矣。治病者，不知涵养此火，而日用寒凉，以直灭此火，焉望其有生气耶”，因此，他认为老年病的治疗要注意培养命门之火，这是赵献可治老年病之思想精髓所在。明代医家胡慎柔撰述的《慎柔五书》，对老年调养提供了重要参考价值。该书之精华在于强调“后天之本”。他认为治老年重病应注视扶持脾胃有生之气，重视调补后天，以培虚损，明确地提出脾胃与机体衰退及疾病的关系，故在老年虚损诸病的治疗上皆从调补脾胃入手，并且在选方用药多以缓方轻剂，而不用峻猛急方。老年病注重调理脾胃的学术思想，对于现今临床具有一定的指导意义。李中梓所著《医宗必读》一书中对老年疾患的治疗尤独具匠心，提出“补肾理脾，兼擅其长”“治本为主，稍顾其标”“注重养胃，不施尽剂”，认为治疗老年病绝不可躁急求成，而是有方有守，图其缓功。另外，虞抟编著《医学正传》一书认为防患于未然在老年病的预防与治疗中尤为重要，虞氏著中指出：“人之寿夭，各有天命存焉，凡人有生必有死，自古皆然”。此处所指“天命”，系先天父母之元气，所谓“父为天，母为地，父精母血盛衰不同，故人之寿夭亦异。其有生之初，受气之两盛者，当得上中之寿；受气之偏盛者，当得中下之；受气之两衰者，能保养仅得下寿，不然多夭折。”虞抟既肯定先天禀赋的重要性，也强调后天保养的必要性，认为攻补兼施以及匡扶正气也是老年病治疗中的重要治疗原则。

清代叶天士的调补奇经和养胃法为治疗老年杂病提供了独特经验。《临证指南医案》记载了300多例老年病验案，反映了其诊治老年病独重肾和阳明的思想。他认为机体衰老和疾病的发生都与阳明脉衰、下元肾虚及遗传有关，正因如此，每治老年病以补肾健脾益胃为主。强调治疗宜顾护正气，慎攻下，顾脾胃，忌燥腻，参气象，审体质，守病机，遵治则。在总结长期临床实践经验的基础上，叶天士提出了“久病入络”及“调补奇经”的理论，擅长运用活血通络及调补奇经诸法，以血肉有情之品培补体内精血，打破了补肾阳必用桂附、滋肾阴则用地黄之常例，为老年病的治疗开辟了新的途径。清代喻嘉言对老年病的治疗亦颇有见地。他认为肾中真阳乃高年之命根，他阐发衰老成因时，十分注意肾阳的作用，指出“高年人唯恐无火。无火则运化艰而易衰。有火则精神健而难老。有火者老人性命之根”，提出“阳气以潜藏为贵，潜则弗亢，潜则可久”。另外，他提出“收摄肾气，原为老人之先务”。以上皆为指导老年病的防治提供了重要指导意义。王孟英认为“高年阴气太亏，邪气偏盛”，在老年温病治疗上力主寒凉解邪，滋润保津。王清任著《医林改错》，尤长于用补气活血与活血化瘀法论治包括许多老年病在内的内伤杂病，所创立的通窍活血汤、血府逐瘀汤、膈下逐瘀汤及补阳还五汤等著名方剂，至今仍指导老年病的临床实践。清末张锡纯治疗老年病注重温阳益气，兼以治瘀，善于调理虚实，并以扶脾为先，参脉证，施治谨守病机，通药物性味，遣药别具一格。医家林珮琴所撰《类证治裁》一书，书中有极为丰富的老年疑难、急危症治疗经验，他将老年暴病速疾归结为火，并拟镇摄法以治之，对于治疗老年急症确有开创思路的作用。另外，他在治疗老年病注重燮理阴阳，认为“生命以阴阳为枢纽。阴在内，阳之守；阳在外，阴之使，阴阳互根，相抱不脱”。每治先审阴阳之盛衰，再治以补偏救弊，调节阴阳，使其重新恢复相对平衡。另外，他还提出老年久病，多传入里，侵及脾、肾，累及生命之本，故治当求本。

（五）中医老年病的低迷潜行

1840年鸦片战争以后，中医的发展进入低迷时期，中医老年病发展也随之遭到压制，但仍涌现出不少中医名家，出版了一些中医老年医学的专著。如任廷芳的《延寿新书》，全书从生理、饮食、睡眠、阳光、衣着、气象、风俗、烟酒、运动等方面详论养生延年之理法。胡宣明的《摄生论》，全书从空气、饮食、灭毒、动与静、卫生要领等角度详述日常养生方法及注意事项。

我国现代老年医学工作起始于20世纪50年代中期，1955年中医研究院正式成立，中医发展进入新的起点。1958年中国科学院动物研究所首先成立了老年医学研究室，系统地开展现代老年病学研究。中医老年病研究也随后逐步开展。

（六）中医老年病的高速发展

随着现代西医学的引入与发展，中医老年病也出现了中医经典、中西结合两个不同的方向，中医学与西医学在两个不同的赛道上相互影响与促进。1981年中国中医科学院老年病学科成立，由中国科学院院士陈可冀等老一代专家创建，是全国最早的中西医结合老年病临床和科研研究机构，开始对中国传统的养生保健方法、抗衰老的药物及复方等进行研究。在党和国家的关怀下，尤其是近几十年，中医老年病研究蓬勃发展，一大批中医老年病专业委员会、老年病研究所相继成立。利用现代科学技术开展了一系列关于中医老年疾病的临床与基础研究，取得不少成果，也进行了临床转化，出版了各类老年病相关的教材与著作，如《中医老年病学》《实用中医老年病学》《老年病临床治验》《老年护理学》《中医养生学》等，较系统地总结了中医对老年病的辨证、诊治、护理、康复、养生等方面的成果；并对既往传统中医老年疾病论著进行了整理校正；也发布了一系列中医、中西医结合老年疾病的标准与共识，如《老年糖尿病中医诊疗指南》《老年人功能性便秘中西医结合诊疗专家共识》《阿尔茨海默病中西医结合诊疗指南》《老年人中医体质治未病干预指南》等,从循证医学的角度对中医老年常见病、多发病的中医诊治及预防养生等方面进行系统论证。

国家和党中央非常重视中医老年病的发展。习近平总书记指出“要做好中医药守正创新、传承发展工作,建立符合中医药特点的服务体系、服务模式、管理模式、人才培养模式,使传统中医药发扬光大。”《医疗机构设置规划指导原则(2021—2025年)》指出:要深化医养结合,鼓励有条件的二级及以上中医医院设置老年病科。2023年在《国家中医药管理局关于进一步加强中医医院老年病科建设的通知》里明确要求“各中医医院要根据当地老年人口规模及中医药服务需求,设置老年病科并作为独立科室进行建设和管理”。依据老年病专科的建设要求,各综合医院逐步成立了中医老年医学科或中医老年病科开展中医老年病的临床诊治与科学研究。中医老年病学进入了高速发展的阶段。

综上所述,随着我国老年化进程的加快,中医药在防治老年病方面的优势日益凸显。而历代医家对老年病防治的中医理论和方法不尽相同,有些医家的观点甚至是截然相反的,因此今人在研习他们的学术思想时,万不可囿于一家一法,临证时必须在辨证论治的基础上博采众长,而且应利用现代科学技术进行深入研究其内在机制,这样才能取得理想的临床效果。因此,我们要认真总结历代各医家的经验,集思广益,融会贯通,在继承的基础上形成自己的特色与优势,并能有所创新,以期更好地推动祖国老年病学理论与实践的传承发展,为当代老龄化社会服务。

第二章　老年虚劳

一、概　　述

老年虚弱（frailty）是老年医学中的重要概念，指老年人因生理储备下降、多系统功能衰退导致的易损状态，表现为抗应激能力降低，轻微事件（如感染、跌倒）即可引发严重后果（如失能、住院或死亡）。世界卫生组织（WHO）2017年的报告中指出，衰弱与个体的内在能力下降有关。全球及我国社区老年人的流行病学调研显示，衰弱发生率分别为12%和12.7%，衰弱前期发生率分别为41.6%和47.3%。女性患病率通常高于男性（可能与肌肉流失更快、慢性病负担更重相关）。全球65岁以上人口比例持续上升，预计2050年达16%，虚弱人群基数扩大。伴随多病共存趋势，虚弱与失能、死亡风险显著相关。虚弱老人住院风险增加2~3倍，医疗费用是非虚弱老人的3倍以上，家庭与社会照护因此而压力剧增，尤其在医疗资源不足地区更为明显。

老年虚弱的发病机制复杂，老年“一体多病”现象非常普遍，若仅从某一明确诊断的病种进行干预，并不符合老年疾病诊疗与健康维护需整体评估、综合干预的指导原则。老年虚弱，属中医“老年虚劳”范畴，它不同于疾病，作为一种非特异性人群的整体状态。老年患者各系统、各器官发生的多种慢性消耗性和功能衰退性疾病的中后期常并发虚弱。开展中医思维主导下的中西医结合老年衰弱评估与干预是优势互补的上佳之策。西医以辨病为主，重视局部的器质和功能变化，它对疾病整体状态认识时常常会遇到瓶颈；中医以辨证为主，强调整体观念和个体化治疗；老年人多系统复杂病证同时并见，只有西医的靶点治疗与中医的整体干预相结合，才可以提高疗效，改善衰弱老年人的生活质量。

二、病因病机

老年虚劳，亦称虚损，是以多种慢性虚弱表现为主症的疾病，因脏腑、气血、阴阳虚衰，久亏不复而成劳。其发病特点呈现出“五因三转”规律：禀赋薄弱、久病耗损、误治伤正、劳逸失度、饮食失节五大致病因素，可出现为气血亏虚、脏腑亏损、阴阳虚衰三种转归。

1. **禀赋薄弱**　先天禀赋不足直接损伤脏腑根基，加之年老肾气虚衰，导致气血化生障碍及阴阳失衡，而致虚劳。

2. **久病耗损**　年老体弱，久病迁延不愈，或病后失于调养，则病症易由表入里，由单一脏腑累及全身，气血耗竭后伤及阴阳根本，而出现虚劳。

3. **误治伤正**　老年人辨证失误，或用药不当，直接破坏了机体平衡，加速气血、脏腑、阴阳的虚损进程。

4. **劳逸失度**　老年人烦劳过度，以劳神过度及房劳为多见，致使脏腑过用而衰，气血暗耗，终致阴阳偏衰。

5. **饮食失节**　老年人脾胃虚弱，暴饮暴食、饥饱不调、饮食偏嗜，或饮酒过度，均致脾胃损伤，脾胃为后天之本，饮食失节首伤中焦，气血、脏腑、阴阳皆受牵连，渐至虚劳。

五脏虚损、正气渐衰是老年虚劳的共性特征，五脏失和、气机升降失司则是引发衰弱前期、衰弱以及动态变化的核心病机。

三、辨证论治

五脏失和是老年虚劳发生发展和演变的关键环节。老年虚劳的辨证应注意以下三点：①辨五脏气血阴阳亏虚，虚劳的辨证以气、血、阴、阳为纲，五脏虚证为目，根据五脏相关、气血同源、阴阳互根的规律，判断病位及脏腑虚损的性质。②辨证候的标本主次，阳损及阴者，阳虚为本，阴虚为标；气虚及血者，气病为本，血病为标；若血虚及气者，血病为本，气病为标；虚损及于脾肾者，脾肾之损为本，他脏之损为标。③辨虚实夹杂，老年虚劳常虚中夹实，如因气虚运血无力，形成瘀血，或阳虚水气不化，以致水饮停滞，发为水肿，或脾气虚不能运化水湿，以致水湿内停。

老年虚劳的治疗应以平调阴阳为主，即用药不可峻烈，以平为期，不可因温伤阴、因凉伤阳。补血需兼补气。由于血为气之母，故血虚均会伴有不同程度的气虚症状，所以血虚不宜单用补血药，应适当配伍黄芪、人参、党参、白术等补气药，以达到益气生血的目的。阴虚应补阴，阳虚应补阳，此为治疗常法，但须注意“阴阳互根”的问题。阴中求阳、阳中求阴，补阴的同时适当配伍补阳药，补阳的同时适当配合补阴药。

老年虚劳的证候繁多，但总以气、血、阴、阳为纲，五脏虚证为目，调补五脏是治疗老年虚劳的重要治则。分别采取益气、养血、滋阴、温阳等治法，并结合五脏病位的不同而选方用药，以加强治疗的针对性，同时注意老年人体虚、脏腑功能亏虚的特点，用药忌峻补。

（一）气虚证治

【主要表现】面色白或者萎黄、乏力自汗、声低息微、舌淡脉弱。

1. 肺气亏虚证

【证候特点】咳声无力、痰稀色白、易感风寒。

【治法】培补肺气。

【方药】补肺汤合陈夏六君子汤加减。

党参 30g、黄芪 30g、熟地黄 15g、五味子 10g、白术 10g、茯苓 15g、半夏 10g、陈皮 10g。

【加减】肺卫不固，易感外邪者，加防风；自汗甚者，加煅牡蛎、麻黄根；夜间咳嗽明显者加百部、款冬花；肺阴不足，加北沙参、玉竹；潮热盗汗者，加鳖甲、地骨皮。

2. 心气不足证

【证候特点】心悸怔忡、劳则加重。

【治法】补心益气。

【方药】七福饮加味。

党参 20g、白术 10g、炙甘草 10g、熟地黄 15g、当归 10g、酸枣仁 10g、远志 10g、桂枝 10g。

【加减】若自汗甚者，加炙黄芪、浮小麦、五味子；纳差便溏者，加山药、莲子、砂仁。

3. 脾气虚弱证

【证候特点】纳呆便溏、脘腹胀满。

【治法】健运中州。

【方药】四君子汤加味。

党参 20g、黄芪 20g、白术 10g、茯苓 20g、炒扁豆 30g、炒山药 20g，砂仁 5g、炙甘草 5g。

【加减】胃胀、恶心、嗳气等属于胃失和降者，加半夏、陈皮；食积不化者，加山楂、神曲、鸡内金。气虚及阳，脾阳不振者，用附子理中汤；中气不足，气虚下陷者，用补中益气汤；脾虚不摄，血自外溢者，用归脾汤。

4. 肾虚不固证

【证候特点】腰膝酸软、夜尿频多、带下清稀。

【治法】固本培元。

【方药】大补元煎。

党参20g、山药20g、杜仲10g、山茱萸10g、熟地黄15g、枸杞子10g、当归10g、炙甘草10g。

【加减】小便失禁者，加菟丝子、金樱子、益智仁；大便溏稀者，去熟地、当归，加干姜、肉豆蔻、补骨脂。

（二）血虚证治

【主要表现】面唇淡白、爪甲无华、舌淡红、苔少、脉细。

1. 心血失养证

【证候特点】心悸怔忡、失眠健忘、多梦易惊。

【治法】养血安神。

【方药】养心汤加减。

党参20g、黄芪20g、茯苓20g、五味子10g、甘草10g、当归10g、川芎10g、柏子仁10g、酸枣仁10g、远志10g、半夏10g、肉桂5g。

【加减】心脾两虚、气血不足者，可用归脾汤。

2. 肝血不足证

【证候特点】目涩眩晕、胁肋隐痛、肢体麻木、筋脉拘急，女子月经不调或者闭经。

【治法】滋肝濡筋。

【方药】四物汤加减。

熟地黄25g、当归15g、芍药15g、川芎10g、制何首乌15g、枸杞子15g、党参15g。

【加减】若血虚甚者，加阿胶；胁痛者，加柴胡、郁金、丝瓜络；视物模糊者，加茺蔚子、决明子。血瘀络阻，羸瘦腹满、腹有癥块者，配大黄䗪虫丸。

（三）阴虚证治

【主要表现】面赤咽干、五心烦热、舌红少津、脉细数。

1. 肺阴耗伤证

【证候特点】干咳少痰、声嘶咯血。

【治法】润肺生津。

【主方】沙参麦冬汤加减。

沙参25g、麦冬15g、玉竹15g、天花粉15g、桑叶15g、甘草5g、百合15g、人参叶15g。

【加减】若咳甚者，加百部、款冬花；咳血者，加白及、仙鹤草；潮热者，加银柴胡、秦艽；盗汗者，加牡蛎、浮小麦。肺肾阴虚者，用麦味地黄丸。

2. 心阴亏虚证

【证候特点】虚烦不寐、潮热盗汗、口舌生疮。

【治法】清心养阴。

【方药】天王补心丹。

生地黄15g、玄参15g、麦冬15g、天冬15g、党参15g、茯苓15g、五味子10g、当归10g、丹参15g、柏子仁15g、酸枣仁15g、远志10g。

【加减】烦躁不安者，加黄连、栀子、淡竹叶；潮热者，加银柴胡、地骨皮。

3. 脾胃阴虚证

【证候特点】神疲乏力、口干纳呆、大便燥结。

【治法】益气扶脾，养阴和胃。

【方药】加味益脾汤。

太子参25g、山药25g、扁豆25g、石斛15g、白芍15g、谷芽20g、糯稻根30g、桔梗10g、甘草5g。

【加减】纳差饱胀重者加山楂、麦芽、鸡内金、莱菔子；阴虚重者加麦冬、百合、玉竹、生地黄；心烦者加胡黄连、地骨皮、莲子心；口干舌燥者加天花粉、芦根；大便干结甚者，加火麻仁、蜂蜜。

4. 肝阴不足证

【证候特点】头痛耳鸣、视物不明、急躁易怒、肢体麻木。

【治法】滋养肝阴。

【方药】补肝汤加减。

生地黄 15g、当归 15g、赤芍 15g、川芎 10g、酸枣仁 15g、木瓜 15g、菊花 10g、甘草 10g。

【加减】头痛耳鸣甚或筋惕肉瞤者，加石决明、刺蒺藜；胁痛隐隐者，口燥咽干，烦热者，用一贯煎加减。

5. 肾阴虚证

【证候特点】腰酸遗精、眩晕耳鸣，甚则耳聋。

【治法】滋补肾阴。

【方药】左归丸。

熟地黄 25g、山茱萸 15g、龟甲胶 15g、鹿角胶 15g、枸杞子 15g、山药 15g、菟丝子 15g、牛膝 15g。

【加减】口干咽痛者，去鹿角胶、山茱萸，加知母、黄柏；腰酸遗精甚者，加牡蛎、金樱子、芡实。

（四）阳虚证治

【主要表现】形寒肢冷，或有浮肿，下肢为甚，舌胖齿痕、苔淡白而润，脉沉迟。

1. 心阳不振证

【证候特点】神倦嗜卧、心悸、自汗、胸痛肢冷、脉结代。

【治法】温通心阳。

【方药】保元汤。

党参 30g、黄芪 30g、肉桂 10g、甘草 10g、生姜 15g。

【加减】心胸疼痛者，加丹参、三七、郁金、川芎；形寒肢冷者，加附子、巴戟天、仙茅、淫羊藿。

2. 脾阳不足证

【证候特点】神倦乏力、纳呆、腹冷便溏、完谷不化。

【治法】温运脾阳。

【方药】附子理中汤。

党参 15g、白术 15g、甘草 15g、附子 15g（先煎）、干姜 15g。

【加减】腹中冷痛甚者，加高良姜、香附；胃寒呕逆者，加砂仁、半夏；完谷不化者，加肉豆蔻、补骨脂。

3. 肾阳衰微证

【证候特点】腰痛、遗精、阳痿、多尿、泄泻，甚者水肿喘促。

【治法】温补命门。

【方药】右归丸。

附子15g（先煎）、肉桂10g、杜仲15g、山茱萸15g、菟丝子15g、鹿角胶15g、熟地黄15g、山药15g、枸杞子15g、当归10g。

【加减】遗精者，加金樱子、桑螵蛸；五更泄泻者，合用四神丸；浮肿尿少者，加茯苓、泽泻；喘促短气者，加补骨脂、五味子、蛤蚧。

四、医案解要

（一）孙康泰医案

唐某，女，60岁，2019年10月9日初诊。

【病史】患者因“周身乏力2年”至门诊就诊。患者于2年前出现周身乏力，四肢困倦，胃脘区胀闷，曾到当地门诊求治，具体治疗经过不详，效果欠佳，后逐渐出现腰背痛，伴手足心出汗，足底冷，脱发严重，睡眠差，大便不畅，小便正常。

【刻下症】精神疲倦，四肢困倦乏力，胃脘区胀闷，无胃痛，无泛酸，腰背痛，口干，伴手足心出汗，足底冷，脱发严重，睡眠差，易醒，大便不畅，小便正常，舌淡暗，苔白厚，脉细弱。

【诊断】西医诊断：慢性疲劳综合征。

中医诊断：老年虚劳（脾肾阳虚）。

【治法】益气健脾，补肾温阳。

【方药】黄芪15g、白术15g、党参15g、山药15g、淫羊藿15g、仙茅10g、熟地黄25g、山萸肉15g、枸杞子15g、黄精15g、当归10g、白芍10g、砂仁5g（后下）、炙甘草5g。7剂，日一剂，水煎服。

【二诊】2019年10月16日复诊。患者诉服药后乏力减轻，手心出汗减少，仍胃脘区胀闷感，口苦，大便溏，每天2次，无腹痛，腰背痛减轻，睡眠可，小便调。舌淡暗，苔白，脉细弱。考虑患者年老脾胃虚弱，减少滋腻、润肠之品，上方去熟地黄、山萸肉、当归、枸杞子、黄精，加仙鹤草30g、柴胡20g、桂枝10g、干姜5g、黄芩10g、天花粉12g、牡蛎15g以和解散寒，生津敛阴。7剂，日一剂，水煎服。

【三诊】2019年10月23日复诊。患者诉服药后精神明显好转，疲倦乏力好转，口苦减轻，手心无出汗，胃胀感减轻，胃纳、睡眠可，大便成形。舌淡红，苔薄白，脉细。继续予健脾益肾，上方加陈皮5g行气。7剂，日一剂，水煎服。

【四诊】2019年10月30日复诊。患者疲倦乏力基本消失，精神变好，无胃胀，无腰痛，继续上方调理半月。

【按】孙康泰教授曾任东莞市老年病防治研究所所长，在老年病的诊治中有丰富的临床经验。东莞市人民医院中医科于2019年初成立了广东省名中医孙康泰传承工作室，在工作室临证跟诊，总结经验。本病例属中医“老年虚劳”范畴，西医诊断为慢性疲劳综合征（CFS），是一组以持续或反复发作的疲劳，伴有多种神经、精神症状，但无器质性及精神性疾病为特点的症候群。

孙康泰教授认为此例老年虚劳患者年老阳气渐衰，脾胃功能下降，出现周身乏力，四肢困倦，胃脘区胀，病久损失及肾，出现腰背痛，手足心出汗，足底冷，脱发严重。四诊合参，证属脾肾阳虚型。孙康泰教授认为中医治疗虚劳时常用补益气血、健脾益肾为法，以八珍汤、左右归丸为底方，方中黄芪、白术、党参、炙甘草补气健脾，当归、白芍补血养肝，熟地黄、山萸肉、枸杞子、黄精补肝肾阴，淫羊藿、仙茅补肾阳，砂仁醒脾开胃，共奏益气健脾、补肾温阳之功。

孙康泰教授处方时喜仙茅、淫羊藿、仙鹤草三药同用，又称为“三仙”，仙茅性温热；归脾、肾经，功用温脾止泻、强筋健骨、温肾壮阳。淫羊藿，又叫仙灵脾，性辛、温；归肾、肝经，有补肾壮阳、祛风除湿、强筋健骨的功效。仙鹤草又名脱力草，性苦，涩，平；归心、肝经，功用收敛止血、截疟、止痢、解毒、补虚。“三仙”合用温肾壮阳补虚之力大增，三药配伍，温阳益气养血的作用更佳，认为有类激素的药物作用。同时特别强调：老年虚劳需注重”补而不滞”，在应补则补的同时注意补气防壅，如黄芪、人参常配陈皮理气；滋阴避腻，如熟地黄、麦冬佐砂仁醒脾；温阳慎燥，如附子、肉桂伍地黄制火。

（二）傅晓芸医案

杨某，女，67岁，2020年7月27日初诊。

【病史】患者因“双下肢疲倦乏力3月余”至门诊就诊。有甲状腺功能减退症1年，目前服左甲状腺素片5mg，q.d.，甲状腺功能指标控制基本正常。患者3月前自觉双下肢疲倦乏力，步行一段距离后出现气促，头晕，气短，口干，胃纳可，大便质硬，睡眠欠佳。

【刻下症】患者双下肢疲倦乏力，头晕，口干，胃纳可，大便质硬，睡眠欠佳。舌淡红，苔薄白干，脉细。

【诊断】西医诊断：甲状腺功能减退症。

中医诊断：老年虚劳（中气不足）。

【治法】补中益气，健脾养阴。

【方药】黄芪50g、党参50g、柴胡10g、升麻10g、白术10g、天冬15g、麦冬15g、北沙参30g、法半夏10g、陈皮5g、甘草5g、茯苓20g、柏子仁10g、制远志10g。14剂，日一剂，水煎服。

【二诊】2020年8月10日患者服上药后双下肢疲倦乏力减轻，头晕及气短减轻，胃纳可，大便畅通，睡眠可。舌淡，苔薄白，脉细。中药以上方中去柏子仁。14剂，日一剂，水煎服。

【三诊】2020年8月24日患者服上药后双下肢无明显乏力，无头晕，无气短，胃纳可，大便畅通，睡眠可。舌淡，苔薄白，脉细。中药继续在二诊方基础上黄芪、党参减少为30g。14剂，日一剂，水煎服。

【随访】1个月后，患者诉服药后诸症皆消，效果满意。

【按】东莞市人民医院中医科于2020年初成立了广东省名中医傅晓芸传承工作室，工作室成员跟师出诊，总结临床经验。患者既往有甲状腺功能减退症（简称甲减）是由各种原因导致的甲状腺激素缺乏而引起的全身性低代谢综合征。临床表现为乏力、畏寒、记忆力减退、反应迟钝等，严重者出现非压陷性水肿，称为黏液性水肿，甚至可出现黏液性水肿昏迷。本病西医治疗主要采用甲状腺激素替代治疗，一般无法治愈，常需终身替代治疗。本病例在西药的治疗上，仍出现临床不适症状，中医辨证治疗改善生活质量具有西药不可替代的优势。

傅晓芸教授认为本例患者为老年女性，元气匮乏，表现为乏力、恶寒、面色苍白、脱发等均当属中医"虚劳"范畴，四诊合参，为中气不足证，治疗用补中益气、健脾养阴为法，以补中益气汤为底方，重用黄芪、党参各50g，柴胡、升麻升提阳气，白术加强健脾益气，天冬、麦冬、北沙参益气养阴，法半夏、陈皮、茯苓健脾化痰，柏子仁、制远志养心安神，甘草调和诸药。在此方基础上继续辨证治疗1月余，患者症状明显改善，效果佳。

傅晓芸教授认为补中益气汤有补益中焦、升提阳气，恢复脾胃运化功能，补而不滞的功效，能改善老年人脾胃虚弱、中气不足、清阳下陷的病机，对气虚发热证，也能达到“甘温除热”的效果。气虚明显者黄芪的用量可以加大至50g，也可加五指毛桃30g，加强补脾益损。兼有气滞者，可增加陈皮的用量并加木香；兼有痰饮者，加制半夏；兼见血虚者，加白芍和川芎；兼见阳虚者加淫羊藿、巴戟天。如果脏器下垂，此乃中气下陷，加入枳壳10g，何首乌20g，以助升提作用；若兼脱肛，可加金樱子、五味子、乌贼骨各10g，以助收涩固脱。补中益气汤加减还可用于治疗消化性溃疡、胃炎、营养不良、肝炎、肠炎、贫血及脏器下垂等病症。

（三）蓝燕红医案

李某，女，65岁，2024年7月2日初诊。

【病史】患者因“咳嗽咳痰，伴乏力自汗3个月”至门诊就诊。患者自诉因感冒后引起“白肺”，于2024年3月21日至2024年4月27日在东莞市人民医院普济院区住院，诊断为“①重症肺炎；②间质性肺病；③呼吸衰竭；④气管切开术后；⑤左侧气胸（已吸收）；⑥心功能不全；⑦高血压病2级（低危）；⑧肾功能异常；⑨中度贫血；⑩重度低蛋白血症”，予对症治疗后病情好转出院。出院后仍有咳嗽，痰白稀，周身乏力，怕冷，容易出汗，现寻求中医治疗。查体：左肺可闻及少许湿啰音。

【刻下症】患者精神疲倦，面色白，语声低微，咳嗽，痰白稀，周身乏力，怕冷，容易出汗，纳欠佳，眠易醒，大便溏，小便正常。舌淡胖，苔白腻，脉细。

【辅助检查】2024年6月12日胸片示：①考虑左肺炎症，较前减少。②主动脉稍增宽、钙化，心影增大。

【诊断】西医诊断：慢性肺炎，心功能不全。

中医诊断：老年虚劳（肺脾气虚证）。

【治法】益气固表止汗，健脾益肺化痰。

【方药】黄芪30g、防风10g、白术15g、党参片20g、茯苓20g、白扁豆30g、法半夏10g、陈皮5g、五味子10g、浮小麦30g、糯稻根30g、大枣20g、炙甘草5g，7剂，日一剂，水煎服。

【二诊】2024年7月9日复诊。患者诉咳嗽、乏力减轻，出汗减少，痰白，量减少，纳眠欠佳，大便成形，小便正常。舌淡胖，苔白，脉细。继续守上方加当归10g，煅牡蛎30g。14剂，日一剂，水煎服。

【三诊】2024 年 7 月 23 日复诊。患者精神好转，乏力明显减轻，无自汗，间有咳嗽，晨起时明显，有白痰，纳差，眠一般，二便正常，舌淡胖苔白脉细。中药组方：黄芪 30g、白术 15g、防风 10g、茯苓 20g、法半夏 10g、陈皮 5g、白扁豆 30g、太子参 15g、六神曲 10g、紫苏叶 10g、燀苦杏仁 10g、桔梗 10g、炙甘草 5g。7 剂，日一剂，水煎服。

【四诊】2024 年 7 月 30 日复诊。患者精神可，面色转好，无乏力自汗，无咳嗽，晨起痰少，纳眠好转，二便正常，舌淡胖，苔薄白，脉细。上方去杏仁 10g、桔梗 10g，加五味子 5g、莲子 20g、山药 20g、炒鸡内金 10g。14 剂，日一剂，水煎服。

【随访】后继续在上方基础上调理 2 月，患者诸症皆消，效果满意。

【按】东莞市人民医院中医科于 2023 年 11 月成立了东莞市名中医蓝燕红传承工作室，收集病例，总结临床经验。蓝燕红教授认为患者为老年女性，基础病重，重症肺炎、间质性肺病、呼吸衰竭严重损伤肺功能。住院治疗期间，曾行气管切开术，术后并发症多，虽积极治疗后病情好转出院。但出院后仍有咳嗽，痰白稀，乏力自汗，怕冷，认为患者为老年人重病后耗伤脏气，气血阴阳亏损，病后失于调养，正气难复，故演变为“虚劳”。四诊合参，辨证属肺脾气虚证。患者年老体弱，重病耗伤肺气，卫外功能失司，气虚卫弱，故语声低微、咳嗽、怕冷、容易出汗；子病及母，脾虚运化水谷失职，故周身乏力、少气懒言、食少纳呆、大便溏；脾虚运化水湿失职，故痰白稀；舌淡胖，舌苔白腻，脉沉细，为肺脾气虚之征。

治当益气固表止汗，健脾益肺化痰。予玉屏风散、陈夏六君子汤加味治疗。方中黄芪、白术、党参益气固表止汗，茯苓，白扁豆健脾祛湿，法半夏、陈皮燥湿化痰，五味子敛肺，浮小麦、糯稻根固表止汗，防风祛风，大枣、甘草补中益气，调和诸药。二诊患者咳嗽、乏力、自汗减轻，但仍有纳眠欠佳，加煅牡蛎收敛固涩，既能加强止汗又能潜阳安神，当归补血活血，改善气血生化，改善睡眠质量。三诊患者精神好转，自汗消失，仍有晨咳、纳差，去五味子、浮小麦，加太子参益气生津、六神曲消食和胃、紫苏叶、杏仁宣肺止咳、桔梗利咽排痰。四诊患者症状基本缓解，纳眠好转，但需巩固脾肾，故上方去杏仁、桔梗、加五味子敛肺，莲子、山药健脾益肾，炒鸡内金助消化，防补药滋腻。

整个过程遵循老年虚弱治疗“急则治标，缓则治本”的原则，尤其注重脾肾的调理。根据老年脏腑虚损情况，逐步从固表止汗转向健脾化痰，后期侧重补益脾肾，巩固疗效，最终达到“标本兼治”之效。

名家验方

1. 灵芝益寿汤（罗铨验方）

组成：灵芝 15g，制首乌 30g，桑椹子 15g，熟地黄 15g，枸杞 15g，莲子心 5g，龟胶 10g（烊化），黄精 15g，甘草 10g。

主治：肾阴不足者的虚劳。症见形体消瘦，头昏耳鸣，腰酸腿软，烦躁不安，口干舌燥，健忘失眠，大便秘结，舌质红，少苔，脉细数。

治法：滋补肾阴。

加减：肾阴虚明显加女贞子、墨旱莲增加滋补肾阴之力；阴虚肠燥，加当归、火麻仁养血润肠通便；烦躁，失眠，加生龙骨、生牡蛎以镇静安神；食欲不振，加砂仁醒脾助消化，防滋阴药败胃伤脾。

按：罗铨国医大师认为老年病与脏器组织功能减退密切相关，五脏虚损，精气神渐减是老年发病的一个主要方面，五脏虚损是人体衰老的原因，也是导致疾病发生的重要因素，但是五脏之中，尤以脾肾为关键。男子“七八”后肾精亏虚，髓海空虚，脑窍失养，所表现的临床症状较多，有躯体症状也有心理不适，对老年人的心理健康和生活质量会产生较大影响，灵芝益寿汤是积累四十多年临床经验归纳自拟的治疗肾阴虚之验方，通过滋阴补肾等治疗，能有效改善临床症状。

方中灵芝为君药，具有扶正固本、滋补强壮、延年益寿的作用，制首乌、桑椹子、熟地黄、黄精、枸杞滋补肝肾、益精养血、润燥生津为臣药，龟胶滋阴养血、强筋健骨、养心安神亦为臣药，莲子心清心安神为佐药，甘草为使调和诸药。全方滋补肾阴之效佳。

2. 加减慎柔养真汤（徐景藩验方）

组成：太子参 15g，山药 30g，麦冬 15g，茯苓 20g，白芍 15g，五味子 5g，香附 10g，炙鸡内金 10g、炙甘草 6g。

主治：脾胃阴虚型虚劳，多见周身乏力，四肢关节困重，腹泻与便秘交替出现，晨起口甜，黏腻不爽，恶心欲吐，纳差，腹胀，舌红少苔，脉细弦。

治法：补益脾胃气阴。

加减：若伴气滞，加橘皮、佛手、绿萼梅、代代花，伴纳差，加谷芽、麦芽。

按：徐景藩国医大师认为老年人脾阴虚证，常继发于脾气久虚之人，或由脾阳虚而及于阴虚，也有继发于其他脏腑之虚证如肺、肝、肾之阴虚。

脾阴虚患者由于脾虚失运，水谷不化，下趋肠道则便溏，脾阴不足，肠腑失濡则大便干，故常见腹泻、便秘交替发作等症状。脾阴亏虚往往兼有胃阴虚，常有口干欲饮、大便干结、舌红少苔，脉细等症状；脾阴虚亦兼有脾气虚，有四肢无力、少气懒言、饮食减少、大便稀溏等表现。治疗以调理脾胃为主。

方中太子参益气生津，清养脾胃之阴为君药；山药、茯苓补脾益胃祛湿为臣，白芍、麦冬敛阴生津亦为臣药；五味子收敛止泻，香附疏肝解郁，鸡内金健脾消食，共为佐药；甘草为使调和诸药。全方补气养脾，益气养阴，健脾化湿而不伤阴，养阴收敛而无生湿留邪之弊。

特色疗法

1. 针灸疗法

作用：刺激经络穴位，调节气血、脏腑功能。

常用穴位：足三里、关元、气海、三阴交、脾俞、肾俞。

加减：气虚加百会、中脘；血虚加血海、膈俞；阴虚加太溪、照海；阳虚加命门、大椎。肺虚加肺俞、太渊；心虚加心俞、内关；肝虚加肝俞、太冲；肾虚加肾俞、涌泉。

操作：以补法为主，进针后行轻捻转、慢提插手法，以得气为度。留针20~30分钟，可配合温针灸（如关元、足三里）。

2. 穴位贴敷

作用：通过药物刺激穴位，补气养血、温阳散寒。

常用药物：黄芪、当归、肉桂、吴茱萸等。

常用穴位：足三里、关元、脾俞、肾俞、神阙等。

方法：将药物研末调糊，敷于穴位，每日或隔日1次。

3. 隔物灸法

作用：温阳散寒、补气养血，适用于气血两虚、阳气不足的虚劳患者。

常用穴位：督脉、任脉上的穴位。

方法：将生姜和艾绒铺在治疗部位（背部或者腹部），点燃艾，透过经络传导增进药物的渗透吸收，能深入渗透到相关穴位，隔物灸法背部和腹部轮流进行治疗，每次20~30分钟，每日或隔日1次。

五、预防调摄

（一）总体原则

1. 起居调摄

顺应四时：春季养肝，夏季养心，长夏养脾，秋季养肺，冬季养肾。

规律作息：早睡早起，避免熬夜伤阴，冬季可适当早睡晚起。

适度保暖：阳虚者需注意腰腹、下肢保暖，避免寒邪直中。

劳逸结合：避免长期过度劳累（体力、脑力、房劳），保证充足睡眠，避免纵欲过度，耗伤肾精。

2. 合理饮食

饮食规律，定时定量，忌暴饮暴食、过饥过饱。少食生冷、油腻、辛辣之品，减轻脾胃负担。适当多吃健脾益气的食物（如山药、莲子、扁豆、小米、红枣等）以固护脾胃。虚劳者脾胃多弱，忌过度滋腻（如大量阿胶、熟地黄）或大补（如人参滥用），需循序渐进。

老年人需注重补肾填精（如枸杞、黑豆），延缓脏腑衰退。也可以根据体质选择补益类食物，如气血两虚者，多食补气养血的食物（红枣、桂圆、黑芝麻、核桃等）；阴虚者，多食滋阴润燥的食物（银耳、百合、梨、蜂蜜等）。

3. 调畅情志

避免长期焦虑、抑郁、思虑过度，保持情绪平和。可通过冥想、音乐、书画等方式舒缓压力。

4. 劳逸结合

选择温和运动，如八段锦、五禽戏、瑜伽，以疏通气血、强健筋骨。适当运动，循序渐进，以微汗为度，避免剧烈运动耗气。注重季节变化，避风寒暑湿，预防外邪侵袭。

（二）中医饮食养生

1. **黄芪蒸鸡**　嫩母鸡1只，黄芪30g，姜葱油盐等佐料适量。将母鸡切块，与黄芪置砂锅中，加入适量水、盐、姜、葱等。上蒸笼，蒸约1小时，调味后可佐餐服食。适用于老年虚弱肺脾气虚证。

2. **糯米阿胶粥**　阿胶30g，糯米100g，红糖适量。将阿胶捣碎备用，糯米洗净，加水入锅煮粥，待粥将熟时，加入阿胶，边煮边搅，煮沸后加入红糖搅匀即可。空腹食用。适用于老年虚弱心血虚证。

3. **麦冬沙参老鸭汤**　老鸭半只、麦冬10g、沙参10g、枸杞10g、生姜3片。老鸭焯水去腥，药材洗净；所有食材放入砂锅，炖煮1.5小时。温热服食。适用于老年虚弱肺阴虚证。

4. **养心粥**　党参、红枣各20g，麦冬、茯神各10g，糯米100g，红糖适量。将党参、麦冬、红枣、茯神加水共煎，去渣取汁，再与洗净的糯米同煮为粥，红糖调味即可。温热服食。适用于老年虚弱心脾两虚证。

5. **参芪羊肉粥**　羊肉100g，黄芪30g，党参15g，茯苓15g，大枣5枚，粳米100g，生姜5片。先将羊肉去脂皮，洗净，切细；再将黄芪、人参、茯苓、大枣、生姜放砂罐中，加适量的水，细火煎煨，约1小时，滤去渣，留药汁，加入粳米、羊肉煮粥即成。空腹温服。适用于老年虚弱脾肾阳虚证。

第三章　老年痿证

一、概　述

老年肌少症是一种与增龄相关的骨骼肌质量逐渐丧失、肌肉功能减退、肌力下降、日常生活能力下降为主的老年综合征。据研究，我国 60 岁及以上老年人口达 2.8 亿，老年人肌少症的总体患病率达 11%~18%。肌少症与老年人心血管疾病进展、跌倒及死亡风险等相关，显著影响老年人生活质量和健康寿命，对家庭和社会造成较大的经济负担。目前，现代医学针对老年肌少症的预防和治疗主要以营养和运动调节为主，尚缺乏有效的干预措施。

老年肌少症归属中医“老年痿证”范畴。老年痿证是指老年期出现的肢体筋脉弛缓，软弱无力，不能随意运动，或伴有肌肉萎缩的一种中医病证。目前老年肌少症的中医诊治暂无可供参考的专家共识。多数医家认为老年肌少症的发病主要与脾、肝、肾、肺等脏腑有关。中医辨治老年肌少症以“整体调治、标本兼顾”为核心，通过中药、针灸、导引等多维干预手段，调节全身气血阴阳平衡，进而改善肌肉质量与功能，具有副作用小、个性化诊疗突出、防治结合，且具有契合老年生理特点的独特优势。

二、病因病机

老年痿证发病与脾、肝、肾、肺等脏腑功能失调密切相关。脾胃失健、气血亏虚、肝血虚少、肾精不足、肺气虚弱，均可导致肌肉失养而无力。而且老年人多病共存，丧失活动能力，长期卧床等，容易诱发老年痿证。

1. **脾胃亏虚，气血不足**　胃为水谷之海，脾为气血生化之源，脾主肌肉。老年人脾胃功能衰退，不能运化水谷精微，气血无以生。气血不足则无法滋养宗筋、肌肉和关节，进而引发肌肉痿弱无力，日久发为痿证。

2. **肾精不足，肾气虚弱**　肾为先天之本，主藏精、主骨、主生长发育。老年人肾气渐亏，封藏失职，精气亏损。肾之精气亏虚，不能滋养筋骨，日久导致肌肉衰少，而成痿证。

3. **肝脏失调，筋骨失养** 肝为刚脏，主藏血，主筋。筋肉骨相连，老年人肝脏失调、肝血虚少，筋无所主，筋骨失养，活动减少，日久肌肉无力而萎缩，发为痿证。

4. **肺气虚衰，宗气不足** 肺为气之本，肺为华盖，主一身之气，内经云“饮食入胃，游溢精气，上输于脾，脾气散精，上归于肺，通调水道”。肺气虚衰，宗气亏少，不能通调水道，无法滋养筋骨肌肉，日久导致肌肉减少、肢体活动不利而成痿证。

三、辨证论治

老年痿证多以虚为主，虚中夹实，虚则为脾、肾、肝、肺亏虚，实则为痰湿、血瘀、气滞。在治疗时注重整体调节和辨证施治，虚则健脾益气、滋补肝肾、益气养血、调和营卫、强筋壮骨，实则燥湿化痰、活血祛瘀、行气消滞。配合中医外治、导引等方法，促进肌肉的恢复和功能增强。

（一）脾胃虚弱证

【证候特点】起病缓慢，肌肉消瘦，四肢无力，神疲乏力，少气懒言，食欲不振，大便溏薄，面色㿠白或萎黄无华，面浮，舌淡苔白，脉细弱。

【治法】健脾益气，和胃生肌。

【方药】补中益气汤加减。

黄芪 15g、党参 10g、牛大力 10g、麸炒白术 10g、陈皮 5g、升麻 5g、柴胡 5g、石菖蒲 10g、炙甘草 5g。

【加减】若纳呆、腹胀等饮食积滞，可加麦芽、谷芽、六曲等。若面色萎黄、眼睑、指甲苍白等血虚之象，可加熟地黄、丹参、仙鹤草等。若伴干咳无力、口干、行走气弱等，加玉竹、桔梗、天冬等养阴润肺。

（二）肝肾亏虚证

【证候特点】起病缓慢，渐见肢体痿软无力，尤以下肢明显，腰膝酸软，不能久立，或伴有头晕耳鸣、失眠多梦，舌红少苔，脉细数。

【治法】滋补肝肾，强筋生肌。

【方药】六味地黄丸加减。

熟地黄 10g、山药 5g、山茱萸 5g、茯苓 5g、泽泻 5g、牡丹皮 5g、菟丝子

10g、墨旱莲 10g、枸杞子 10g。

【加减】若伴潮热盗汗、夜间口干等阴虚内热者，则可加知母、黄柏等滋阴降火。或改用左归丸加减，由熟地黄、山药、枸杞、山茱萸、川牛膝、菟丝子、鹿胶、龟胶组成。若见面色无华或萎黄，头昏心悸等气血亏虚者，加黄芪、党参、龙眼肉、当归等。若伴有畏寒、肢冷等阴虚及阳，可加附子、肉桂等。

（三）气血两虚证

【证候特点】起病缓慢，四肢无力，肌肉松弛萎缩，面色无华，气短懒言，语声低微，心悸失眠，多梦头晕，舌淡苔白，脉细弱。

【治法】益气养血，调和营卫。

【方药】八珍汤加减。

园参 10g、麸炒白术 15g、茯苓 10g、熟地黄 10g、当归 10g、白芍 10g、川芎 10g、黄芪 10g、龙眼肉 10g、远志 5g、酸枣仁 10g、木香 5g、甘草 5g、生姜 3 片、大枣 10g。

【加减】若伴有皮肤甲错、唇暗等血瘀之象，可加桃仁、红花、丹参等。若失眠较重，彻夜不眠者，可加首乌藤、合欢皮等。

（四）痰湿阻滞证

【证候特点】起病缓慢，肌肉松软，肢体困重，甚至肌肉萎缩，脘腹胀满，口干黏腻，大便黏滞不畅，舌淡，苔白腻，脉滑。

【治法】燥湿化痰、健脾生肌。

【方药】温胆汤加减。

法半夏 10g、陈皮 5g、茯苓 10g、竹茹 5g、枳实 5g、陈皮 5g、石菖蒲 10g、炒扁豆 10g、苍术 10g、炙甘草 5g。

【加减】若伴纳食不佳、倦怠乏力等脾虚之证，可加党参、白术等。若口干不欲饮、苔黄等湿热之象，可加黄芩、鸡骨草等。

（五）脉络瘀阻证

【证候特点】久病体虚，肌肉萎缩僵硬，肢体疼痛，手足麻木不仁，四肢青筋显露，活动受限，舌痿不能伸缩，舌质紫暗或有瘀斑，脉涩或弦涩。

【治法】益气养营，活血行瘀。

【方药】补阳还五汤加减。

当归 10g、赤芍 10g、地龙 5g、川芎 10g、红花 5g、桃仁 10g、黄芪 15g、路路通 10g、益母草 10g。

【加减】若下肢痿软无力，为肝肾不足之象，加杜仲、锁阳、桑寄生等。若伴有肢冷肢痛、恶风怕冷等风寒湿痹阻，可加桂枝、羌活、络石藤等。若口干舌燥、口舌生疮等瘀毒内盛，可加金银花、蒲公英等。若手足麻木、舌苔厚腻者，加橘络、丝瓜络通络化痰。若见肌肤甲错、形体消瘦、手足痿弱等为瘀血久留，可用圣愈汤送服大黄䗪虫丸。

四、医案解要

（一）缪晓路医案

患者李某，男，80 岁，2022 年 6 月 22 日初诊。

【病史】患者因“四肢肌肉消瘦 5 年余，加重 2 年”于 2022 年 6 月 22 日来诊。患者 5 年前发现其四肢肌肉逐渐出现的松弛、消瘦，近 2 年加重。近 1 年多次因“肢体浮肿”予住院静脉补充白蛋白等营养支持治疗。既往有高血压病、脑梗死史 10 余年，规律服用降压药，血压控制尚可。脑梗死后遗留左侧肢体偏瘫，开始可坐轮椅、后多卧床，活动逐渐减少。否认糖尿病、甲亢、肿瘤、结核、类风湿等疾病。查体：血压 120/70mmHg，神清，精神欠佳，心肺检查正常，腹软，无压痛及反跳痛，左侧肢体轻到中度浮肿。专科查体：神清，查体欠配合，言语少，左侧鼻唇沟稍浅，咽反射稍迟钝，伸舌稍困难、伸舌左偏，四肢肌肉肌容积减少，左侧肢体肌力 2~3 级、肌张力偏高，右侧肢体肌力 4~5 级、肌张力正常，左侧病理征阳性。SARC-F=8 分，右侧小腿围 17cm，左侧小腿围 16cm。

【刻下症】神清，精神欠佳，面色欠华，皮肤菲薄，喉中有痰音，四肢活动较少，四肢肌肉消瘦松弛，左侧肢体偏瘫、稍僵硬，左侧肢体浮肿，纳以半流软食为主，进食较慢，偶有进食呛咳，寐可，小便尚可，大便少，舌淡，苔薄白腻，脉弱。

【辅助检查】血液检查排除糖尿病、甲亢、肿瘤、结核、类风湿等疾病。

【诊断】西医诊断：老年肌少症。

中医诊断：老年痿证（脾胃虚弱）。

【治法】健脾益气，和胃生肌。

【方药】黄芪15g、党参10g、陈皮5g、白术10g、麦芽10g、山楂10g、建曲10g、枳壳5g、桔梗10g、紫菀10g、蜜白前5g、玉竹10g、五加皮10g、桑白皮10g、炙甘草5g。7剂，水煎服，日一剂。

【二诊】2022年6月29日病情改善，精神好转，左侧肢体浮肿有所减轻，喉中痰音有所减轻，肢体情况、舌脉同前。前方加石斛、瓜蒌皮加强润肺化痰之力，方药如下：黄芪15g、党参10g、陈皮5g、白术10g、麦芽10g、山楂10g、建曲10g、枳壳5g、桔梗10g、紫菀10g、蜜白前5g、玉竹10g、五加皮10g、桑白皮10g、炙甘草5g、石斛10g、瓜蒌皮10g。14剂，水煎服，日一剂。

【三诊】2022年7月14日复诊，神清，精神尚可，左侧手足仍有轻度浮肿，喉中仍痰音，舌淡，苔白，脉沉细。前方加仙鹤草养血补虚，浙贝母、丝瓜络加强化痰之力，方药如下：黄芪15g、党参10g、陈皮5g、白术10g、麦芽10g、山楂10g、建曲10g、枳壳5g、桔梗10g、紫菀10g、蜜白前5g、玉竹10g、五加皮10g、桑白皮10g、炙甘草5g、瓜蒌皮10g、仙鹤草10g、浙贝母10g、丝瓜络10g。14剂，水煎服，日一剂。

【随访】此后每月复诊，中药以首方随证加减，间断服用，维持6个月。2023年1月14日复诊，神清，精神可，喉中无痰，肢体无明显浮肿，四肢肌肉虽仍偏瘦，但较前饱满、肢体活动较前有力。

【按】老年肌少症往往共存多种慢性疾病，尤其脑血管病等肢体功能障碍的老年患者，卧床可使活动减少，进一步加重肌少。营养支持及主被动活动是治疗老年肌少症最基本的干预手段，但对于高龄患者来说往往作用很有限。缪晓路主任中医师认为，脾主肌肉，治疗老年肌少症，最直接的方式是从脾入手。而肺主气，脾气散精，仍需要肺宣降，上归于肺，肺为华盖，精微之气由上而下，滋润全身。故在健脾益气的基础上，联合宣肺润肺，复其气机升降，使得脾肺调和，肌肉得以濡养。本医案采用健脾益气、和胃生肌之法，组方中以党参、白术、陈皮益气健脾，麦芽、山楂、神曲、枳壳和胃消食，桔梗、紫菀、白前、玉竹润肺化痰。二诊三诊守方基础上，积极治疗标证，加强润肺化痰之力。老年肌少症治疗是一个循序渐进的过程，需要持之以恒的综合干预。本病患者在半年的调理治疗后，整体状况得到逐步改善。

（二）缪晓路医案

患者陈某，女，93岁，2015年7月20日初诊。

【病史】患者因“四肢无力2年，加重3个月余”于2015年7月20日来诊。患者2年前无明显诱因出现四肢虚弱无力，全身疲劳感，行走困难，多饮、多食，体重减轻，腰膝酸软，曾于外院就诊，诊断为“2型糖尿病”，以“二甲双胍、阿卡波糖”等药物控制血糖，自诉血糖控制一般。3月前患者自觉乏力疲劳逐渐加重，遂来就诊。既往有高血压病10余年，规律服用降压药，血压控制尚可。否认甲亢、肿瘤、结核、类风湿等疾病。查体：血压130/85mmHg，神清，精神一般，心肺检查正常，腹软，无压痛及反跳痛。专科查体：神清，查体配合，构音清，双侧鼻唇沟对称，咽反射正常，伸舌居中，四肢肌肉肌容积减少，股二头肌、腓肠肌偏瘦，双侧肢体肌力4~5级、肌张力正常。

【刻下症】神清，精神一般，四肢乏力，行走倦怠感，周身疲劳感，多饮、多食不明显，懒言，腰膝酸软，面黄，畏寒喜暖，睡眠一般，大便偏稀，夜尿约3次，舌淡，苔薄白，脉沉细无力。

【辅助检查】排除甲亢、肿瘤、结核、类风湿等疾病。

【诊断】西医诊断：老年肌少症。

中医诊断：老年痿证（肝肾亏虚、气血不足证）。

【治法】滋补肝肾，强筋壮骨。

【方药】桑寄生15g、杜仲15g、怀牛膝15g、当归10g、黄芪20g、川芎15g、熟地黄20g、白芍15g、党参片15g、茯苓10g、桂枝6g、甘草片3g。7剂，水煎服，日一剂，分早晚2次服用。

【二诊】2015年7月27日复诊，患者自述症状较前有所好转，腰膝酸软改善，精神尚可，自觉口渴，恶寒明显减轻，偶有脘腹胀满，大便偏烂，每日1次，小便基本正常，舌淡，苔薄白，脉弦细数。前方去桂枝，熟地黄减量，加莱菔子、神曲等，方药如下：桑寄生15g、杜仲15g、怀牛膝15g、当归10g、黄芪20g、川芎15g、熟地黄15g、白芍15g、党参片15g、茯苓10g、莱菔子10g、神曲10g、甘草片3g。7剂，水煎服，日一剂，分早晚2次服用。

【三诊】2015年8月4日患者周身疲劳感明显减轻，行走改善，口渴症状较前明显缓解，无明显腹胀，纳可，睡眠稍欠佳，二便正常，舌淡，苔薄白，脉缓。

上方加酸枣仁、莲子，方药如下：桑寄生 15g、杜仲 15g、怀牛膝 15g、当归 10g、黄芪 20g、川芎 15g、熟地黄 15g、白芍 15g、党参片 15g、茯苓 10g、莱菔子 10g、神曲 10g、酸枣仁 6g、莲子 10g、甘草片 3g。7 剂，水煎服，日一剂，分早晚 2 次服用。

【按】本医案为 93 岁高龄女性患者，病程达 2 年之久，属老年肌少症（痿证）之肝肾亏虚、气血不足证。缪晓路主任中医师认为脾主肌肉，筋骨肉相连，肝脾肾相关，病久由脾及肾、由气及阳。患者年逾九旬，天癸竭，肾精衰，加之消渴病（2 型糖尿病）日久耗气伤阴，致肝肾精血不足，筋骨失养，肌肉萎缩故见四肢乏力；久病及阳，肾阳不足则畏寒喜暖、夜尿频多。肝脾失调，脾失健运，故见大便溏稀、脘腹胀满。首方以桑寄生、杜仲、怀牛膝为君，三药均入肝肾经，桑寄生补肝肾、通血脉，杜仲强筋骨、益精气，怀牛膝补肾、引药下行兼活血通络，三者共为君补益肝肾，熟地黄、白芍、当归配伍为养血补血；黄芪、党参、茯苓、甘草四药相合，健脾益气，上两者共奏益气养血之功；少量桂枝配伍，取其温通经脉、助阳化气之功，既增强下肢血液循环，又助脾阳运化水湿，与茯苓形成“通阳利水”协同效应，改善畏寒、便溏之症。二诊患者腰膝酸软减轻，但见口渴、脘胀、便溏，有阴伤湿滞之弊，故减熟地黄用量防其滋腻碍胃，去桂枝防温燥伤阴，加莱菔子、神曲消食导滞、行气除胀。三诊时患者口渴、腹胀缓解，睡眠欠佳，加酸枣仁、莲子宁心安神、健脾补肾。此案以“补肝肾、益气血、通经络”为主线，融合“脏腑 - 气血 - 筋骨”同治理念。本案针对高龄合并代谢性疾病的老年肌少症，采用“补虚不恋邪、祛邪不伤正”的原则，彰显中医在复杂老年综合征中辨证论治的独特优势。

（三）缪晓路医案

患者吴某，男，84 岁，2018 年 5 月 15 日初诊。

【病史】患者因“四肢乏力 3 年，加重 1 个月余”于门诊就诊。患者 3 年前无明显诱因出现四肢乏力，消瘦，神疲，自汗，头重，肢麻，便秘，纳少，进食后腹胀，咽部异物感，多梦失眠，多次在当地中西医治疗，有所改善，但病情时轻时重。1 月前患者自觉症状较前加重，遂来就诊。既往慢性浅表性胃炎病史多年。否认甲亢、肿瘤、结核、类风湿等疾病。一般查体：血压 129/81mmHg，神清，精神一般，心肺检查正常，腹软，无压痛及反跳痛。专科查体：神清，查体配合，构音清，双侧鼻唇沟对称，咽反射正常，伸舌居中。四肢肌肉肌容积减少，双侧肢体肌力4~5级、肌张力正常，SARC-F=9分。

【刻下症】神清，精神一般，四肢乏力，消瘦，神疲，自汗，头重，肢麻，便秘，纳少，进食后腹胀，咽部异物感，多梦失眠。舌质红，苔白腻，脉沉细。

【辅助检查】血液检查排除甲亢、肿瘤、结核、类风湿等疾病。

【诊断】西医诊断：老年肌少症。

中医诊断：老年痿证（痰湿阻滞）。

【治法】燥湿化痰、健脾生肌。

【方药】白术10g、苍术10g、厚朴10g、陈皮10g、砂仁5g、桂枝15g、芍药15g、生姜5g、大枣5g、甘草5g。7剂，水煎服，日一剂，分早晚2次服用。

【二诊】2018年5月23日复诊，患者自述四肢乏力症状较前有所好转，神疲、自汗好转，食欲改善，睡眠欠佳，大便一般，脉细弱。方药如下：白术10g、厚朴10g、陈皮10g、桂枝15g、芍药15g、生姜5g、大枣5g、甘草5g、生地黄15g、熟地黄15g、山药15g、菟丝子15g。7剂，水煎服，日一剂，分早晚2次服用。

【三诊】患者自觉乏力、自汗、腹胀等症状较前好转，自觉四肢活动较前好转，咽干，纳可，仍睡眠欠佳，大便改善，二日一行。方药如下：桂枝15g、芍药15g、生地黄15g、熟地黄15g、山药15g、菟丝子15g、远志15g、五味子15g、炒酸枣仁15g、生姜5g、大枣5g、甘草5g。7剂，水煎服，日一剂，分早晚2次服用。

【随访】2019年12月随访，患者在当地仍继续以上方加减调理，诸症改善，生活尚可。

【按】本案为年逾八旬患者，慢性胃炎病史多年。缪晓路主任中医师认为脾胃本虚，中焦运化失司，津液不化，内生痰湿，阻滞经络，致肌肉失养，则四肢乏力、消瘦萎软。湿浊上蒙清窍则头重，困阻中焦则纳少腹胀，痰气交阻咽喉则异物感，痰湿阻滞，营卫失和，故自汗。痰湿日久，困脾不运，脾气更虚，延及于肾，肌骨失养，行走更乏力；延及于心，心失所养，则失眠多梦。故以化痰燥湿、健脾生肌为始法，白术、苍术相须为用以为君，前者健脾益气优，后者燥湿运脾力峻，以厚朴、陈皮、砂仁行气化湿、宽中除满，三者共臣药。以桂枝配芍药，二者配伍既通络缓急以止麻，又调和营卫以止汗。佐以生姜、大枣、甘草调和脾胃、调和诸药。全方燥湿化痰，使得气血流通，筋骨得以所养，为后续治疗奠定基础。二诊患者痰湿渐化，遂减苍术、砂仁燥烈伤阴之品，而脾肾不足显现，故加生熟地黄滋肾填精，山药补脾固肾，菟丝子平补阴阳，三药协同填精生肌，改善肌肉萎缩与乏力。三诊患者诸症改善，咽干、失眠考虑阴伤未复、心神失养。加远志、五味子、酸枣仁宁心安神、化痰开窍。整个过程通过“化痰湿-益脾肾-安心神”的三步序贯治疗，体现老年肌少症“标本虚实”的复杂性和“多脏同调”的要求。

名家验方

1. 运肠健脾汤（杜铁民良方）

组成：山药 30g，鸡内金 15g，石斛 15g，连翘 9g，黄芪 15g，白术 16g，大腹皮 10g，炙甘草 6g。

主治：肠滞脾虚之老年肌少症，筋脉肌肉弛缓无力、运动障碍，肌肉萎缩，伴有腹胀，腹痛拒按，纳差，肢体困重，乏力，烦躁不安，大便臭秽。

功效：清肠泄热，益气健脾。

加减：食滞偏重者注重消食导滞，运肠健脾，可重用山楂、六神曲、麦芽等健胃消食药；湿热偏重者治疗时侧重清肠化湿、健脾益气，药用厚朴、连翘、茯苓之品；气滞偏重者治疗时多注重疏导气机、理肠、顺肠，兼顾肠腑泄降之性，加用枳壳、砂仁、陈皮、木香等行气之品；热邪偏重者治疗时侧重于清热利尿通淋，临床可用黄芩、黄连、厚朴、大黄等；伴有大便秘结、腑气不通者，加用大黄、芒硝、石膏之品。

按：老年肌少症多因脾胃升降失司，肠腑壅滞化热，浊毒内蕴，致气血生化不足、肌肉失养，临床常见筋脉弛缓、肌肉萎缩与腹胀、便秘等虚实并见之候。方中重用山药为君，取其甘平质润之性，一者健脾益阴以固本，二者滋液润肠以助通降，既补脾虚之亏，又缓肠滞之结，契合老年气阴两虚、肠燥与积滞并存的复杂病机。鸡内金为臣，消食化积、通导肠腑，其“消中有补”的特性可破滞而不伤正，与山药相配，形成“消补并行”之势，直击肠滞脾虚之标。黄芪、白术相须为用，补中益气、升阳举陷，针对纳差、乏力等脾虚气陷之症，连翘轻清透热，善清肠中郁火，佐以石斛养胃阴、清虚热，既防温燥药伤阴，又解烦躁不安之症，大腹皮行气宽中、利水消胀，与鸡内金协同疏通肠腑气机，消除肢体困重、腹胀如鼓之候。炙甘草调和诸药，兼补中焦，使攻不伐正、补不碍邪。全方以“通腑不伤正、健脾不留邪”为特色，构建了“清肠泄热-益气生肌-行气化滞”的三维干预体系。其一，通过鸡内金、连翘、大腹皮清除肠中积滞与湿热，恢复“六腑以通为用”的生理特性，阻断浊毒内蕴耗伤气血的病理环节；其二，以山药、黄芪、白术重建中焦运化，促进水谷精微输布，尤重黄芪“补气生肌”之功；其三，石斛养阴润燥，兼顾老年阴液不足之本，与白术“燥润相济”，维持脾胃气阴平衡。此配伍既承张仲景“脾约”治以润下之法，又融李东垣“升阳益胃”之思，更参现代医学“肠-肌轴”理论，通过调节肠道炎症与代谢改善肌肉功能。

2. 孟庆良方

组成：制附子 10g，熟地黄 10g，山药 10g，山萸肉 10g，当归 10g，淫羊藿 10g，巴戟天 10g，肉桂 2g，黄芪 15g，白术 15g，桑寄生 15g，牛膝 15g，仙鹤草 20g，泽泻 20g，鸡血藤 20g，甘草 9g。

主治：脾肾阳虚之老年肌少症、类风湿肌少症：全身多关节肿痛，双下肢无力，腰膝酸软，畏寒肢冷，乏力，纳差，时寐时醒，小便不利，大便尚可，舌淡苔白，舌底络脉紫，脉细弱。

功效：温补脾肾、利水消肿、壮骨生肌。

加减：痿证见下肢肿胀甚者，加海藻、桑螵蛸、寒水石、白薇等；阳虚畏寒肢冷者，加鹿茸、蛤蚧、锁阳、杜仲、白芍、五味子、地黄等；痰湿流注者，加昆布、瓦楞子、牡蛎、䗪虫等；阴虚潮热盗汗者，加麦冬、地骨皮、银柴胡、知母、黄柏等；湿热者，加土茯苓、秦艽、黄芩、栀子、泽泻等；气虚乏力者，应用升麻、桔梗、黄芪、防风、厚朴等药物。

按：本方凸显脾肾阳虚型老年肌少症的病机特点。肾阳不足则骨失温煦、髓海空虚，脾阳不振则气血生化乏源、肌肉失养，终致肌肉萎缩、骨弱筋疲。方中制附子、肉桂为君，取其大辛大热之性，温肾助阳以化气行水，兼暖脾土以复运化之职，尤善改善畏寒肢冷、小便不利之症。熟地黄、山萸肉、山药滋肾填精，寓"阴中求阳"之意，既防温燥伤阴，又助肾气生化；黄芪、白术相伍，补中益气、健脾燥湿，针对纳差、乏力之症，以培后天之本。臣药配伍尤重筋骨同治，淫羊藿、巴戟天温肾壮阳、强筋健骨，桑寄生、牛膝补肝肾、通经络，四药协同可改善腰膝酸软、下肢无力，当归、鸡血藤养血活血，既助新肌生长，又兼顾舌底络脉紫暗之血瘀征象。佐以泽泻利水渗湿，与附子、白术形成"温阳化气 - 健脾利水"协同效应，缓解关节肿痛，仙鹤草补虚强壮之功显著，现代研究提示其可调节肌肉代谢。甘草调和诸药，兼补中焦。全方紧扣"温补脾肾、利水消肿、壮骨生肌"之旨，温阳不忘滋阴，补虚兼以通络，既承金匮肾气丸"少火生气"之妙，又融补气活血、强筋通痹之法。针对老年患者多兼痰瘀互结的特点，通过鸡血藤活血、泽泻利湿，实现"补而不滞"；更以黄芪、白术固护脾胃，确保药力吸收转化，契合老年体弱、运化力衰的生理特点。

特色疗法

1. 毫针针灸

选穴：足三里、梁丘、丰隆、曲池。

加减：脾胃虚弱加中脘、公孙，气血不足加气海、血海，痰湿阻滞加阴陵泉、三阴交，肾精亏虚加命门、悬钟。

操作：毫针针刺，根据辨证提插捻转补泻，配合温针灸、电针刺激等，留针 20~30 分钟。

2. 火龙罐

针对老年肌少症患者，需结合其肌肉萎缩、皮肤脆弱等特点，调整传统方法以确保安全性和有效性。确认无禁忌证（如皮肤破损、严重心血管疾病、高热等），选择中小号火罐，避免过大压力损伤肌肉，暴露患处，用纱块清洁皮肤，在治疗部位皮肤涂上按摩膏或对症的精油保护，把火龙罐专用艾正中固定于罐底，点燃艾炷，感受温度，手接触患者皮肤后施罐，动作轻柔，行罐30分钟。

3. 中医定向透药

针对老年肌少症患者，对患处进行中医定向透药治疗。采用院内协定方通络方作为透药药物，将浸泡好的中药棉片放入电极片中间，在治疗部位贴上电极片，将中医定向透药机选择导入模式，设置热度标准值为1~2档。每次20分钟。

五、预防调摄

为了有效预防和改善老年肌少症，我们可以从食疗、精神心理干预以及中医导引方面进行综合调摄。

1. 食疗　注重优质蛋白质的摄入，包括鸡蛋、牛奶、鱼类、禽肉、瘦肉以及豆制品等。另外，维生素D与钙的补充对维持肌肉功能至关重要。老年人可通过多晒太阳、食用富含维生素D的食物（如鱼肝油、海鱼、动物肝脏和蛋黄等）或遵医嘱服用维生素D补充剂来提高体内维生素D水平。另外，抗氧化营养素与脂肪酸的摄入、增加深海鱼油、海产品等富含Ω-3多不饱和脂肪酸的食物摄入以及合理搭配碳水化合物对提高老年人肌力和肌肉蛋白的合成能力也有重要作用，可推荐以下食疗方。

（1）山药枸杞瘦肉汤：山药100g，枸杞子15g，瘦肉150g，生姜3片。做法：山药去皮洗净切斜片，瘦肉切块，葱切小段，枸杞用温水洗净。先往锅中注入适量饮用水，放适量盐、洋葱，大火至水沸腾后，将瘦肉放入锅里。五分钟后加入山药和枸杞，煮到山药熟，然后转小火，放入少量葱叶即可。适合老年肌少症属脾胃虚弱、气血两虚证者。

（2）红枣桂圆糯米粥：红枣 10 颗，桂圆干 10g，糯米 50g。做法：将红枣去核洗净，桂圆去壳与核，取肉冲净。将水烧开后放入糯米，煮开后放入红枣，粥好后再放入桂圆肉和白糖，煮 5~6 分钟即可。适合老年肌少症属脾胃虚弱、气血两虚证者。

（3）鲫鱼豆腐汤：鲫鱼 1 条，豆腐 200g，生姜几片，葱适量。做法：鲫鱼宰杀好去水分，锅烧热，加油，放姜片爆香，下鲫鱼，两面煎至金黄。加入开水，没过鱼身，放葱结，料酒，大火煮开，煮约 10~15 分钟，至汤色奶白。放入切好的豆腐，转中小火，煮约 10~15 分钟，调入盐，白胡椒粉等调味品。出锅前撒葱花或香菜即可。适合老年肌少症属肝肾不足、气血两虚证者。

2. **精神心理干预**　精神压力和心理问题也是影响老年人肌肉健康的重要因素。因此，精神心理干预在预防老年肌少症中同样不可忽视。

（1）建立自信，保持乐观：老年人应积极参与社交活动，培养兴趣爱好，以保持积极的心态和乐观的情绪。家属和医护人员也应给予老年人充分的鼓励和支持，帮助他们建立自信。

（2）减轻孤独感：孤独感是老年人常见的心理问题之一，它会影响老年人的食欲和睡眠质量，进而加剧肌少症的发生。因此，家属应多陪伴老年人，与他们交流谈心，减轻他们的孤独感。

（3）寻求专业心理咨询：对于存在严重心理问题的老年人，家属应及时带他们寻求专业心理咨询师的帮助，通过心理咨询和治疗来改善心理状态。

3. **中医导引**

（1）八段锦：作为传统导引术之一，八段锦对老年人运动控制能力有显著改善作用，能消耗多余脂肪、增强肌肉力量、提升骨骼肌功能，进而改善患者日常生活质量。导引功法，如八段锦中的“双手托天理三焦”“调理脾胃须单举”等动作，与气机升降出入密切相关，可调节脾胃气机运动，促进脾胃升降协调，确保纳运如常，固后天之本，使气血充盛而壮肢体。现代研究表明老年肌少症患者练习八段锦可有效增强骨骼肌肌肉力量，还可延缓骨骼肌肌肉衰老的速度，并可调节老年肌少症患者的平衡功能，降低跌倒等意外情况的发生。

（2）易筋经：易筋经是以强筋壮骨为主的传统运动方式之一。研究表明，易筋经可改善老年肌少症患者的躯体功能，延缓肌肉衰减速度，从而降低肌少症的发生，并且其还能提高老年肌少症患者身体的稳定性和柔韧性，降低患者发生意外和跌倒的风险。

（3）太极拳：太极拳是一种强调身心合一、动作缓慢流畅的中医传统运动。研究表明，太极拳有助于改善老年肌少症患者的肌肉量，提高老年肌少症患者的身体功能，减少跌倒的风险。

第四章　老年不寐

一、概　　述

失眠是临床常见的睡眠障碍之一，以经常不能获得正常睡眠为特征的一类病证，主要表现为睡眠时间、深度的不足，轻者入睡困难，或寐而不酣，时寐时醒，或醒后不能再寐，重则彻夜不寐，它影响人们的身心健康、脑思维、记忆、创新性功能和社会活动功能。一项荟萃分析表明，中国老年人睡眠障碍的患病率为35.9%，其中老年女性更常见。一项全国性观察性研究的结果显示，老年人主诉睡眠质量差的患病率从2008年的34.87%上升至2018年的47.67%，短睡眠时间从5.29%增加到8.37%。

目前，西医治疗主要是认知行为治疗、药物治疗及物理治疗。其中镇静安眠药（主要是苯二氮䓬类药物），有成瘾性、依赖性，可以导致警觉性下降、反应迟钝、过度嗜睡、抑制呼吸等问题，容易引发医疗及社会问题。老年失眠属于中医“老年不寐”的范畴。不寐在《内经》称为“不得卧”“目不瞑”。中医治疗老年不寐以临床辨证论治为主，配合针灸等非药物治疗方法，并对老年不寐患者恢复期给予养生指导，促进心身健康的恢复；而且可以减少与老年不寐相关的精神障碍、心理障碍、亚健康状态等病症发生。中医药治疗老年不寐具有明显的特色和优势，受到人们的普遍关注。

二、病因病机

明代戴元礼《证治要诀·虚损门》提出“年高人阳衰不寐”之论。清代《冯氏锦囊·卷十二》亦提出“壮年人肾阴强盛，则睡沉熟而长，老年人阴气衰弱，则睡轻微易知”，说明老年不寐的病因与肾阴盛衰及阳虚有关。老年不寐因年迈体虚、情志失常、劳倦、思虑过度及病后等因素，导致心神不安，神不守舍，不能由动转静而致不寐病证。因心主神明，神安则寐，神不安则不寐。而阴阳气血之来源，由水谷之精微所化，上奉于心，则心神得养；受藏于肝，则肝体柔和；统摄于脾，则生化不息；调节有度，化而为精，内藏于肾，肾精上承于心，心气下交于肾，则神志安宁。若肝郁化火，或痰热内扰，神不安宅者以实证为主。心脾两虚，气血不足，或由心胆气虚，或由心肾不交，水火不济，心神失养，神不安宁，多属虚证，但久病可表现为虚实兼夹，或为瘀血所致。老年不寐病因虽多，但其病理变化总属阳盛阴衰，阴阳失交。一为阴虚不能纳阳，一为阳盛不得入于阴。其病位主要在心，与肝、脾、肾密切相关。人之寤寐，由心神掌控，而营卫阴阳的正常运作是保证心神调节寤寐的基础。

1. **元气亏虚**　元气亏虚是老年不寐的致病基础，元气亏虚，则推动温煦、濡润滋养的功能减弱，影响先天、后天之本化生水谷精微的功能，气血生化乏源，不能上奉于心，以致心神失养而不寐。《灵枢·营卫生会》言"老者气血衰，肌肉枯，气道涩，五脏之气相搏，故营气衰少，而见卫气伐于内，此昼不精夜不瞑矣。"老年人体质虚弱血气亏衰，肌肉干枯无力，气道闭涩，五脏之气相互搏击，营卫运行失常，发为失眠。老年人年迈体虚，若久病血虚，年迈血少，元气耗伤，肝血亏虚，心失所养，心神不安则神魂不守舍，夜不成眠。若素体阴虚，兼因房劳过度，肾阴耗伤，阴衰于下，不能上奉于心，水火不济，心火独亢，火盛神动，心肾失交而神志不宁。如《景岳全书·不寐》所说："真阴精血不足，阴阳不交，而神有不安其室耳。"

2. **情志失常**　情志失常是老年不寐的诱发因素。喜怒哀乐等情志过极均可导致脏腑功能的失调，而发生不寐。情志内伤则是引起老年不寐急性发作的常见诱因，老年人常因生活琐事，情志不遂，疏泄不及，气机郁滞，肝气郁结，肝郁化火，邪火扰动心神，神不安而不寐；或肝气横逆犯脾，脾虚运化失常，气血化源不足；或思虑过度，伤及心脾，心伤则阴血暗耗，神不守舍，昼难精，夜难眠。

3. **痰瘀互结**　老年人脏腑功能衰退，运化功能不足，血液运行不畅而为瘀血，津液失于输布而为痰浊，血瘀痰凝可加速老年失眠的发生和发展。《医林改错》说："元气既虚，必不能达于血管，血管无气，必停留而瘀"。老年人肾气不足，推动无力，血循不畅，停而为瘀；瘀血阻滞气机，气不行津，津停为痰，二者虽可单独为病，但常相互转化，瘀久生痰，痰久成瘀，痰瘀互结，清窍失养，尤其对于长期不寐的老年患者，痰瘀之象更为明显，使得失眠迁延难愈。故痰浊瘀血互为因果，成为老年失眠的病理特点，也是加重失眠的主要因素。

4. 劳逸失调　老年人劳逸失调，劳倦太过则伤脾，过逸少动亦致脾虚气弱，运化不健，气血生化乏源，不能上奉于心，以致心神失养而失眠。脾伤则食少，纳呆，生化之源不足，营血亏虚，不能上奉于心，而致心神不安。正如《景岳全书·不寐》云："劳倦、思虑太过者，必致血液耗亡，神魂无主，所以不眠。"

三、辨证论治

对老年不寐的辨证施治，要针对其特点，注意分清虚实。虚证多因心脾两虚，心胆气虚，心肾不交，责之于心、脾、肾；实证多因肝郁化火，痰热内扰，阴虚火旺，胃气失和，瘀血内阻，心火炽盛，责之于心、肝、胃。总的治则为补虚泻实，调整阴阳。补虚则用益气健脾，养心安神，交通心肾之法；泻实则用清肝泻火，和中消导，活血化瘀之法。

（一）实证

1. 肝郁化火证

【**证候特点**】突发失眠，心烦不能入睡，性情急躁易怒，或入睡后多梦惊醒。胸胁胀闷，善太息，口苦咽干，目赤，小便黄，大便秘结。舌质红苔黄，脉弦数。

【**治法**】疏肝解郁，清热化火。

【**方药**】龙胆泻肝汤（《卫生宝鉴》）加减。

龙胆草10g、生栀子10g、黄芩5g、醋柴胡10g、生地黄10g、车前子10g（包煎）、泽泻5g、灯心草5g、山药10g、煅磁石10g（先煎）、当归10g、党参10g、天门冬10g、黄连5g、知母10g、生甘草5g。

2. 痰热内扰证

【**证候特点**】失眠时作，噩梦纷纭，易惊易醒。头目昏沉，脘腹痞闷，口苦心烦，饮食少思，口黏痰多。舌质红，苔黄腻或滑腻，脉滑数。

【**治法**】化痰清热，和中安神。

【**方药**】温胆汤《备急千金方》加减。

竹茹10g、枳实10g、陈皮5g、清半夏10g、茯苓10g、焦槟榔5g、茯神10g、生甘草5g。

3. 阴虚火旺证

【**证候特点**】虚烦不眠，入睡困难，夜寐不安，甚则彻夜难眠。手足心热，盗汗，口干少津，健忘耳鸣，腰酸梦遗，心悸不安。舌质红少苔，脉细数。

【治法】滋阴降火，清热安神。

【方药】黄连阿胶汤（《伤寒论》）加减。

黄连 5g、阿胶 10g（烊化）、白芍 10g、生姜 5g、大枣 10g、牡丹皮 10g、地骨皮 10g、黄芩 10g、鸡子黄 2 个。

4. 胃气失和证

【证候特点】失眠多发生在饮食后，脘腹痞闷，食滞不化，嗳腐酸臭，大便臭秽，纳呆食少。舌质红苔厚腻，脉弦或滑数。

【治法】消食导滞，和胃降逆。

【方药】保和丸（《丹溪心法》）。

神曲 10g、焦山楂 5g、茯苓 10g、清半夏 10g、陈皮 5g、莱菔子 10g、藿香 5g、佩兰 10g、连翘 5g、紫苏叶 5g、川厚朴 10g、炙甘草 5g。

5. 瘀血内阻证

【证候特点】失眠日久，躁扰不宁，胸不任物，胸任重物，夜多惊梦，夜不能睡，夜寐不安。面色青黄，或面部色斑，胸痛、头痛日久不愈，痛如针刺而有定处，或呃逆日久不止，或饮水即呛，干呕，或内热瞀闷，或心悸怔忡，或急躁善怒，或入暮潮热。舌质暗红、舌面有瘀点，唇暗或两目暗黑，脉涩或弦紧。

【治法】活血化瘀，通经活络。

【方药】血府逐瘀汤（《医林改错》）。

当归 10g、生地黄 10g、桃仁 10g、红花 5g、川芎 10g、柴胡 10g、桔梗 5g、川牛膝 10g、枳实 5g、赤芍 10g、首乌藤 10g、茯神 10g、炙甘草 5g。

6. 心火炽盛证

【证候特点】心烦难眠，五心烦热。头晕耳鸣，口舌生疮，口干腰酸，梦遗滑精。舌质红苔干，脉细数。

【治法】清心泻火，养血安神。

【方药】导赤汤（《小儿药证直诀》）合交泰丸（《韩氏医通》）加味。

生地黄 10g、木通 5g、黄连 5g、肉桂 5g、茯神 10g、首乌藤 10g、杭菊花 10g、白芷 10g、莲子 10g。

（二）虚证

1. 心脾两虚证

【证候特点】头蒙欲睡，睡而不实，多眠易醒，醒后难以复寐。心悸、健忘，神疲乏力，纳谷不香，面色萎黄，口淡无味，食后作胀。舌质淡苔白，脉细弱。

【治法】益气健脾，养心安神。

【方药】人参归脾汤（《正体类要》）。

党参 10g、白术 10g、黄芪 10g、当归 10g、远志 5g、酸枣仁 10g、茯神 10g、木香 5g、龙眼肉 10g、生姜三片、大枣 10g、炙甘草 5g。

2. 心胆气虚证

【证候特点】心悸胆怯，不易入睡，寐后易惊。遇事善惊，气短倦怠。舌质淡苔白，脉弦细。

【治法】益气养心，镇静安神。

【方药】安神定志丸（《医学心悟》）。

党参 10g、茯苓 10g、柏子仁 10g、远志 5g、当归 10g、酸枣仁 10g、石菖蒲 10g、乳香 5g、琥珀粉 5g（冲服）。

3. 心肾不交证

【证候特点】夜难入寐，甚则彻夜不眠。心中烦乱，头晕耳鸣，潮热盗汗，男子梦遗阳痿，女子月经不调，健忘，口舌生疮，大便干结。舌尖红少苔，脉细。

【治法】交通心肾，补血安神。

【方药】交泰丸（《医方集解》）合天王补心丹（《摄生秘剖》）。

生地黄 10g、玄参 10g、丹参 10g、党参 10g、茯苓 10g、远志 5g、五味子 10g、桔梗 5g、柏子仁 10g、黄连 5g、肉桂 5g、莲子心 10g。

四、医案解要

（一）王升强医案

黄某，女，62 岁，2023 年 5 月 9 日初诊。

【病史】患者因“入睡困难半年”来门诊就诊。患者诉近半年来入睡困难，睡后即做梦，睡眠浅易醒，早醒，伴头晕耳鸣，腰膝酸软，烦躁易怒，胸胁胀痛，曾在当地医院就诊，予“阿普唑仑”口服，睡眠改善不明显，且白日精神疲倦，乏力，头晕，现为寻求中医中药治疗，特来门诊。

【刻下症】神清，精神疲倦，入睡困难，睡后易醒，醒后难以再入睡，晚上保持 3 小时左右睡眠，伴有心悸多梦，心烦易怒，手足心热，头晕耳鸣，腰膝酸软，饮食可，二便正常，舌淡红苔薄黄，脉沉细。

【诊断】西医诊断:老年睡眠障碍。

中医诊断:老年不寐(心肾不交)。

【治法】清热泻火,交通心肾。

【方药】黄连阿胶汤加减。

黄连 5g、黄芩 10g、白芍 15g、鸡子黄 2 个、阿胶(烊化)10g、炙甘草 5g、百合 15g。7 剂,水煎服,日一剂,早晚饭后温服,并嘱患者睡前不饮浓茶及咖啡,服药期间宜清淡饮食,忌辛辣刺激食物。

【二诊】2023 年 5 月 16 日复诊,患者诉现较易入睡,睡眠较前改善,一夜可睡 4 小时左右,仍做梦,但夜梦减少,未再觉心烦易怒,手足心热、头晕耳鸣、腰膝酸软仍明显,舌脉基本同前,上方加减治疗,组方如下:黄连 5g、黄芩 10g、白芍 15g、鸡子黄 2 个、阿胶(烊化)10g、炙甘草 5g、百合 15g、熟地黄 10g、山药 15g、山茱萸 10g、泽泻 10g、牡丹皮 10g、茯苓 10g。5 剂,水煎温服。

【三诊】2023 年 5 月 22 日复诊,患者诉入睡困难明显改善,夜间醒 1~2 次,醒后可入睡,做梦少,仍耳鸣,余症明显减轻,舌脉基本同前,上方加减维持治疗,组方如下:黄连 5g、黄芩 10g、白芍 15g、鸡子黄 2 个、阿胶(烊化)10g、炙甘草 5g、百合 15g、熟地黄 10g、山药 15g、山茱萸 10g、泽泻 10g、牡丹皮 10g、茯苓 10g、石菖蒲 10g。5 剂,水煎温服。

【随访】2023 年 6 月 2 日,神清,精神尚可,睡眠基本恢复正常,胃纳、二便正常。

【按】本医案老年患者因家庭压力,无法及时宣泄,日久致心烦易怒、睡眠欠佳,甚至整夜无法入睡。王升强主任认为患者失眠日久,导致阴液耗伤严重,肝肾阴虚,肾水不能上济于心充分制约心阳,心阳未能受到充分制约而致心火亢盛,扰动心神,故而出现心烦、失眠。患者舌红,苔黄,脉沉细,手足心热,均为心肾不交之象。结合患者病史及症状、体征综合分析,本证属于不寐之心肾不交证,治疗上选用黄连阿胶汤加减。黄连苦寒,有清热泻火之功,善清泻心火,并使心火下交于肾,还可清肝火以除烦躁;黄芩苦寒,可助黄连清热泻火;阿胶滋阴降火、养血润燥;芍药酸苦,苦能清热泻火,与黄连、黄芩同用可增强其清泄心火之力,其酸可收浮越之阳,使其下交于肾,助阿胶以补肾水;炙甘草调和诸药。诸药合用,既可清上焦心火,又可滋下焦肾水,使心火不亢,肾水不亏,水火既济,共奏滋阴泻火、交通心肾、调和阴阳、养心安神之功,则夜寐自可。二诊时患者睡眠好转，手足心热、头晕耳鸣、腰膝酸软仍明显，为肾阴不足之证，在原方基础上加六味地黄丸，以滋阴降火、交通心肾。三诊时患者除耳鸣外诸症均明显减轻，在上方基础上加用石菖蒲走上焦，开窍又能宁心安神。此案因情绪致病，关键在于调治心肾，并加以言语疏导、睡眠卫生教育。

（二）王升强医案

林某，女，75岁，2024年3月23日初诊。

【病史】患者因“睡眠差3个月”门诊就诊。患者诉近3月前开始出现睡眠差，入睡困难，睡后梦多，易醒，无发热、心悸心慌、胸闷胸痛、腹胀腹泻等，胃纳差，大便烂，1~2次/日。3月来无明显改善，伴有思虑、多心烦、畏寒，特寻求中医治疗。既往有多年脑梗死、糖尿病、高血压病史，长期服降血糖、降压药以及血栓通等药物。

【刻下症】患者神清，精神疲倦，入睡困难，睡后梦多，易醒，面色萎黄，思虑多，心烦，头昏，畏寒，食少，胃纳差，大便烂，舌质胖嫩而淡，苔薄白，脉细。

【诊断】西医诊断：老年睡眠障碍。

中医诊断：老年不寐（心脾两虚）。

【治法】补益心脾，益气养血。

【方药】归脾汤加减。

黄芪30g、龙眼肉10g、人参10g、茯神10g、白术10g、炙甘草5g、当归10g、酸枣仁10g、远志10g、木香（后下）5g、大枣10g、首乌藤15g、五味子10g、黄精15g、莲子肉15g。7剂，水煎服。嘱患者调节好情绪，避免过度忧虑。

【二诊】2024年3月31日复诊，患者神清，精神好转，但睡眠时好时坏，仍多梦、思虑多、心烦，头昏、畏寒、胃口较前好转，大便基本成形，舌脉同前，上方加减维持治疗，组方如下：黄芪30g、龙眼肉10g、人参10g、茯神10g、白术10g、炙甘草5g、当归10g、酸枣仁10g、远志10g、木香（后下）5g、大枣10g、首乌藤15g、五味子10g、黄精15g、莲子肉15g、合欢皮15g。5剂，水煎服，嘱患者适当进行户外运动，可选择上午10点前、下午4点后有阳光的时候在户外散散步。

【三诊】2024年4月6日复诊，患者神清，诉睡眠改善，睡眠质量提高，精力明显好转，余诸症均缓解，上方续服7剂。

【随访】2024年5月1日，患者睡眠、胃纳、情绪、大便均恢复正常。

【按】本医案患者为老年女性，平素体弱多病，久病血虚，年迈血少，元气耗伤，损及脾气，脾主运化，化生气血，水谷精微经脾经转输至心肺，为后天之本，脾虚气弱，运化不健，气血不足，不能上奉于心，心失所养而夜不成眠，选用归脾汤加减补养心神。归脾汤由人参、白术、茯神、黄芪、龙眼肉、酸枣仁、木香、炙甘草、当归、远志、大枣、生姜组成，本方为养心与益脾并进之方，具有益气补血、健脾养心之功能。方中人参“补五脏，安精神，定魂魄”，可补气生血、养心益脾；黄芪、白术、甘草、生姜、大枣益气补脾；当归、龙眼肉养血补益心脾；首乌藤、五味子、黄精、莲子肉，以健脾益气、养血安神；茯神、酸枣仁宁心安神；远志交通心肾而定志宁心，木香理气醒脾，以防补益气血药腻滞碍胃。诸药合用有益气健脾、补血养心、安神定志之功，效如桴鼓。

（三）朱少荣医案

温某，女，60岁，2022年9月20日初诊。

【病史】患者因“入睡困难半年”来门诊就诊。患者诉半年前与家人吵架后出现入睡困难，易醒，醒后难以入睡，多梦，间断服用安眠药，症状反复，多因情绪变化出现失眠加重，常于睡前就担忧失眠，安眠药效果愈不明显，且服用后容易出现白日精神疲倦，乏力，注意力不集中，现为寻求中医中药治疗，特来门诊就诊。

【刻下症】精神疲倦，心烦不能入睡，易醒，醒后难以入睡，多梦，心烦易怒，胸胁胀闷，善太息，口苦咽干，腹胀，小便黄，大便秘结，舌质红苔黄，脉弦数。

【诊断】西医诊断：老年睡眠障碍。

中医诊断：老年不寐（肝郁气滞）。

【治法】疏肝理气，解郁安神。

【方药】自拟方：柴胡15g、香附15g、茯神10g、酸枣仁30g、煅龙骨（先煎）30g、煅牡蛎（先煎）30g、丹参10g、炙甘草5g、首乌藤15g、合欢皮15g、栀子10g、黄芩10g、佛手10g、莱菔子10g。7剂，日一剂，水煎服，午晚餐后半小时服用。

【二诊】2022年9月28日复诊，诉入睡时间较前缩短，心烦易怒减轻，多梦、易醒缓解不明显，太息、胁肋胀闷、口苦咽干减轻，舌质略偏红，苔薄白，脉弦。患者诉睡眠较用药前好转，原方去莱菔子、栀子，加川芎。组方如下：柴胡 15g、香附 15g、茯神 10g、酸枣仁 30g、煅龙骨 30g、煅牡蛎 30g、丹参 10g、炙甘草 5g、首乌藤 15g、合欢皮 15g、川芎 10g、黄芩 10g、佛手 10g。7 剂，用法同前。

【三诊】2022 年 10 月 8 日复诊，入睡困难基本消失，但仍有多梦，太息及余症明显减轻，舌脉基本同前。上方加减维持治疗，组方如下：柴胡 15g、香附 15g、茯神 10g、酸枣仁 30g、煅龙骨 30g、煅牡蛎 30g、丹参 10g、炙甘草 5g、首乌藤 15g、合欢皮 15g、川芎 10g、黄芩 10g、佛手 10g。7 剂，用法同前。

【随访】2022 年 11 月 2 日，患者神清，精神可，诉睡眠基本恢复正常，胃纳、二便正常。

【按】朱少荣副主任医师认为老年失眠多责之于气血失和，阴阳失交，阳不入阴，神机不守是失眠的基本病机。老年患者因生活琐事，情志不遂，疏泄不及，气机郁滞，肝气郁结，肝郁化火，邪火扰动心神，神不安而不寐，以疏肝理气，解郁安神为治则。方中柴胡疏畅肝胆之气，香附善理肝气之郁结，利三焦，解六郁，佛手入肝经，疏肝解郁、理气和中，三药合用，可增强疏肝解郁之功；茯神、酸枣仁两药合用，安神益心养肝，尤适于心肝阴血不足，心失所养之虚烦不寐；龙骨、牡蛎合用可镇惊安神，平肝潜阳；丹参清心凉血，安神定志，除烦助眠，引诸药入心经；炙甘草调和诸药。首乌藤补益阴血，养心安神，用于虚烦不眠，夜间多梦，合欢皮悦心安神，两者配伍可治疗心神不宁之失眠多梦；栀子、黄芩泻火除烦；莱菔子降气除胀；诸药合用，共奏疏肝理气、解郁安神之功。二诊患者的入睡时间较前缩短，心烦易怒减轻，多梦、易醒缓解不明显，太息、胁肋胀闷、口苦咽干减轻，舌质略偏红，苔薄白，脉弦，原方去莱菔子、栀子，加川芎，川芎行气活血。

名家验方

1. 禤国维方

组成：蕤仁肉 15g，熟地黄 15g，生地黄 15g，酸枣仁 30g，柏子仁 15g，山药 15g，蜜远志 10g，茯神 15g，延胡索 20g，合欢皮 15g，牡丹皮 15g，龙齿（先煎）30g。

功效：滋补肾阴、养心安神，兼理气活血。

主治：虚烦失眠，心悸怔忡，神疲健忘，头晕目眩，手足心热，口舌生疮，大便干结，舌红少苔，脉细数。

加减：腰酸不适者，加牛膝；肝血不足，入睡困难者，可加首乌藤、鸡血藤、阿胶；盗汗者，可加五味子、太子参、糯稻根、浮小麦；疲倦乏力者，可加薄盖灵芝；心烦易怒，郁火明显者，可加郁金；若见面部油腻、脂溢性脱发，肾中相火过旺者，可加知母；难入睡，夜间精神亢奋者，可加珍珠母；胃胀不适者，可加麦芽、谷芽。

按：禤老指出阴血亏虚、神失所养，则神无所归；又肾内藏元阴元阳，系水火之源，阴阳互根互用，阴虚则阳亢，阴不潜阳则阳气浮越于外，故为失眠。其病机为肾阴亏虚、心火亢盛的阴阳失衡，脏腑涉及心肾，然久病必瘀。禤老主张从先天肾元着手，治以滋补肾阴、养心安神，兼理气活血为法，常用六味地黄丸合天王补心丹加减。方中蕤仁肉性微寒味甘，归肝、肾经，性平和，具有山萸肉补肝肾之功而无过酸之味；熟地黄性微温味甘，补血养阴、益精填髓；生地黄性寒味甘，甘寒入肾可养阴，苦寒可泄热，入心可养血，重用可“壮水之主以制阳光”。蕤仁肉、熟地黄、生地黄三药共奏滋补肾阴功效，为君药。酸枣仁、柏子仁，性平味甘，养心安神，共为臣药。山药味甘性平，补肺脾肾、益气养阴；茯神性味甘平，健脾益气、安魂魄、养精神；远志味辛苦，性微温，宁心安神、祛痰开窍，《药品化义》言其为“宣散之药”，合茯神可开心气而宁心安神，通肾气而令强志不忘，为交通心肾、安神定志之佳对；延胡索理气活血，解血中郁结，为方中画龙点睛之要药；牡丹皮味辛性寒，理肝木之郁、散血中之热，达祛阴火之功效；合欢皮性平味甘，安神解郁，《雷公炮制药性解》言“主安五脏，利心志，令人欢乐无怒”，与牡丹皮合用，去气郁之火；龙齿性平味甘涩，归心肝肾经，对阳不入阴、精神亢奋者，可镇静安神。以上为佐使药。全方具有滋补肾阴、养心安神、理气活血功效。

2. 睡乡汤（张志远方）

组成：黄连 9g、黄芩 9g、白芍 10g、阿胶（烊化）15g、鸡子黄（冲）2 枚，酸枣仁 30g、茯苓 10g、阿胶 20g，加生龙骨 20g、生牡蛎 20g、莲子心 10g。

功效：滋阴、降火、安神。

主治：阴虚火旺、心肾不交所致的心烦失眠，对精神过度兴奋、神经衰弱、心理障碍、外界刺激、提神饮料、乱服壮阳药物所致之张目难眠、多梦难眠、易醒难眠、浅睡难眠四大失眠症均有疗效。后人以之专调心阳偏旺、虚热内扰，水不上济，夜间难寐，引领心肾不交证。

加减：常于方中加珍珠母、紫贝齿、石决明等化石或介类药物30g重镇安神，或加入百合、酸枣仁、夜交藤30~50g解郁养心安神，以增强疗效，若神志不宁，且伴有纳呆、恶心，可加西洋参、干姜和胃降逆；若心火炽盛，出现夜间游走，可加山栀子（与黄连等量应用）、大黄（一般用6g，便秘可加量）清心泻火。

按：方中黄连、黄芩味苦清心，除阳热之有余；白芍酸泄，收阴气而泄邪热；鸡子黄、阿胶味甘，为血肉有情之品，可补血养阴；诸药配伍，泻火而不伤阴，使阴复火降，心肾相交而睡眠自安，心烦自除。张老认为方中黄连、阿胶宜相对为君，黄连是泄心火之主力，阿胶有补肾水之功，正是泻南补北、沟通心肾的核心药物所在。若不晓泻心火、补肾水的内涵，不解其正虚邪实的病变本质，只突出祛邪之黄连，减少补虚之阿胶，本方功效便会下降。究其原因，黄连虽为清心火之圣药，但药性苦燥用之过久，易于化燥影响心阴，且损伤心阳，破坏了水升火降、《难经》泻南补北的宗旨，病邪不易退却，令人忐忑不安。因此，若想保持人体水火之平衡状态，就应将两药摆在平等位置上，具体用药时，阿胶不能少于黄连的2/3，同量最佳。因此，张老特别指出，应用黄连阿胶汤，需注意处方比例，黄连、阿胶二药并肩挂帅，是施治的关键，万不可忽略。

3. 沈宝藩方

组成：当归9g、丹参9g、首乌藤9g、酸枣仁13g、柏子仁15g、川芎6g、龙骨30g、牡蛎30g、茯苓10g、合欢皮10g、五味子6g。

功效：养血安神，调肝养心。

主治：心悸怔忡，健忘失眠，体倦食少，面色萎黄或偏白，思虑多，心烦，畏寒，舌质胖嫩而淡，苔薄白，脉细。

加减：伴血虚火旺者加牡丹皮10g、炒栀子10g、赤芍15g，伴血虚痰火者在养心汤基础上去柏子仁，加远志10g、竹茹10g、法半夏10g、胆南星6g；伴阴血亏虚者，加生地黄、玄参各15g；伴血虚阳浮者加黄连6g、阿胶6g、生地黄15g、沙参15g；伴气血两虚者加太子参15g、黄精15g、莲子肉15g，伴顽固性的失眠者加珍珠母30g、龙齿30g、煅磁石30g。

按：沈宝藩教授指出，在五行学说中，肝属木、心属火，两者为母子关系。情志、饮食、久病、年老，导致脏腑功能失调，心肝失和、心肝血虚、心神不安则引起失眠。心肝血虚为虚证失眠的基本病理基础，心肝血虚，营血亏虚，血不养心，心神失养。正如《景岳全书·不寐》云："凡人以劳倦思虑太过者，必致血液耗亡，神魂无主，所以不寐，即有微痰微火，皆不必顾，只宜培养气血，血气复则诸证自退。若兼顾而杂治之，则十暴一寒，病必难愈，渐至元神俱竭而不可救者有矣。"因此，治疗失眠的基本方法是养心血、安心神。临证中，沈宝藩教授不但重视心主神、肝藏血的功能，治疗上也兼顾心肝的母子关系。或补母，或泻子，即补肝血有助于养心血，泻心火有助于清肝火。沈宝藩教授临床上采用养心汤以养血安神、调肝养心，阴阳自和，心神自安，即"阴平阳秘，精神乃治"。方中以当归、丹参、首乌藤补养心肝阴血、宁心通络安神；茯苓补益心脾、生血而宁心安神；五味子益气养血敛阴、补肾宁心安神；酸枣仁、柏子仁补血养心而安神；合欢皮疏肝解郁而调肝血，能使五脏安和、心志欢悦以收安神解郁之效；龙骨、牡蛎重镇潜阳安神；而少量川芎引诸药直达上焦心之病所，携全方养心安神。可见本方善治心肝血虚之心神失养，养血使心有所主，肝有所藏，神定魂安，自能入眠。养心汤在临床上主要用于心肝血虚证。

特色疗法

1. 针灸

（1）毫针疗法

主穴：神门、三阴交、百会。

辅穴：四神聪。

配穴：

心胆气虚证取穴：心俞、胆俞、膈俞、气海补法，神庭、四神聪、本神、神门、三阴交平补平泻法。肝火扰心证取穴：肝俞、行间、大陵、合谷、太冲、中脘、丰隆、内关，以泻为主，神庭、四神聪、本神、百会、神门、三阴交平补平泻法。痰热扰心证取穴：太冲、丰隆泻法，神庭、四神聪、本神、神门、三阴交平补平泻法。胃气失和证取穴：中脘、足三里、阴陵泉、内关、神庭、四神聪、本神、神门、三阴交平补平泻法。瘀血内阻证取穴：肝俞、膈俞、血海、三阴交，以泻为主，神庭、四神聪、本神、神门、三阴交平补平泻法。心脾两虚证取穴：心俞、厥阴俞、脾俞、太冲、太白、中脘、足三里、神门、神庭、四神聪、本神、三阴交平补平泻法。心肾不交证取穴：心俞、肾俞、照海、太溪、神庭、四神聪、本神、神门、三阴交平补平泻法。

（2）皮内针

在心俞及相应背俞穴埋入皮内针，可单侧或双侧埋之，取皮内针或5分细毫针刺入穴中，使之有轻度酸胀感，3日换1次，注意穴位清洁。

（3）耳针疗法

取穴：神门、心、脾、肾、皮质，配穴取脑、枕、交感、内分泌、神经衰弱点。每次选用6~8穴，主穴配穴合用，随证加减。

操作：治疗前先用耳穴探测棒在耳穴上寻找阳性点，用75%酒精消毒耳廓后用耳针或将粘有王不留行籽的胶布对准选定的耳穴贴紧并加压，使患者有酸麻胀痛或发热感。年老体弱、倦怠纳差者用轻手法，嘱患者每天自行按压2~3次，每次每穴30秒。上述治疗隔日进行1次，5次为1个疗程。

2. 铜砭刮痧

用铜砭刮痧板，在下列腧穴部位进行刮痧治疗。

头颈部：太阳穴、额旁、额顶带后1/3，顶颞后斜下1/3（双侧）；胆经的双侧风池穴。奇穴——四神聪、安眠穴。背部：膀胱经——双侧心俞、脾俞、肾俞。上肢：心经——双侧神门穴。下肢：脾经——双侧三阴交穴。耳部：按照自上而下、从内到外的顺序对耳部进行刮痧，部位包括耳正面—耳前—耳背—耳后方—后方至胸锁乳突肌。

3. 穴位贴敷疗法

用夜交藤15g、白芷12g、败酱草10g等。将上药粉碎，加入姜汁混合成膏状体，置于贴敷纸中央，夜晚睡前，贴敷于太阳、神门、涌泉。若期间有瘙痒感或灼热感等不适感立即自行取下，隔日进行1次，5次为1个疗程。皮肤过敏者慎用。

4. 中药足浴

以“降其逆、通其滞”为治则，配合患者体质特点选用中药沐足的方式引导阳气入阴气，阴阳合则寐。取中草药威灵仙30g、鸡血藤30g等，加水5升煎煮约1小时，滤出中药渣，当中药凉到可以放入脚时，令患者伸入双脚，浸泡15分钟。取出双脚用毛巾擦干，再将要按摩的足底按摩区上均匀地涂上上述药物。每次按摩的时间为15~30分钟，1次/天，1周后改为隔日1次或每周2次，10次为1个疗程。注意脚部保暖，皮肤过敏及糖尿病患者慎用。虚火上浮型患者使用安神沐足包（玫瑰花、合欢花等）。

5. 中药药枕

利用中药的芳香、清凉、明目的作用，制成药枕，一方面治头疾，一方面促睡眠。药枕要根据季节的不同定期更换枕芯。春天阳气升发，万物复苏，人亦随之而气升，可选用桑叶青蒿枕，以舒达肝气；夏季炎热，人易汗出，可选菊花蚕砂枕，以清热除烦，安神助眠；秋季应选清凉枕，以绿豆枕清燥泻火；冬季宜选灯心枕，以透郁热而利尿。

五、预防调摄

（一）睡眠养生方法指导

中医学治疗疾病的方法通常是综合性的，对于老年患者是采用多种促进睡眠的养生方法，预防不寐的发生。其中常用的方法包括以下三种。

1. 按摩与导引

老年人可以在睡前做一些简单的自我推拿，其中包括耳廓摩擦及穴位拍打。人体耳廓与人的内脏和躯体有相对应的反应区，睡眠前可以通过按摩耳廓上的心肝脾肺肾及内分泌等反应区，调节全身的机能，也可在睡前洗脚后，拍打 120 次涌泉和足三里，力度不宜过大，以出现胀痛感为宜，从而改善睡眠。

2. **中医饮食养生**

（1）参龙炖猪心食疗方：党参 15g、龙眼肉 12g、猪心 1 个。将猪心洗净切块，与党参、龙眼肉同放炖盅内，水适量，隔水炖熟，调味后服用。适用于老年不寐心脾两虚证患者。

（2）麦冬饮：麦冬 5g、茯苓 5g、人参 3g，麦冬去心，与人参、茯苓共切薄片，混匀备用，每日一剂，分次取适量用开水泡饮，适用于老年不寐阴虚火旺证患者。

（3）柴胡决明子药粥：柴胡 15g、决明子 20g、菊花 15g、冰糖 15g、大米 100g，柴胡、决明子、菊花三味水煎，去渣取汁，与大米煮粥，趁热加入冰糖至融化，每日一剂，分 2 次服用。适用于老年不寐肝郁化火证患者。

（4）半夏秫米汤：半夏 10g、秫米 30g，洗净加水 800ml，沸后小火熬 20 分钟，睡前半小时服。适用于老年不寐痰食阻滞证患者。

3. **五行音乐疗法**

《黄帝内经》曾记载“五音疗疾”，五音即角、徵、宫、商、羽，分别对应人体五脏之肝、心、脾、肺、肾。“五音疗疾”的原理，《史记》中早有记载：“故音乐者所以动荡血脉，通流精神而和正心也”，音乐可以促进人体气血运行，调节情志，调畅气机，振奋精神，调和阴阳而和五脏。五行音乐疗法以中医木、火、土、金、水五行为基础，将人分为五种类型人群，配合角、徵、宫、商、羽五种民族音乐调式与人体的五脏关系来选择曲目进行治疗的方法。角，具有“木”之属性，角音，舒缓柔和，善消忧郁，可入肝，助睡眠；徵，具有“火”之属性，徵音，抑扬顿挫，振奋精神，可入心，调畅血脉；宫，有“土”之属性，宫音，悠扬谐和，可入脾，健脾和胃；商，具有“金”之属性，商音，铿锵有力，善制怒制躁，可入肺，使人安宁；羽，具有“水”之属性，羽音，婉转柔和，入肾，交通心肾，安神宁心。

（二）采用辅助性促进睡眠方法

改善睡眠的条件，睡得舒适安稳，原则上要具备 6 个条件。

（1）光线：就寝时最好最好不要有强光线，应选择柔色或暗色窗帘。

（2）温度和湿度：室内温度保持在 22℃最理想，冬天以 19℃为适宜，湿度以 50%~60% 为宜。

（3）空气：室内空气应保持清新，经常通风换气。

（4）饮食：讲究饮食卫生，不暴饮暴食或食之过饱。尤其睡前不要吃过多的食物。饮食宜清淡，以平补为主，使自己保持比较安定的情绪。少吃油腻，煎炸熏烤食品，避免吃辛辣有刺激性的温燥食品，如浓茶、咖啡，忌食胡椒、葱、蒜、辣椒等刺激性食物。

（5）环境：卧室内应保持安静。

（6）睡眠寝具：合适的枕头应高度、硬度和弹性均适宜，让人在躺下时颈椎曲线呈S形，脸部的倾斜度约5°，以仰卧时枕高15~20cm，侧睡时枕高约20cm为宜。少年儿童的枕高一拳，侧睡时枕高一拳半。枕头过高或过低都对人体健康不利。枕芯软硬适度；床垫不能太软，否则身体会往下沉，对腰椎造成负担；被子以轻盈松软、柔韧顺滑、保暖度强、透气导湿好、不变形结块、经久耐用为佳；睡床以硬制木板为宜。

第五章　老年郁证

一、概　述

中国是世界人口老龄化最快的国家，据第七次全国人口普查公布结果显示，我国 60 岁及以上人口为 26 402 万人，占总人口的比例已超过 18%。老年抑郁症是影响老年人健康和生活质量的主要疾病之一，世界卫生组织报告显示其发病率为 10%~20%，主要表现为持续的心情低落、食欲减退和活动能力下降，严重影响患者的生活、社交和家庭活动。有研究显示，老年抑郁症自杀率高达 45.45%。老年抑郁症在刚发病时往往不典型，常表现为躯体不适感，故其诊断及治疗均有一定难度，发病率、复发率、致残率及自杀风险均较高，给家庭与社会带来非常大的压力与负担。

老年抑郁，现代医学以抗抑郁药物治疗为主，辅以心理治疗、物理治疗、运动治疗等，具有一定效果。然而，抗抑郁药治疗存在不良反应大，病人依从性差、耐药和戒断综合征多发等缺陷。老年抑郁属于中医“老年郁病”的范畴。老年郁证是老年期患者因情志不舒、气机郁滞所致的一类病证，主要表现为心情抑郁、情绪不宁、胸胁胀痛或易怒易哭，以及咽中异物梗阻等。涩滞不畅谓之郁，广义的郁包括外邪、情志等因素所致的郁在内；狭义的郁，单指情志不舒为病因的郁。中医治疗老年郁证以整体调理、副作用小、个体化等优势，为临床所推荐。

二、病因病机

老年郁证的发病与情志失调、脏腑虚损、气血失调及痰瘀互结密切相关，其中，情志失调是老年郁证的主要病因。老年抑郁症病机复杂，总属虚实夹杂，本虚标实，与肝的关系最密切，其次为心、脾、肾。其核心病机以肝脾肾功能衰退、气血阴阳失调为本，多因情志不畅诱发气滞为先导，日久衍生痰浊、血瘀等病理产物为标，形成“虚、滞、瘀”交织的虚实夹杂，其病机演变多从肝郁气滞起始，逐渐累及心脾肾。

1. **情志内伤，气机郁滞**　老年阶段因社会角色转变、家庭矛盾或丧偶孤独等因素，易致情志不遂。《丹溪心法》言："气血冲和，万病不生，一有怫郁，诸病生焉。"七情过极，长期忧思、悲恐等情志刺激，导致肝失条达、气失疏泄，形成气郁之基。气郁日久化火，则为火郁；肝木克脾土，肝气郁结可横逆犯脾，导致脾胃运化失常，形成肝郁脾虚证，脾失健运，食滞不消而蕴湿、生痰、化热，形成食郁、湿郁、痰郁、热郁。忧愁思虑过度，耗伤心气，营血暗耗，不能奉养心神导致心神失养。

2. **脏腑虚损，正气不足**　《灵枢·天年》云："五十岁，肝气始衰……七十岁，脾气虚，皮肤枯。"老年患者因年老体弱，多病缠身，正气虚衰，脏腑功能低下，肝肾渐亏，脾胃虚弱，导致脏腑气机升降失司。肝血亏虚，疏泄无权，气机郁滞，发为肝郁。肾精亏虚，髓海失养，神机失用，易致情绪低落、思维迟钝。老年患者脾虚失运，气血化源匮乏，心神失养，肾阴损耗，还可出现阴虚火旺或心肾阴虚等证。

3. **久病多瘀，痰浊内生**　老年人多患慢性疾病，病程迁延，久病入络，虚久必瘀，气血运行不畅，瘀血内生；加之脾虚不运，水湿停聚成痰，痰瘀互结，壅塞脉络，痰浊与瘀血既是病理产物，又可作为继发性致病因素，气机阻滞加重，形成痰郁、血郁。

三、辨证论治

早在《黄帝内经》中有对五气之郁有相关记载："木郁达之，火郁发之，土郁夺之，金郁泄之，水郁折之"。因老年人正气不足、多病共存，常表现为症状隐匿、迁延难愈，治疗需以疏肝健脾益肾固本为主，兼顾理气化痰祛瘀，配合情志调摄与身心同治，实现标本兼顾。

（一）肝气郁结

【证候特点】精神抑郁，情绪不宁，胸部满闷，胁肋胀痛，痛无定处，脘闷嗳气，不思饮食，大便不调。舌质淡红，苔薄腻，脉弦。

【治法】疏肝解郁，畅达情志。

【方药】柴胡疏肝散。

陈皮（醋炒）10g、柴胡10g、川芎10g、香附10g、枳壳（麸炒）10g、芍药10g、炙甘草 5g。

【加减】若患者胁肋胀痛明显，可加郁金、青皮以增强理气止痛之力；若嗳气频繁，可加旋覆花、代赭石以降逆止嗳；若食滞腹胀，可加神曲、麦芽、山楂等消食和胃之品；兼有血瘀而见胸胁刺痛、舌质有瘀点瘀斑，可加当归、丹参、桃仁、红花、郁金以活血化瘀。

（二）气郁化火

【证候特点】性情急躁易怒，胸胁胀满，口苦而干，或头痛，目赤，耳鸣，或嘈杂吞酸，大便秘结等症状。舌质红，苔黄，脉弦数。

【治法】疏肝解郁，清肝泻火。

【方药】丹栀逍遥散。

柴胡 10g、当归 10g、白术 10g、白芍 10g、茯苓 15g，牡丹皮 10g、栀子 10g、炙甘草 5g、薄荷 2g（后下）、生姜 3 片。

【加减】若头痛较甚，可加钩藤、夏枯草等以增强清肝泻火止痛之力；若目赤肿痛，可加菊花、决明子等清肝明目；若口苦、大便秘结，可加大黄、龙胆草以泻热通便。

（三）痰气郁结

【证候特点】精神抑郁，胸部闷塞，胁肋胀满，咽中如有物梗塞，吞之不下，咯之不出，苔白腻，脉弦滑。

【治法】化痰散结，理气开郁。

【方药】半夏厚朴汤。

半夏 15g、厚朴 10g、茯苓 15g、生姜 10g、苏叶 5g。

【加减】若患者痰郁化热，出现口苦、呕恶、舌苔黄腻等症，可去生姜，加黄连、瓜蒌、竹茹等清热化痰；若湿郁气滞兼见胸脘痞闷、嗳气者，可加香附、佛手、苍术；若有瘀血兼见胸胁刺痛、舌紫暗者，可加郁金、丹参、降香。

（四）心神失养

【证候特点】精神恍惚，心神不宁，多疑易惊，悲忧善哭，喜怒无常，或时时欠伸，或手舞足蹈，骂詈喊叫等症状。舌质淡，苔薄白，脉弦。

【治法】养心安神，甘润缓急。

【方药】甘麦大枣汤。

甘草 10g、小麦 15g、大枣 10 枚。

【加减】若心烦失眠明显，可加酸枣仁、柏子仁、茯神等养心安神；若兼见心悸，可加龙骨、牡蛎等重镇安神；若神疲乏力，可加党参、黄芪等补气健脾。

（五）心脾两虚

【证候特点】多思忧虑，心悸失眠，头晕健忘，食欲不振，腹胀便溏，倦怠乏力，面色无华。舌质淡，苔薄白，脉细弱。

【治法】健脾养心，补益气血。

【方药】归脾汤。

黄芪 15g、白术 10g、茯神 15g、龙眼肉 10g、酸枣仁 10g、当归 10g、园参 10g、木香 10g、远志 5g、生姜 3~5 片、大枣 3~5 枚，炙甘草，5g。

【加减】若患者心悸较甚，可加龙骨、牡蛎、磁石等重镇安神；若失眠严重，可加合欢皮、夜交藤等养心安神；若气虚明显，黄芪可加至 30~50g，或加山药补气固摄；若面色苍白、头晕，可加熟地黄、白芍滋阴补血；若食欲不振，可加神曲、麦芽、鸡内金等消食健胃。

（六）心肾阴虚

【证候特点】心烦少寐，心悸不安，头晕耳鸣，健忘，腰膝酸软，遗精盗汗，口咽干燥。舌红，少苔或无苔，脉细数。

【治法】滋养心肾，清热安神。

【方药】天王补心丹。

生地黄 15~30g、园参 5g、丹参 15g、玄参 10g、茯苓 15g、五味子 10g、远志 10g、桔梗 5g、当归 10g、天冬 15g、麦冬 15g、柏子仁 10g、酸枣仁 15g、珍珠母 15g^先煎^。

【加减】若患者遗精频繁，可加金樱子、芡实、莲须等固精止遗；若潮热盗汗明显，可加地骨皮、银柴胡、知母等清热除蒸；若头晕耳鸣较重，可加枸杞子、菊花、女贞子等滋补肝肾。

四、医案解要

（一）王升强医案

王某，男，72 岁，2015 年 3 月 5 日初诊。

【病史】患者因“情绪低落伴心烦、周身不适半年余”于门诊来诊。患者平素性格内向，半年前因丧偶后逐渐出现情绪低落，悲观自责，家属带其于外院就诊，考虑抑郁症，予抗抑郁西药治疗，但患者自觉服用西药后胃脘不适，故未坚持治疗，症状逐渐加重，为寻求中医治疗，遂来门诊。既往史：高血压病史30年，冠心病病史20余年，慢性胃炎病史8年，否认家族史。

【刻下症】患者神清，情绪低落，悲观自责，心烦紧张，周身不适，胸胁满胀，腰酸背痛，纳差，夜寐欠安，早醒多梦，小便清冷，大便排便不畅。舌暗淡，苔白，脉沉弦。专科体检：意识清晰，定向力完整，接触被动，仪表正常，感觉敏感，注意力下降，思维迟缓，记忆力明显下降，智力正常，自知力完整，情感低落，焦虑心烦，未引出幻觉妄想。

【辅助检查】心电图示：窦性心律，广泛导联T波低平。胃镜示：慢性萎缩性胃炎，十二指肠溃疡。

【诊断】西医诊断：老年抑郁症。

中医诊断：老年郁证（肾虚肝郁）。

【治法】固本疏肝。

【方药】自拟方：熟地黄10g、山萸肉10g、柴胡10g、香附10g、五味子10g、杜仲10g、枸杞子10g、当归10g、白芍10g、枳壳10g、合欢花10g、牛膝15g、石菖蒲10g、郁金10g、远志10g、柏子仁15g。14剂，水煎服，日一剂。

配合疏肝调神针法，穴位处方：百会、四神聪、印堂、内关、合谷、太冲、三阴交、照海。

【二诊】2015年3月12日患者诉服药后夜寐好转，精神萎靡不振、周身不适减轻，胸胁胀闷缓解，纳食差，小便可，大便不畅，舌暗淡苔少，脉沉弦。处方：原方加鸡内金30g、焦槟榔10g、细辛3g、生黄芪30g以健脾消食、振奋阳气。继服14剂。

【三诊】2015年3月26日患者诉情绪较前平稳，心烦减少，未发胸胁胀满，纳可，夜寐好转，仍早醒，二便调，舌暗苔薄白，脉弦。继续上方服。

【随访】1个月后随访，患者面露笑容，记忆力明显好转，自觉周身无明显不适。

【按】王升强主任认为老年抑郁症病位在肝、肾。其病机特点属本虚标实，老龄肾精亏虚为本，气机郁滞为标。肝肾同源，肝为木脏，肾为水脏，木生于水，其源于癸。母实则子壮，水涵则木荣，若水不涵木则肝不得滋养而枯。肾阳不足，水中阳微，则五脏之阳气不能发，从而导致肝阳虚，以致肝用难展，疏泄无权，而发郁证。治法应从肾论治，固本疏肝，体用并举，此方补肾调气、解郁安神之功效，标本兼顾，使肾精得固，肝气条达，气机得畅，心神得安。故方中熟地、山萸肉、杜仲、枸杞子、五味子、牛膝补益肝肾，柴胡、白芍、香附、枳壳、合欢花舒肝行气解郁，郁金、当归解郁活血，石菖蒲、远志、柏子仁开窍养心安神，以及针药配合，增强疗效。老年人应固守脾胃，二诊仍胸胁胀闷、纳差，为中焦气机虚滞，故鸡内金、焦槟榔、细辛、生黄芪温中化饮、益脾消滞。老年患者，病情迁延，去病抽丝，诸症改善后，贵应守方以获良效。

（二）王升强医案

阎某，男，63岁，2016年1月19日初诊。

【病史】患者因“精神烦闷，焦虑心烦，多思多虑伴失眠2个月余”门诊来诊。既往体健，患者2个月前因情志不遂后开始出现焦虑心烦，当时未予重视，未及时治疗。近日来上述症状逐渐加重，出现精神烦闷，多虑，心烦，睡眠差等不适。专科检查：意识清晰，定向力完整，接触可，仪表正常，感知正常，注意力下降，思维顺畅，记忆力下降，智力正常，自知力完整，情感焦虑，未引出幻觉妄想，无自杀、自伤行为。

【刻下症】患者神清，精神烦闷，急躁易怒，多思多虑，纳差，食后胃胀，呃逆，二便可，寐欠安。舌暗红，苔薄黄，脉弦。

【诊断】西医诊断：老年焦虑障碍。

中医诊断：老年郁证（肝郁化火）。

【治法】疏肝解郁，清心安神。

【方药】自拟清热除烦汤。

淡豆豉10g、栀子15g、陈皮10g、枳壳10g、厚朴15g、半夏30g、鸡内金30g、赤芍10g、柴胡10g、当归10g、柿蒂10g、竹茹6g、煅赭石30g、铁落花30g、丹参（先煎）30g、鸡血藤30g。14剂，水煎服，日一剂。

配合针刺百会、四神聪、阴陵泉、内关、合谷、太冲。

【二诊】2016年1月30日患者诉服药后症状较前缓解，焦虑心烦减轻，无胃胀、呃逆，仍食欲差，舌暗苔白，脉弦。前方去柿蒂加焦神曲10g、代代花

10g，14剂，继服。

【三诊】2016年2月13日患者诉诸症基本消失，纳寐均可，时有心烦可自行缓解。

【按】王升强主任认为老年焦虑症发病多因情志不遂，导致肝气郁结，郁久化火，上扰心神。临床常见情绪不宁、焦虑心烦、急躁易怒、胸胁胀痛、头晕、耳鸣等症状，以气郁化火实证为主，病位主要在肝和心。自拟清热除烦汤用于临床治疗广泛性焦虑障碍，取得了良好的临床疗效。

本案患者证机为肝气郁结，肝郁乘脾，日久化火。治以清热除烦、解郁安神为法，以栀子豉汤为基础方，加清肝、降逆、安神之品，使患者病情快速、明显好转。《伤寒论·太阳病脉证并治》中提出“发汗吐下后，虚烦不得眠，若剧者必反复颠倒，心中懊侬，栀子豉汤主之。”栀子豉汤虽仅有两味药，但栀子苦寒，既可清透郁热，解郁除烦，又可导火下行；淡豆豉气味皆轻，既能清表宣热，又能和降胃气。两药相伍，既宣且降，可清宣胸膈郁热，为治疗虚烦不寐的良方。现代研究也认为栀子豉汤可通过调节肠道菌群以达到抗抑郁效果。患者无虚候，实则泻之，但老年患者时时注意纳食情况，“知肝传脾、当先实脾”，加焦神曲、代代花健脾宽中，可以起到事半功倍的效果。

（三）王升强医案

刘某，女，81岁，2016年11月25日初诊。

【病史】患者因“情绪低落、兴趣下降、失眠健忘4年余”门诊来诊。患者既往史：冠心病史20余年，现规律服药，症状较平稳。诉4年前因情志刺激后多思多虑、夜寐难安，后逐渐精神萎靡，情绪低落，兴趣下降，烦躁不安，喜独处、委屈易泣等症，其就诊于当地精神科医院，考虑“抑郁发作”，予抗抑郁西药治疗后情绪较前平稳，服药1年后逐渐减药至维持剂量。因希望中医调理，特来门诊就诊。专科检查：意识清晰，定向力完整，接触被动，仪表不修边幅，感觉敏感，注意力下降，思维迟缓，记忆力下降，智力正常，自知力完整，情感低落，未引出幻觉妄想。

【刻下症】患者神清，自觉无明显愉悦感，兴趣低下，思维略迟缓，记忆力下降，嗜卧懒言，倦怠乏力，纳少，便溏。舌暗淡，苔薄白，脉沉迟。

【诊断】西医诊断：老年抑郁。

中医诊断：老年郁证（脾肾阳虚）。

【治法】温补脾肾。

【方药】《金匮》肾气丸加减：生地 15g、山药 30g、山萸肉 10g、泽泻 30g、附子 5g（先煎）、丹皮 10g、合欢花 10g、木香 10g、煅磁石 30g（先煎）、桂枝 6g、干姜 6g、党参 10g、生麻黄 10g、细辛 3g、炒白术 20g、白芍 10g。14 剂，日一剂，水煎服，分 2 次服用，并配以温灸足三里。

【二诊】2016 年 12 月 8 日患者诉自觉嗜卧懒言、神疲乏力较前缓解，纳可，早醒，二便可，舌暗苔白，脉沉。前方加炙甘草 10g、紫贝齿 30g，继服 14 剂。

【三诊】2016 年 12 月 23 日患者诉夜寐尚可，未诉明显不适，仍喜独处，舌暗苔薄白，脉弦涩。因附子不宜久服，故去附子，加肉桂 6g、丹参 30g。

【随访】此后 3 个月以前方随证加减。自觉症状基本平稳，能主动与人沟通，可以从事简单的家务劳动。

【按】患者为高龄女性，郁病日久，虚实夹杂，以虚为主。脾阳不振，气化无力，故见少气懒言、疲乏无力、腹泻纳差。肾阳不足，脑失所养，故见脑髓不充、健忘、兴趣低等症。以《金匮》肾气丸加减，方中生地补肝肾之阴，山萸肉补心、肝之气，山药补气、养阴、涩精，补中兼涩，补脾肺肾之精气，具有收摄阴阳，以成冲和之气的功能；丹皮清热泻火，泽泻淡渗利水，分消三焦之邪水；佐桂附微微生火，则少火得助，取阴阳相济，气化氤氲之妙，配磁石共奏温阳镇静安心神之功；合欢花、木香疏肝理气；党参、白术、白芍健脾益气，养血安神；麻黄、细辛、干姜辛温宣散，鼓舞阳气，配白芍以防耗气。全方治以温补脾肾之法，正如《医宗金鉴》中云："脾肾者，水为万物之元，土为万物之母，两脏安和，一身皆治，百疾不生。"老年郁病往往病程长，加上脏腑亏虚，病势迁延，病情复杂，对证遣药，中病即止，缓病守方。

名家验方

1. 达郁汤（张磊方）

组成：柴胡 10g，白芍 15g，炒枳实 10g，炒苍术 10g，制香附 10g，草果 6g，黄芩 10g，栀子 10g，蒲公英 15g，防风 3g，羌活 3g，生甘草 6g。

主治：郁证，证属肝脾两郁证。症见两胁胀痛，口苦，口黏，纳呆，腹胀，肠鸣，大便或干或溏，小便黄，舌淡红，舌苔薄腻或厚腻黄，脉沉滞或弦滑。可用于慢性肝炎、胆囊炎、肋间神经痛、急慢性胃肠炎、胃溃疡、无名低热等证属肝脾两郁，郁而化热者。

功效：疏达肝脾，清散郁热。

加减：若口渴，加知母；心烦，加竹叶、灯心草；纳差，加炒麦芽、神曲；便干，加决明子；便溏，去栀子，加炒白术、炒白扁豆；恶心，加半夏、陈皮。

按：本方根据《素问·六元正纪大论》中“木郁达之，土郁夺之，火郁发之”之理而立方。方以柴胡、苍术为君，以疏木土之郁；臣以香附、草果，助君药之用，疏肝燥湿；郁则气必滞，佐以枳实以理气；郁久必生热，佐以栀子、黄芩、蒲公英以清热；木土之壅郁，乱于腹内，故又佐以少量羌活、防风，既可以祛除湿邪之胜，又可鼓荡气机之滞；白芍既可柔肝又可护阴；甘草调和诸药以为使。本方化裁于四逆散、达原饮、越鞠丸，重心在肝脾，肝脾之郁得解，则邪去正安，脏和气顺。

2. 自拟方（李辅仁方）

组成：生黄芪15g，当归10g，白术15g，茯苓20g，苏梗10g，半夏10g，陈皮10g，香附10g，天麻15g，远志12g，焦三仙30g，石菖蒲10g，夜交藤20g。

主治：郁证，证属肝郁痰阻，心脾两虚。症见性格内向，多思多虑，或多年患病，气血虚弱，郁闷悲观，表情淡漠，行动迟缓，寡言少语，纳呆消瘦，嗳气叹息，健忘失眠，甚至有自杀欲念或实施自杀行动，舌质淡或暗、苔腻，脉沉或弦。

功效：疏肝解郁，健脾养心。

加减：兼心慌气短者，加五味子、柏子仁；兼头晕耳鸣者，加葛根、川芎；兼腹胀满者，加青皮、木香；兼呕呃嗳气者，加竹茹、砂仁；兼便溏者，加苍术、炒薏苡仁；兼便结者，炒白术改为生白术，或加火麻仁、枳实；兼乏力肢软者，加大黄芪量，或加炒薏苡仁、狗脊；兼下肢水肿者，加猪苓、泽泻。

按：此方由归脾汤、二陈汤化裁而来。归脾汤之方义为益气补血、健脾养心，取方中黄芪、当归、炒白术、茯苓、远志、木香（以香附代）、酸枣仁（以夜交藤代），保留原来功用，并加入疏肝理气之义。二陈汤功在燥湿化痰、理气和中，李辅仁选用此方，意在补益气血、养心安神的同时，加强健脾燥湿、理气助运的作用。自拟方中尚选用苏梗、香附以疏肝解郁，石菖蒲、远志以定志豁痰，焦三仙以消食和胃，共助二陈汤之运化，归脾汤之安神。另选用天麻一味，以柔肝祛风，改善脑功能。综观全方，共成疏肝解郁、健脾养心之剂。

3. 孙氏舒心汤（孙光荣方）

组成：太子参 12g、黄芪 15g、炒酸枣仁 12g、丹参 9g、茯神 12g、石菖蒲 9g、远志 9g、柴胡 6g、郁金 6g、香附 6g。

主治：郁证，证属心神失养。症见神疲乏力，精神恍惚，闷闷不乐，郁郁寡欢，心神不宁，睡眠不安，脾气乖戾，悲忧善哭，舌质淡，苔薄白，脉细。

功效：补养心神，健脾疏肝。

加减：失眠则选用珍珠母、莲子心、灵磁石、灯心草清心安神；眩晕则加天麻、何首乌安神补脑等。

按：本方太子参与黄芪乃从补气着手，使元气渐复。太子参补心气而不峻猛，黄芪养阳气，善补肺气，丹参活血化瘀，兼具补血、安神之功，一通一补，气血得以畅行，相得益彰；石菖蒲，开窍之圣品，其能开九窍，最善开心窍，可醒神开窍，使心神苏醒；肝性喜条达而恶抑郁，柴胡、香附、郁金三味协力疏肝理气，令肝得以自由施展疏泄之能，气机得以畅行无阻；酸枣仁与茯神，为安神助眠之要药，可补心血、安心神。良好睡眠可使阴阳调和，气血顺畅，诸多问题自会迎刃而解。全方共成补气养血、舒肝解郁、安神助眠之效。

特色疗法

1. 针灸

（1）毫针疗法

主要选穴：水沟、百会、神门、太冲、内关。

加减：肝气郁结可配肝俞、期门；气郁化火配行间、侠溪；痰气郁结配丰隆、中脘；心脾两虚型配心俞、脾俞、通里；肝肾亏虚加肝俞、肾俞；咽部异物哽塞感明显者配天突、照海。

操作：毫针刺法，水沟雀啄泻法；神门用平补平泻法；百会、内关、太冲用泻法；配穴按虚补实泻操作。

（2）耳针疗法

取穴：心、枕、皮质下、肝、内分泌、神门。每次选3~5穴，用埋针法或压丸法。

（3）穴位注射法

取穴：风池、心俞、脾俞、足三里。选用丹参注射液，或维生素B_1，维生素B_{12}注射液，每穴注射0.3~0.5ml，每日或隔日1次。

2. 七情疗法

情志相胜法源于《内经》："怒伤肝，悲胜怒；喜伤心，恐胜喜；思伤脾，怒胜思；忧伤肺，喜胜忧；恐伤肾，思胜恐"，运用五行相克理论达到以偏纠偏的目的，调理脏腑阴阳，最终达到阴平阳秘，心神合一。

根据患者具体病情制定情志相胜疗法。如对于因过度悲伤而导致抑郁的患者，可采用"喜胜忧"的方法，通过讲笑话、播放喜剧电影、组织娱乐活动等方式，让患者心情愉悦，以喜的情绪战胜悲伤的情绪。对于思虑过度的患者，可采用"怒胜思"的方法，适当激怒患者，使其肝气升发，打破过度思虑的状态，但在使用时需注意把握激怒的程度和时机，避免对患者造成不良影响。

3. 芳香疗法

将具有芳香开窍、理气解郁功效的中药装入香囊，让患者佩戴或放置在身边，通过气味的挥发来调节情绪、改善睡眠。疏肝解郁香囊的常用配方包括柴胡、香附、郁金、川芎、薄荷、玫瑰花等。柴胡具有疏肝解郁、升举阳气的作用；香附理气解郁、调经止痛；郁金活血止痛、行气解郁；川芎活血行气、祛风止痛；薄荷疏散风热、清利头目、疏肝行气；玫瑰花疏肝解郁、理气止痛。将这些中药按一定比例研成细末，装入香囊中，佩戴在胸前、枕边或放置在室内。其散发的香气能够刺激人体的嗅觉神经,通过神经传导作用于大脑中枢,调节人体的神经内分泌系统,从而起到舒缓情志、缓解焦虑和抑郁情绪的作用。

4. 音乐疗法

音乐疗法是将五音(宫、商、角、徵、羽)、五行与五脏的对应关系相结合,通过音乐与脏腑气血之间的共鸣,调节人体气机平衡来改善情志疾病。如肝气郁结型,选以角调(对应木行、肝脏)为主,如《胡笳十八拍》《草木青青》,旋律舒展悠扬,可疏肝解郁,平肝降火;对于心脾两虚型,可选用宫调(对应土行、脾脏)与徵调(对应火行、心脏),如《高山流水》《紫竹调》,节奏平缓柔和,可健脾宁心、补益气血。痰火扰神型采用羽调(对应肾脏)配合商调(对应肺脏),如《梅花三弄》《阳春白雪》,清润肃降之音可化痰降火、安神定志。

五、预防调摄

(一)总体原则

1. **情志调养、疏肝解郁**　鼓励老年人培养兴趣爱好(如书画、园艺、太极拳),转移注意力,缓解孤独焦虑;积极参与社区活动,避免长期独处,减少"空巢"心理压力;通过倾诉、正念冥想、呼吸训练(如腹式呼吸)调节情绪,避免过度思虑。

2. **起居有常、调和阴阳**　养成规律作息,建议21:00—22:00入睡,6:00—7:00起床,避免熬夜耗伤肝血;适度运动,每日散步30分钟,或练习八段锦、五禽戏,以疏通气血、调畅情志;避免过劳,忌久坐、久视、久思,每1小时起身活动,按摩太阳穴、百会穴提神醒脑。

(二)中医饮食养生

1. **疏肝解郁茶**　玫瑰花5g+陈皮3g+枸杞10粒,沸水冲泡代茶饮(适合肝郁气滞者)。

2. **健脾安神粥**　山药30g+莲子15g+龙眼肉10g+粳米50g,煮粥食用(适合心脾两虚者)。

3. 滋阴降火汤　百合 20g+ 麦冬 15g+ 瘦肉 100g，炖煮 1 小时（适合阴虚火旺者）。

4. 饮食禁忌

（1）忌生冷：冰淇淋、冷饮损伤脾阳，加重痰湿。

（2）忌肥甘厚味：油炸食品、甜腻糕点助湿生痰，阻碍气机。

（3）忌咖啡浓茶：兴奋神经，影响睡眠，加重焦虑。

第六章　老年眩晕

一、概　　述

老年性高血压是指年龄超过 65 岁且收缩压 >140mmHg 和 / 或舒张压 >90mmHg。由于老年人机体相对老化、血压调节能力下降，使得脉压差（收缩压与舒张压的差值）拉大，血压变得极易波动，比如体位变化、进食、情绪变化、季节和温度等都会导致血压骤升骤降。我国老年人群高血压患病率高达 49%。早期人们认为老年高血压是血压随年龄增长而升高的生理现象，不必治疗，但长期研究表明，老年高血压是危害老年人生存和生活质量的重要因素，临床多见头晕、脑胀、头痛、失眠多梦等症状，易诱发心、脑、肾等并发症，危害患者的身体健康。及时积极的降血压治疗十分必要，在医生的指导下控制血压，使之尽量降至合理范围，可明显降低冠心病、脑卒中等重要心脑血管事件。

老年性高血压归属于中医“老年眩晕”的范畴。中医治疗老年性高血压并不是直接降压，而具有个体化、整体性、多靶点协同作用、减少药物副作用等多方面的优势，主次分明、标本兼顾，能够取得良好调控血压的治疗效果。

二、病因病机

《内经》对眩晕涉及脏腑、病性归属方面均有记述，如《素问・至真要大论》认为：“诸风掉眩，皆属于肝”，指出眩晕与肝关系密切。《灵枢・口问》曰：“上气不足，脑为之不满，耳为之苦鸣，头为之苦倾，目为之眩”。明代张景岳在《景岳全书・眩晕》认为“虚者居其八九，而兼火兼痰者，不过十中一二耳”。中医认为老年性眩晕以虚为本，年老体虚，脏腑亏虚，虚多为肾虚、脾虚、气血亏虚。常因虚致实，虚实夹杂，实则风阳、痰湿、瘀血、气郁。

1. **肾精亏虚**　中医认为肾为先天之本，藏精生髓，脑为髓之海。老年人随着年龄增长，肾精渐亏虚，髓海不足，脑失所养，从而导致眩晕。正如《灵枢·海论》认为“髓海不足，则脑转耳鸣”。

2. **气血亏虚**　脾胃为气血生化之源。老年人年老体虚，脾胃功能减退，再加上饮食失节、劳倦过度等，导致脾胃失健运，气血生化乏源，气血不足，无法上荣于脑，导致脑失所养，或气虚可成痰，血虚可成热，痰热上扰清窍，皆可发为眩晕。正如徐春甫《古今医统·眩晕宜审三虚》所云：“肥人眩运，气虚有痰；瘦人眩运，血虚有火。”

3. **肝阳上亢**　老年人年老体虚，肝肾阴虚，水不涵木，阴虚阳亢，或心肝火旺，肝阳偏亢，一旦起居、饮食、情志等诱发，肝阳上亢，清窍被扰，则发为眩晕。

4. **肝火上炎**　老年人七情失调，肝气郁滞，“五志过极化火”或气、血、湿、火、痰、食六郁不畅，郁而化热，热盛日久化火生风，肝火上炎，清窍被扰，则发为眩晕。

5. **痰湿中阻**　随着年龄增长，脾胃功能亏虚，运化失司，水湿内停，聚湿生痰。或老年人饮食不节，过食肥甘厚味，内盛痰湿，痰湿中阻，中焦不运，日久“湿土生痰，痰生热，热生风也”（《丹溪心法》），皆导致风夹痰湿上蒙清窍，清阳不升，浊阴不降，从而引发眩晕。

6. **血瘀阻窍**　老年人多因久病体弱、气血运行不畅，脑窍瘀阻，清窍失养，从而引发眩晕。现代医学研究也发现老年人多数有长期慢性疾病或外伤手术后，血液循环障碍也会加重血瘀状态，从而诱发眩晕。

三、辨证论治

老年眩晕需辨虚实、寒热与脏腑病位。①辨虚实：年老眩晕起病缓慢，病程较长，多虚为主。而后虚实夹杂，或实重伤正而虚更虚。②辨寒热：老年眩晕寒多热少，肝阳、肝火及阴虚、血虚为热，肾虚、气虚、痰湿、血瘀为无热即偏寒。热则需清热，寒则可温通。③辨脏腑病位：老年眩晕辨脏腑多与肾、脾、肝有关。

（一）肾精不足证

【证候特点】头晕目眩，耳鸣健忘，失眠多梦，腰膝酸软，舌红少苔，脉细数。

【治法】滋养肝肾，益精填髓。

【方药】左归丸加减。

熟地黄15g、山药10g、山茱萸10g、枸杞子10g、龟板胶10g、鹿角胶10g、菟丝子10g。

【加减】若口干咽燥、五心烦热肝肾阴虚明显者，可加女贞子、墨旱莲、知母等滋阴降火；若畏寒、肢冷等阴虚及阳者，可加杜仲、淫羊藿等温阳补肾。

（二）气血亏虚证

【证候特点】眩晕，动则加剧，劳心则加重，面色白，唇甲不华，心悸少寐，神疲懒言，舌淡，苔薄白，脉细弱。

【治法】益气养血，升清降浊。

【方药】归脾汤加减。

黄芪15g、党参10g、白术10g、当归10g、龙眼肉10g、白芍10g、茯苓10g、酸枣仁15g、远志10g、木香10g、炙甘草10g。

【加减】若倦怠思睡、唇白等气血亏虚甚者，可加熟地、阿胶以滋阴养血；若眠差、易醒者，可加柏子仁、丹参以养心安神。

（三）肝阳上亢证

【证候特点】眩晕耳鸣，头胀头痛，每因烦劳或恼怒而头晕、头痛加剧，少寐多梦，行走漂浮感，口苦口干，舌红，苔黄，脉弦。

【治法】平肝潜阳，清火熄风。

【方药】天麻钩藤饮加减。

天麻10g、钩藤（后下）15g、石决明（先煎）30g、川牛膝10g、黄芩5g、栀子10g、益母草15g、龙齿20g（先煎）、首乌藤10g、茯神10g。

【加减】若五心烦热、苔少肝肾阴虚者，可加知母、鳖甲、枸杞子、墨旱莲滋阴降火。若心烦明显、失眠者，加莲子、磁石、琥珀清心安神。若肢体麻木、颤震等肝阳化风者，加龟板、珍珠母、地龙等潜阳熄风。

（四）肝火上炎证

【证候特点】头晕且痛，耳红目赤，口干口苦，甚至口舌生疮，烦躁易怒，胸胁胀满，舌红，苔黄腻，脉弦。

【治法】清肝泻火，醒脑开窍。

【方药】龙胆泻肝汤加减。

龙胆草 10g、生地黄 10g、当归 10g、柴胡 10g、泽泻 5g、车前子 10g、川木通 5g、黄芩 5g、茯苓 10g、磁石 20g（先煎）。

【加减】若口干口苦者，可加菊花、夏枯草清肝泻火；若舌红而干、苔少者，加牡丹皮、石斛等养阴生津。

（五）痰湿中阻证

【证候特点】头晕目眩，头重昏蒙，或伴视物旋转，胸闷恶心，呕吐痰涎，食少多寐，舌苔白腻，脉濡滑。

【治法】燥湿化痰，熄风开窍。

【方药】温胆汤加减。

茯苓 10g、法半夏 10g、竹茹 10g、白术 10g、枳壳 5g、陈皮 10g、天麻 10g、石菖蒲 10g、广藿香 10g、炙甘草 5g。

【加减】若头昏、困倦明显者，可加苍术、炒薏苡仁等祛湿健脾；若口苦咽干者，可加黄芩、黄连等清热燥湿；若喉中有痰、呃逆者，加厚朴、苏梗等降气化痰；若痰多色黄者，加胆南星、瓜蒌等清热化痰。

（六）瘀血阻窍证

【证候特点】眩晕头痛，耳鸣耳聋，胸闷胸痛，心悸怔忡，唇暗，舌暗有瘀斑，舌下脉络瘀曲，脉涩或细涩。

【治法】活血化瘀，醒脑开窍。

【方药】通窍活血汤加减。

赤芍 10g、川芎 10g、桃仁 10g、红花 5g、郁金 10g、石菖蒲 10g。

【加减】若心悸、失眠者加丹参、首乌藤等活血安神；若肢体麻木者，加当归、桑枝等活血通络；若周身倦怠、苔厚痰瘀互结者加瓜蒌皮、半夏等化痰燥湿。

四、医案解要

（一）叶小汉医案

王某，女，81 岁，2025 年 2 月 20 日初诊。

【病史】患者因“发现血压升高 30 年余，加重 2 月余”。患者于 30 年前发现血压升高，最高血压 230/90mmHg，在当地医院诊断为高血压病，服用盐酸特拉唑嗪 4mg qd，血压控制在 130~150/50~70mmHg，平素无明显不适。2 个月前因感冒后出现咳嗽咯痰，经治疗后咳嗽咯痰缓解。但出现头晕头痛、发作时监测血压波动在 140~160/50~70mmHg，头晕非旋转感，与体位无关，为求中医治疗，遂来门诊就诊。既往有冠心病史 30 年，规律服用波立维、匹伐他汀、心脑清软胶囊。2024 年曾外院行白内障手术。否认“糖尿病”等其他重大内科病史。否认传染病史，青霉素过敏，否认烟酒等不良嗜好，已绝经，否认特殊家族史。查体：血压 140/85mmHg，心肺听诊无特殊，四肢肌力正常，脑膜刺激征阴性。

【刻下症】神清，精神一般，头晕，轻微头痛，伴有耳鸣，喉中有黄痰，口干口苦，反酸嗳气，剑突下不适感，饥饿时加重，纳差，寐差、难入睡，夜尿 2 次、泡沫尿，大便不成形，质黏。舌淡红，苔薄黄滑腻，脉弦细涩。

【诊断】西医诊断：①老年高血压病（高血压 3 级很高危组）；②冠心病。

中医诊断：老年眩晕（痰湿中阻）。

【治法】燥湿化痰，熄风开窍，健脾和胃，养心安神。

【方药】法半夏 10g、白术 15g、天麻 15g、蒸陈皮 5g、蒺藜 10g、酒川芎 10g、菊花 10g、黄芩片 10g、丹参 15g、莲子 15g、合欢皮 15g、麦冬 15g、麦芽 30g、海螵蛸 15g、太子参 30g、甘草片 5g。7 剂，每日一剂，温分服。

配合心脉康片 0.75g/ 次，每日 3 次，口服。其他药物维持平日治疗方案。

【二诊】2025 年 3 月 13 日复诊，血压 120/65mmHg。头晕头痛减轻，喉中痰减少，耳鸣减轻，少许畏寒、倦怠乏力，纳可，眠好转，入睡改善，小便少许灼热感，夜尿 2 次，泡沫尿，大便不成形，质黏。舌淡红，苔薄黄腻，脉弦细涩。

组方：法半夏 10g、白术 15g、天麻 15g、蒸陈皮 5g、茯苓 30g、姜厚朴 5g、蒺藜 10g、酒川芎 10g、桂枝 10g、黄芩片 10g、前胡 10g、莲子 15g、海螵蛸 15g、牡蛎 15g、炙甘草 5g。7 剂，每日一剂，温分服。

配合心脉康片 0.75g/ 次，每日 3 次，口服。其他药物维持平日治疗方案。

【按】高血压病是老年期常见的慢性疾病之一，其原因不明，与动脉硬化有一定关系。老年高血压病患者遇到诱发因素，更容易出现血压波动，常出现头晕、头痛、胸闷、心慌等不适的症状。叶小汉名中医指出：老年高血压表现的临床症状多样，与血压的水平及作用的靶器官有一定相关，其中以头晕为主诉的，应归属中医“老年眩晕”的范畴。中药治疗老年高血压，在直接迅速降压方面不如西药效果好。中医药切入治疗点，一方面在高血压病发现初期，血压水平不高的时候，通过中医药的调理，可以比较好地控制血压，达到不用降压药维持治疗的效果；另一方面对长期服用降压药的老年患者，中医药对血压的波动、血压相关的不良症状以及防治高血压靶器官损伤方面都有非常好的效果。本例患者既往血压控制尚可，因外感导致血压波动，出现头晕头痛等症状。肺主气，司呼吸，卫外不固，邪气外袭，津液失布，化为痰湿，湿痰流注脏腑，在肺则喉中痰鸣；在脾则纳差、大便黏腻不成形；在胃则反酸嗳气、胃部不适；在心则不寐；在脑则头晕头痛等，痰湿化热则痰黄、苔黄。故四诊合参，以燥湿化痰治其本，以半夏白术天麻汤加减，法半夏、蒸陈皮燥湿化痰，白术健脾化痰，天麻、蒺藜、酒川芎、菊花祛风平肝止晕止痛，黄芩清中上焦湿热，合欢皮化痰行气，丹参、莲子、麦冬养心安神，太子参、麦芽、海螵蛸健脾抑酸和胃，甘草调和诸药。并配合心脉康片软坚散结，其对动脉硬化有非常好的疗效。二诊诸症有所改善，血压恢复正常，痰湿未尽，虚寒之本略显，出现了畏寒、倦怠乏力，故在原方的基础上，去合欢皮、麦冬、麦芽，加厚朴行气消痰，前胡化痰降气、桂枝温阳散寒，牡蛎既能化痰安神、又能抑酸和胃。全方基于中焦脾胃，从多角度、多维度改善临床症状，使得血压得以平稳回落。

（二）缪晓路医案

区某，女性，82 岁，2024 年 3 月 9 日初诊。

【病史】患者因“头晕、行走欠稳 1 年”门诊就诊。患者有高血压病史 20 余年。最高血压 200/100mmHg，长期维持降压药治疗，血压控制一般。近 1 年来出现头晕，时轻时重，无天旋地转感，行走时明显，平卧休息可减轻，自觉行走欠稳感，无恶寒发热、耳鸣耳聋、胸闷心悸、肢体乏力等不适，自行监测血压波动在 135~159/60~68mmHg，在当地门诊调整降压药后，上述症状缓解不明显，出现腹胀、口气大、小便有泡沫，小便欠利、夜尿较多。为寻求中医治疗来门诊就诊。查体：血压 160/90mmHg，神清，心肺无特殊，双下肢无浮肿，神经系统检查未见明显异常。否认“冠心病、糖尿病”等其他重大内科病史。否认传染病史，否认药物食物过敏，否认烟酒等不良嗜好，已绝经，否认特殊家族史。

【刻下症】神清，精神一般，精神稍紧张，头晕，行走时明显，自觉行走欠稳感，自觉腹胀，口气较大，口干口苦不明显，无恶寒发热、耳鸣耳聋、胸闷心悸、肢体乏力等不适，纳欠佳，夜寐一般，小便有泡沫、夜尿 3~4 次 / 晚，大便正常。舌淡、苔薄白，脉弦略滑。

【辅助检查】尿常规未见明显异常，心电图：窦性心律，ST-T 改变。血肌酐：101μmol/L。头颅 MR：双侧基底节区少许缺血灶。

【诊断】西医诊断：老年性高血压（高血压 3 级，很高危组）。

中医诊断：老年眩晕（痰湿中阻、肝阳偏亢）。

【治法】健脾燥湿，化痰宽中、平肝潜阳。

【方药】法半夏 10g、茯苓 10g、陈皮 5g、厚朴花 10g、苏梗 10g、枳壳 5g、合欢皮 10g、鸡血藤 10g、砂仁 3g（后下）、甘草 5g。5 剂，颗粒冲服。

松龄血脉康胶囊 3 粒 / 次，每日 3 次，口服。降压药按原方案自备口服。

【二诊】2024 年 4 月 13 日复诊，血压 140/80mmHg，头晕减轻，偶有发作，行走仍觉欠稳，腹胀减轻，口稍干，纳改善，寐欠佳，仍小便有泡沫、夜尿 3~4 次 / 晚。舌淡苔薄白，脉弦略滑。

法半夏 10g、茯苓 10g、陈皮 5g、厚朴 10g、枳壳 5g、合欢皮 10g、鸡血藤 10g、砂仁 3g（后下）、葛根 10g、益智仁 5g、桑螵蛸 5g、菟丝子 5g、首乌藤 10g、甘草 5g。7 剂，颗粒冲服，日一剂。

松龄血脉康胶囊 3 粒 / 次，每日 3 次，口服。降压药按原方案自备口服。

【三诊】2024 年 5 月 11 日复诊，门诊血压 130/80mmHg，上述诸症改善，寐改善，小便泡沫减少、夜尿 2~3 次 / 晚。自觉喉中有痰，舌脉基本同前，上方加瓜蒌皮 10g，7 剂，颗粒冲服，日一剂。

【四诊】2024 年 6 月 8 日复诊，门诊血压 130/80mmHg，头晕不明显，行走仍有觉欠稳感，无腹胀，无明显口气，口稍干，纳尚可，寐一般，小便泡沫少、夜尿 2~3 次 / 晚。舌淡，苔薄白，脉略沉滑。

茯苓 10g、陈皮 5g、厚朴 10g、合欢皮 10g、葛根 10g、百合 10g、益智仁 5g、桑螵蛸 5g、菟丝子 5g、巴戟天 5g、首乌藤 10g、甘草 5g。7 剂，颗粒冲服，日一剂。

松龄血脉康胶囊 3 粒 / 次，每日 3 次，口服。降压药按原方案自备口服。

【随访】此后每月维持降压药治疗，以上方随诊加减调理，2025 年 4 月随访，血压控制 130~145/60~80mmHg，自我感觉尚可。生活大部分自理。复查肾功能：血肌酐：95μmol/L。

【按】老年患者，脏腑亏虚，脾失健运，痰湿内生，阻滞中焦，如《丹溪心法》所云：湿土生热，热生风，痰湿乘风上扰；或肝肾不足，水不涵木，肝阳化风，夹痰上扰，清窍被蒙发为眩晕。缪晓路认为本例患者四诊合参，痰湿阻滞中焦，肝阳偏亢，郁滞日久，容易伤脾、化热、化风。老年固护脾胃为要，治疗应以燥湿化痰、健脾和胃为先，以二陈汤为基础方，半夏、陈皮燥湿化痰为君，茯苓健脾化湿，厚朴花、苏梗、枳壳行气宽中，合欢皮化痰解郁，鸡血藤、砂仁消食和胃，甘草调和诸药。并配合中成药松龄血脉康胶囊平肝潜阳。二诊，纳食改善，尚可补益，针对夜尿多，以益智仁、桑螵蛸、菟丝子平补肝肾、缩尿；葛根生津、首乌藤安神。三诊自觉喉中有痰，加瓜蒌皮对症化痰。四诊仍口稍干，脉沉，减半夏，加少量巴戟天阳中求阴，百合养阴润肺。老年高血压导致眩晕患者，以虚为本，脾虚痰湿、肾虚风阳。虽血压控制，但仍有临床症状。这正是中医药的切入点，改善患者的主观症状、减少高血压并发症。本例患者血压控制尚可，需要长期维持降压治疗，中医作为辅助调理，每月服用 7 日。中药虽不能直接降低血压，但可以间接平稳血压，减少血压波动、改善主观症状。

（三）温玉成医案

高某，男，63 岁，2024 年 12 月 20 日初诊。

【病史】患者因“头晕 8 小时余”门诊就诊。既往“高血压 3 级很高危”多年，平素规律服药，自诉血压控制尚可。8 小时前无明显诱因下出现头晕，非天旋地转感，伴有轻微头胀痛，无恶寒发热、胸闷胸痛、心悸心慌、肢体偏瘫麻木等，自测血压 160/90mmHg，遂来门诊就诊。患者反复舌热痛1年余，未系统治疗。否认“糖尿病、冠心病、脑梗死”其他重大内科病史。否认药物、食物过敏史，否认高血压等家族史。查体：BP：162/92mmHg。转颈试验（+），臂丛牵拉试验（-），病理征（-），四肢肌力及肌张力正常。

【刻下症】神清，精神尚可，头晕，非天旋地转感，伴头痛、体位变动时加重，无恶心呕吐，口苦口干，舌痛，偶有胸闷，无胸痛，无恶寒发热、咳嗽咳痰、心悸心慌、腹胀腹泻、肢体乏力麻木等，纳一般，寐尚可，大便有急迫感，小便调，舌暗红，苔黄腻而剥，脉弦滑而略数。

【辅助检查】2024年12月20日东城医院门诊头颅MRI+DWI示：脑白质小缺血灶，无腔隙性脑梗死。颈椎MRI示：颈椎间盘突出。

【诊断】西医诊断：①高血压3级很高危；②颈椎病。

中医诊断：眩晕（痰湿中阻化热）。

【治法】清热化痰通络。

【方药】蒿芩清胆汤加减。

青蒿20g、黄芩10g、柴胡10g、金银花20g、连翘20g、法半夏10g、陈皮10g、枳实15g、竹茹15g、茯苓20g、麦冬20g、地龙20g、白茅根20g。3剂，颗粒剂，适量开水冲化，温分服，日一剂。维持日常降压方案。

【二诊】2024年12月23日复诊，BP：150/60mmHg。患者头晕明显减缓，仍有头痛。口苦口干减轻，舌痛明显减轻，原方去枳实，加葛根10g、淡竹叶10g，4剂，颗粒剂，适量开水冲化，温分服，日一剂。降压方案同前。

【三诊】2024年12月27日复诊，患者晨起一过性口苦，已无舌痛，偶有头晕，以头顶部胀痛为主、体位变动时可诱发烦躁易怒，口臭，眠差，纳一般，大便日两次，先干后溏。查体：BP：152/65mmHg。舌红，苔黄腻而不剥，脉弦滑数。予天麻钩藤饮加减。

组方：天麻20g、钩藤20g、石决明20g、夜交藤20g、桑寄生15g、茯苓20g、黄芩10g、川牛膝20g、杜仲20g、栀子10g、川芎20g、鳖甲20g、益母草15g。3剂，颗粒剂，适量开水冲化，温分服，日一剂。

【随访】服药后患者头晕基本缓解，无头痛，血压监测135~142/60~65mmHg，指导其功能锻炼。

【按】本医案患者为老年男性，脏腑功能衰退，肝肾阴虚，水不涵木，虚阳偏亢；脾胃气虚，痰湿内生，日久痰湿化热，一旦起居失常，虚阳化风，痰热生风，风夹痰浊上扰清窍，则发为老年眩晕。首诊患者以痰湿化热之象明显，故给予蒿芩清胆汤加减，青蒿、黄芩清肝胆火热，柴胡疏利肝胆，法半夏、陈皮、枳实、竹茹、茯苓行气祛湿、健脾化痰，以治生痰之本，地龙清热利尿、熄风通络，麦冬清热润肺，养阴而不生痰，传统常用的清泻肝胆火热的龙胆草及碧玉散中青黛味苦性极寒，易伤脾胃，又加岭南人群先天禀赋脾土薄弱，故改用金银花、连翘、白茅根清透热邪。二诊痰热较前减轻，防老年气破，停枳实；加葛根、淡竹生津止渴，三诊处方痰浊渐除，余热未清，风阳仍在，故改用天麻钩藤饮加鳖甲熄风清热、滋阴潜阳，加川芎活血通络，方药正中病机，故效如桴鼓。

名家验方

1. 靖眩汤（江尔逊方）

组成：柴胡 10g、黄芩 5g、茯苓 15g、制半夏 10g、党参 15g、白术 10g、泽泻 12g、陈皮 10g、钩藤 12g、天麻 12g、菊花 10g、生姜 10g、大枣 10g、甘草 5g。

主治：肝郁化火、痰湿内阻兼有肝阳上亢的眩晕症状。

功效：疏郁清火，健脾和胃，化痰降逆，平肝熄风。

按：四川名医江尔逊论治眩晕，则是对上述各家学说兼收并蓄，融为一体，他倡导认为眩晕的基本病机为风、火、痰、虚综合为患，治疗大法为祛风、清火、豁痰、补虚面面俱到。自拟专方：靖眩汤。此方实为小柴胡汤、二陈汤、泽泻汤、六君子汤之合方。其中，小柴胡汤旋转少阳枢机，透达郁火，升清降浊；二陈汤化痰降；泽泻汤涤饮利水。方中尚寓有小半夏加茯苓汤，亦可降逆化痰，涤饮止呕；又寓有六君子汤，运脾和胃以治本。加天麻、钩藤、菊花者，旨在柔润以熄肝风。通过疏肝解郁、清热化痰、平肝熄风、健脾益气等作用，改善患者的症状，调节整体气血和脏腑功能。

2. 平肝清晕汤（张子琳方）

组成：生白芍12g、石决明15g、蒺藜12g、菊花9g、生地12g、龙骨15g、牡蛎15g。

主治：肝阳上亢致眩晕，每逢用脑过多，或情绪激动，神经紧张而增剧，伴有目糊，口干、少寐、心慌等症，脉弦数。

功效：平肝清热。

加减：若眩晕甚者，加天麻、钩藤、玉竹等；若耳鸣甚者加磁石；大便干者，加当归、火麻仁；若手足心热者，加牡丹皮、地骨皮；若恶心者，加竹茹、代赭石；若失眠者，加远志、炒酸枣仁；若食少纳呆者，去生地黄。

按：平肝清晕汤，乃张子琳名中医多年的经验方，遵《内经》"诸风掉眩，皆属于肝"之理，从张锡纯的建瓴汤推衍而得。方中白芍、生地黄滋阴养血，生石决明乃镇肝潜阳治眩晕之要药，生龙骨、生牡蛎重镇潜阳，兼有滋阴之功。合而用之，既能滋养肝肾之阴，又可潜镇上之阳，为方中治本之品。菊花、白蒺藜清肝明目，而兼祛头风，此为方中治标之药。全方七味，标本兼顾。对肝阳上亢之眩晕，不论其病因如何，皆确中病理，故效如桴鼓。

特色疗法

1. 针灸疗法

针灸治疗眩晕具有独特的疗效。常用的穴位包括百会、风池、太冲、足三里、三阴交等。针灸通过刺激穴位，调节气血运行，疏通经络，达到治疗眩晕的目的。例如，针刺百会穴可升阳举陷，醒脑安神；针刺风池穴可祛风通络，平肝熄风；针刺太冲穴可疏肝解郁，平肝潜阳。

2. 推拿按摩

推拿按摩可缓解颈部肌肉紧张，改善头部血液循环，减轻眩晕症状。常用的按摩手法包括推拿、揉捏、按压等。例如，推拿颈部可缓解颈部肌肉紧张，改善椎动脉供血；按压太阳穴、风池穴等穴位可缓解头部疼痛，减轻眩晕。

五、预防调摄

（一）总体原则

1. **调情志**　保持心情舒畅，避免情绪波动，尤其是避免暴怒、惊恐、焦虑等不良情绪。积极进行心理疏导，避免因心理孤独、情志不遂导致肝气郁结，从而诱发眩晕。

2. **节饮食**　多吃蔬菜、水果，避免肥甘厚味、辛辣刺激、烟酒及海腥发物。控制盐和脂肪摄入，增加膳食纤维，适量摄入优质蛋白质。避免暴饮暴食，虚证眩晕者可配合食疗加强营养。

3. **劳逸结合**　增加体力活动，如散步、太极拳、八段锦等，有助于增强体质，改善气血循环。避免过度劳累和长时间保持一个姿势，如长时间伏案工作或低头。保证充足睡眠，保持良好的作息习惯，确保充足的休息和优质的睡眠。

4. **戒烟酒**　戒烟，限制饮酒，特别是避免饮用高度烈性酒。

5. **防寒保暖**　寒冷天气外出时注意颈部保暖，避免颈部受凉、受风。

6. **定期随访**　定期进行健康检查，及时发现和治疗原发病，如高血压、高脂血症等。特别是中老年眩晕反复发作者，应警惕中风的发生。

（二）中医饮食养生

1. **枸杞菊花决明饮**　枸杞子 10g、菊花 10g、炒决明子 15g。做法：上三味，同煮后加冰糖，代茶饮。适合老年肝阳上亢证眩晕患者。

2. **苦丁菊花茶**　苦丁茶 15g，菊花 10g。做法：开水冲泡，加冰糖少许，代茶饮。适合老年肝阳上亢证眩晕患者。

3. **雪羹汤**　荸荠 100g、海蜇头 100g。做法：荸荠、海蜇头切小块，一起下锅，煲煮后分餐食用。适合老年痰湿中阻证眩晕患者。

4. **芹菜粥**　芹菜 50g、粳米 100g。做法：芹菜切碎后与粳米同煮为粥，每日 2 次。适合老年肝阳上亢证夹湿眩晕患者。

5. **桑椹粥**　桑椹15g、粳米50g。做法：上两味，煮成粥食用。适合老年肾精不足证眩晕患者。

6. **归芪蒸鸡**　鸡1只，黄芪、当归各30g。做法：将黄芪、当归塞入鸡腹内，加调料隔水蒸熟，分餐食用。适合老年瘀血阻窍证眩晕患者。

第七章　老年胸痹

一、概　　述

冠状动脉粥样硬化性心脏病，简称冠心病，是常见的心血管疾病之一，我国心血管疾病现患人数高达3.3亿，其中冠心病患者约1 139万。随着人口老龄化加速，老年冠心病的发病率和患病率持续上升。2020年，心血管疾病分别占农村、城市死因的48.00%和45.86%，每5例死亡中就有2例死于心血管疾病。在冠心病患者中，女性在绝经后发病率逐渐上升，且在老年期与男性的差距逐渐缩小。老年冠心病的主要危险因素包括高血压、高血脂、糖尿病、吸烟、肥胖等。随着年龄增长，这些危险因素的累积效应更加明显，导致冠心病的发生率和严重程度增加。本病是威胁老年人生命健康的重要心系病证之一。随着现代社会生活方式及饮食结构的改变，发病有逐渐增加的趋势，因此越来越引起人们的重视。针对老年冠心病，冠状动脉造影血管内治疗是首选的方案，但随着年龄的增加，冠状动脉造影的风险也随之增加。而且老年共病会导致很多的药物叠加治疗，给老年冠心病患者增加药物不良反应。

老年冠心病属于中医"老年胸痹"范畴。中医药治疗老年冠心病具有个体化、多靶点调理、副作用小等多方面的优势，基于"整体观"与"辨证论治"为患者提供了更加全面和个性化的治疗选择。当前，中医药治疗老年冠心病主要的切入点在于早期预防冠心病发作、减少冠心病伴发的各种临床症状、减少冠状动脉血管内治疗后的并发症，以及防止冠心病的复发。

二、病因病机

老年胸痹的病位在心，与肝脾肾有关。在年老脏腑亏虚、气血阴阳失调的基础上，由于寒邪、饮食、情志等因素引起的以痰浊、瘀血、气滞、阴寒痹阻心脉，最终导致心脉痹阻，不通则痛，发为胸痹。其病机总的来说为本虚标实、心脉痹阻，本虚为阴阳气血的亏虚，标实为痰浊、血瘀、气滞、阴寒。

1. **年老体衰** 年老脏腑功能衰退，气血阴阳亏虚。若肾阳虚衰，五脏阳气不足，导致心气不足或心阳不振，血脉鼓动无力，气血运行不畅，心脉瘀滞发为胸痹；若肾阴亏虚，五脏之阴不足，导致心阴亏则火旺，灼血为瘀、灼津为痰，痰瘀痹阻心脉，则为胸痹。

2. **痰湿内生** 老年人饮食失常，或过食肥甘厚味，或饮酒过度，导致脾胃运化失常，不能正常运化津液，津液不化则内生痰湿。日久痰湿成浊，阻滞心脉则发为胸痹。

3. **血瘀阻滞** 年老元气渐亏，气为血之帅，元气不足，推动无力、温煦不足，血液黏滞，血行不畅。日久瘀血内生，瘀滞心脉，发为胸痹。

4. **寒邪内侵** 老年阳气不足，卫外不固，寒邪容易乘虚而入，寒凝气滞，阻碍胸阳，胸阳不振，鼓动无力，心脉痹阻，发为胸痹。

5. **七情失调** 老年人心理承受能力下降，常因各种原因导致七情失调，气机郁滞，心脉不通，发为胸痹。正如沈金鳌《杂病源流犀烛·心病源流》所言“喜之气能散外，余皆足令心气郁结而为痛也。”

三、辨证论治

老年胸痹的辨证要点如下。①辨疼痛部位：局限于胸膺部位，多为气滞或血瘀；放射至肩背、咽喉、脘腹，甚至手臂、手指者，为痹阻较著；胸痛彻背、背痛彻心者，多为寒凝心脉或阳气暴脱。②辨疼痛性质：属寒者，疼痛如绞，遇寒则发，或得冷加剧；属热者，胸闷、灼痛，得热痛甚；属虚者，痛势较缓，其痛绵绵或隐隐作痛，喜揉喜按；属气滞者，闷重而痛轻；属血瘀者，痛如针刺，痛有定处。③辨疼痛程度：疼痛持续时间短暂，瞬间即逝者多轻，持续不止者多重，若持续数小时甚至数日不休者常为重病或危候。④辨病势转归：若疼痛遇劳发作，休息或服药后能缓解者为顺，若服药后持续难以缓解者常为危候。

老年胸痹的治疗关键在辨其虚实，实证宜祛邪为主，以活血化瘀、行气通络、辛温通阳、泄浊豁痰为法；虚证宜扶正为主，以滋阴养血、益气温阳为法。临床多见虚实夹杂，故以虚实的主次缓急以兼顾并治。

（一）寒凝心脉

【证候特点】卒然心痛如绞，或心痛彻背，背痛彻心，感寒痛甚，心悸气短，形寒肢冷，冷汗自出，舌暗，苔薄白，脉沉紧或促。

【治法】温经散寒，活血通痹。

【方药】当归四逆汤。

当归 10g、桂枝 10g、细辛 3g、白芍 10g、炙甘草 10g、通草 5g、大枣 10g。

【加减】若舌暗、舌脉脉络紫暗迂曲，加红花、鸡血藤等温通化瘀；若疼痛剧烈，心痛彻背，背痛彻心，痛无休止，为阴寒极盛，胸痹心痛重证，治以温阳逐寒止痛，方用乌头赤石脂丸。

（二）气滞心胸

【证候特点】心胸满闷不适，隐痛阵发，痛无定处，时欲太息，遇情志不遂时容易诱发或加重，或兼有脘腹胀闷，得嗳气或矢气则舒，苔薄或薄腻，脉弦细。

【治法】疏调气机，和血舒脉。

【方药】柴胡疏肝散。

柴胡 15g、枳壳 15g、白芍 15g、香附 10g、陈皮 10g、川芎 10g、炙甘草 5g。

【加减】若兼有脘胀、嗳气、纳少等脾虚气滞的表现，可用逍遥散疏肝行气，理脾和血。若气郁日久化热，心烦易怒，口干，便秘，舌红苔黄，脉数者，用丹栀逍遥散疏肝清热。如胸闷心痛明显，为气滞血瘀之象，可合用失笑散，以增强活血行瘀、散结止痛之作用。

（三）痰浊闭阻

【证候特点】胸闷重而心痛轻，形体肥胖，痰多气短，遇阴雨天而易发作或加重，伴有倦怠乏力，咯吐痰涎，口黏恶心，纳呆便溏，舌淡或淡白，苔白腻或白滑，脉滑。

【治法】通阳泄浊，豁痰开结。

【方药】瓜蒌薤白半夏汤加味。

全瓜蒌 15g、薤白 15g、制半夏 10g、陈皮 10g、石菖蒲 10g、桂枝 10g、干姜 10g、细辛 3g。

【加减】若患者痰黏稠，色黄，大便干，苔黄腻，脉滑数，为痰浊郁而化热之象，用黄连温胆汤清热化痰；若唇舌紫暗，舌下脉络迂曲者加郁金、川芎、丹参等化瘀通脉。若痰浊闭塞心脉，卒然剧痛，可用苏合香丸芳香温通止痛；若胸闷而痛，痰浊较甚则可加天竺黄、胆南星、莱菔子、浙贝母等化痰散结之品。

（四）瘀血痹阻

【证候特点】心胸疼痛剧烈，如刺如绞，痛有定处，甚则心痛彻背，背痛彻心，或痛引肩背，伴有胸闷，日久不愈，舌质暗红，或紫暗，有瘀斑，舌下脉络紫暗迂曲，脉涩或结、代、促。

【治法】活血化瘀，通脉止痛。

【方药】血府逐瘀汤。

桃仁15g、红花10g、川芎10g、赤芍15g、川牛膝15g、柴胡10g、桔梗10g、枳壳10g、当归10g、生地黄10g、生甘草3g。

【加减】若恶寒肢冷，加细辛、桂枝等温通散寒；若情志不畅、心情低落者，加沉香、檀香辛香理气止痛；若疲倦、乏力气短者，加黄芪、党参、白术等补中益气。若胸痛较剧烈，加乳香、没药、郁金、丹参等加强活血理气止痛。

（五）心阴亏损

【证候特点】心胸疼痛时作，或灼痛，或隐痛，心悸怔忡，五心烦热，口燥咽干，潮热盗汗，舌红少泽，苔薄或剥，脉细数或结代。

【治法】滋阴清热，养心安神。

【方药】天王补心丹。

生地黄30g、玄参10g、天冬10g、麦冬15g、丹参10g、当归15g、人参10g、茯苓10g、柏子仁10g、酸枣仁15g、五味子10g、远志10g、桔梗10g。

【加减】若阴不敛阳，虚火内扰心神，心烦不寐，舌尖红少津者，可用酸枣仁汤清热除烦安神；如不效者，可用黄连阿胶汤，滋阴清火，宁心安神。若阴虚及阳，气血亏虚，心悸怔忡症状明显、脉结代者，可用炙甘草汤。若阴虚阳亢，风阳上扰，加珍珠母、磁石、石决明等重镇潜阳。如心肾真阴欲竭，当用大剂西洋参、鲜生地黄、石斛、麦冬、山萸肉等急救真阴，并佐用生牡蛎、乌梅肉、五味子、甘草等酸甘化阴且敛其阴。

（六）心阳不振

【证候特点】胸闷或心痛较著，气短，心悸怔忡，自汗，动则更甚，神倦怯寒，面色㿠白，四肢欠温或肿胀，舌质淡胖，苔白腻，脉沉细迟。

【治法】补益阳气，温振心阳。

【方药】参附汤合桂枝甘草汤。

人参15g（单煎）、附子10g（先煎）、桂枝10g、炙甘草10g。

【加减】若阳虚寒凝心脉，心痛较剧者，可酌加鹿角片、川椒、吴茱萸、荜茇、高良姜、细辛、川乌、赤石脂。若阳虚寒凝而兼气滞血瘀者，可选用薤白、沉香、降香、檀香、焦延胡索、乳香、没药等理气活血药物。若心肾阳虚，可合肾气丸加减；若心肾阳虚兼见水饮凌心射肺，而出现水肿、喘促、心悸，用真武汤加减。若心肾阳虚，虚阳欲脱厥逆者，用四逆加人参汤，温阳益气，回阳救逆。若见大汗淋漓、脉微欲绝等亡阳证，应用参附龙牡汤，并加用大剂山萸肉，以温阳益气，回阳固脱。

四、医案解要

（一）叶小汉医案

华某，女，62 岁，2024 年 4 月 7 日初诊。

【病史】患者因“胸闷痛 1 月”门诊就诊。患者于 2024 年 3 月 7 日突发胸闷痛，在外院行冠状动脉 PCI 术，植入冠状动脉支架 1 个（具体欠详）。按照冠心病二级预防方案治疗，经治疗好转后出院。出院后患者仍反复觉有胸闷痛，活动后较明显，上腹痛、反酸，少许咳嗽咯痰，口干苦、晨起明显，纳可，眠差、入睡困难，每晚 2~3 小时，夜尿 5~6 次 / 晚，大便不成形。有高血压病史多年，服用降压药物。否认“糖尿病”等其他重大内科疾病，否认传染病史，否认药物食物不良反应，否认家族遗传病史。查体：血压 180/98mmHg（当日未服降压药），脉搏 77 次 /min。双肺未闻及干湿啰音。心界不大，心脏听诊未见明显病理性杂音，双下肢无浮肿。近 5 年反复觉有全身疼痛、四肢麻木、少许后枕部头痛等，未予系统诊治。

【刻下症】神清，精神一般，胸闷痛，少许咳嗽咯痰，上腹痛、反酸，口干苦、晨起明显，轻微全身疼痛、四肢麻木，少许后枕部头胀痛，纳可，眠差、入睡困难，每晚 2~3 小时，夜尿 5~6 次 / 晚，大便不成形。舌淡红，苔淡黄腻，脉弦细。

【诊断】西医诊断：①老年冠心病 PCI 术后；②高血压病 3 级（很高危组）。

中医诊断：老年胸痹（痰瘀阻络）。

【治法】化痰祛瘀，通脉止痛。

【方药】法半夏 10g、陈皮 5g、茯苓 30g、白术 15g、川芎 10g、丹参 15g、枳壳 10g、合欢皮 15g、黄连 5g、牡蛎 15g（先煎）、蒺藜 10g、天麻 15g、甘草片 5g。7 剂，日一剂，温分服。

【二诊】2024年4月14日复诊，安静状态下无胸闷痛发作，活动后仍有轻微胸闷痛、气促，无腹痛反酸，咽中有痰、偶有咳嗽，口干苦减轻，全身疼痛、四肢麻木改善，无头痛，少许头晕，纳可，眠改善，夜尿3~4次/晚，大便不成形。舌淡红，苔淡黄腻，脉弦细。

组方：法半夏10g、陈皮5g、茯苓30g、白术15g、川芎10g、丹参15g、枳壳10g、合欢皮15g、黄连5g、天麻15g、钩藤10g、前胡10g、熟党参30g、甘草片5g。7剂，日一剂，温分服。

【按】患者年老体虚，脏腑功能衰退，起居饮食失常，水津不化而成痰，血行不畅而成瘀，一旦痰瘀互结，痹阻心脉，则发为老年胸痹。叶小汉名中医认为虽然现代西医学在疾病的急性期给予PCI（percutaneous coronary intervention，PCI）治疗，及时开通了冠状动脉，并维持二级预防方案。但未能完全改善患者胸闷胸痛的症状。这正是中医药治疗极好的切入点。本例患者四诊合参，以痰瘀为本，痰瘀互结阻于心脉则胸痹；痰瘀留于四肢则全身疼痛、四肢麻木，痰瘀阻于中焦，则腹痛反酸、口干口苦、大便不成形；痰瘀阻于肺则咳嗽咯痰；痰瘀阻于清窍则头痛；痰瘀内扰神窍则寐差。故化痰祛瘀治其本。方中法半夏、陈皮、茯苓、白术化痰祛浊、健脾化湿，川芎、丹参活血化瘀，配枳壳行气通脉止痛。中焦痰湿有化热之象，故以黄连清中焦湿热。合欢皮、牡蛎化痰宁心安神改善睡眠，蒺藜、天麻熄风止头痛、止麻木。甘草调和诸药，二诊诸症减轻，守方加减。减合欢皮、牡蛎、蒺藜，加天麻、钩藤配伍熄风止晕，前胡降气化痰，党参扶正固本。老年患者临床症状复杂多样，中医从整体观出发，体现了标本兼治、病症同调的理念。

（二）叶小汉医案

卢某，男，62岁，2025年2月24日初诊。

【病史】患者因“胸闷1个月余”门诊就诊。患者于1个月前无明显诱因下突感胸闷，胸骨下为主，自觉双下肢乏力、偶有头痛、饱腹后加重，无恶寒发热、心悸心慌、咳嗽咯痰等，眠差，多梦。在东莞市松山湖中心医院就诊，诊断为“冠心病”，经治疗症状改善后出院。出院后仍有反复胸闷，特来我院门诊就诊。既往有甲状腺功能亢进病史（具体不详），现服用优甲乐1粒q. d.；有高血压病史2年，最高血压140/70mmHg，服用缬沙坦1粒，q. d.。否认“糖尿病”等其他重大内科病史，否认传染病史、过敏史，否认烟酒等不良嗜好。查体：血压 135/65mmHg，心率 69 次 /min，神清，心肺听诊无特殊，双下肢无浮肿。

【刻下症】神清，精神尚可，胸闷，胸骨下为主，喉中有痰、可咯出，自觉双下肢轻微乏力、偶有头痛、饱腹后加重，无口干口苦，无恶寒发热、心悸心慌、腹胀腹痛等，眠差、难入睡，多梦，纳可，小便调，大便质烂而黏。舌红，苔薄黄，脉弦。

【辅助检查】松山湖中心医院血脂：总胆固醇 5.38mmol/L，低密度 - 胆固醇 3.23mmol/L。冠脉 CTA：冠状动脉粥样硬化表现：左前降支近段管壁局限性非钙化斑块，管腔轻微狭窄，中段局部走行于心肌内，符合心肌桥，局部未见斑块及明显狭窄，主动脉瓣多个散在钙化。

【诊断】西医诊断：①老年冠心病；②高血压病 1 级，很高危组。

中医诊断：老年胸痹（痰瘀阻络、肝郁脾虚）。

【治法】化痰祛瘀，疏肝健脾、镇静安神。

【方药】法半夏 10g、蒸陈皮 5g、白术 15g、茯苓 30g、竹茹 10g、丹参 15g、益母草 15g、黄连 5g、牡蛎 15g（先煎）、合欢皮 15g、莲子 15g、熟党参 30g、炙甘草 5g。7 剂，日一剂，温分服。

【二诊】2025 年 3 月 3 日复诊：胸闷好转，双下肢乏力改善，无头痛发作，喉中有痰，偶有肠鸣，纳可，眠稍改善、夜间有盗汗，小便调，大便 3~4 次 / 日，质烂但不黏，舌红，苔薄黄，脉弦。查体：血压 132/64mmHg，心率 61 次 /min，余同前。

组方：法半夏 10g、蒸陈皮 5g、白术 15g、丹参 15g、川芎 10g、牡蛎 15g（先煎）、莲子 15g、葛根 30g、黄芩片 10g、熟党参 30g、干石斛 15g、醋五味子 5g、鸡内金 15g、浮小麦 30g、炙甘草 5g。7 剂，日一剂，温分服。

【三诊】2025 年 3 月 10 日复诊：诸症改善，胸闷偶发，双下肢疲劳感，喉中有痰，色白而黏，少许口干，仍有盗汗，轻微怕冷，眠尚可，大便偏烂，脉弦。

组方：法半夏 10g、蒸陈皮 5g、白术 15g、丹参 15g、川芎 10g、牡蛎 15g（先煎）、莲子 15g、葛根 30g、黄芩片 10g、熟党参 30g、干石斛 15g、醋五味子 5g、鸡内金 15g、浮小麦 30g、香附 10g、干姜 5g、炙甘草 5g。7 剂，日一剂，温分服。

【四诊】2025 年 4 月 7 日复诊：诸症好转，偶有轻微胸闷，少许疲劳感，偶有盗汗，喉中有痰，色白而黏，眠可，大便偏烂，小便尚可。舌淡，苔薄白，脉弦细。查体：血压 128/69mmHg，脉搏 66 次 /min，余无特殊。

组方：法半夏 10g、白术 15g、姜厚朴 5g、黄芩片 10g、紫苏梗 10g、芦根

30g、麦冬 15g、砂仁 15g（后下）、黄芪 30g、浮小麦 30g、牡蛎 15g（先煎）、麻黄根 10g、炙甘草 5g。7 剂，日一剂，温分服。

【按】老年体虚，脏腑功能衰退，脾失健运、肝失调达、肾失温煦、心失所养，导致气血阴阳失调，内生痰瘀。日久痰瘀互结，内阻于心脉，则发为老年胸痹。叶小汉名中医认为痰瘀交阻贯穿于老年胸痹的全过程，西医规范冠心病二级治疗方案是本病的基础，中医药治疗可进一步改善临床症状，延缓疾病的进展，改善老年患者的生活质量。老年胸痹往往病程较长、病情复杂，涉及多脏腑的问题，本例患者疾病定位在心，但与肝、脾、肺、脑等有关。以痰瘀为主，涉及气郁、气虚、湿热等。符合中医"怪病属痰""久病必瘀"的特点。故治疗以化痰祛瘀为主，调和气血营卫。方中以法半夏、蒸陈皮、白术、茯苓、熟党参健脾化痰，丹参、益母草活血化瘀，竹茹、黄连清热燥湿化痰，牡蛎、合欢皮、莲子镇静宁心安神，其中莲子又能健脾止泻，一药多用。炙甘草调和诸药。全方化痰祛瘀，疏肝健脾、镇静安神之功。二诊胸闷改善，血压稳定，心阴不足出现盗汗，加五味子、石斛、浮小麦养心阴和营卫。三诊，主病改善，仍有阴阳失和，故加干姜温阳化气、香附理气。四诊，诸症进一步改善，实少虚多，正气不足，气机欠利，故加黄芪、麻黄根益气止汗，砂仁醒脾化湿，苏梗理气，芦根化痰，改善临床兼症。中医以多靶点体现了中医的整体观，不单一针对主病，而统筹全身，辨证论治，提高整体生活质量。

（三）温玉成医案

袁某，男，66 岁，2021 年 1 月 15 日初诊。

【病史】患者因"胸闷、胸痛心悸 1 年，再发 5 天余"门诊就诊。患者近 1 年前开始出现发作性胸闷、胸痛、心悸，情绪紧张时明显，无恶寒发热、咳嗽咯痰、腹胀腹痛等，曾在外院住院诊断为"①冠状动脉粥样硬化性心脏病不稳定型心绞痛；②高血压 3 级很高危；③高脂血症"，口服"阿司匹林、氯吡格雷、阿托伐他汀、苯磺酸氨氯地平、贝那普利"，经治疗缓解后出院。1 年来上述症状反复发作。5 天前再次出现胸闷、心悸等，遂来我院门诊就诊。否认"糖尿病"等其他重大内科病史，否认传染病史，有吸烟 30 余年，平均每天 1 包；否认嗜酒史。否认家族史。

【刻下症】神清，精神一般，反复胸闷、心悸，情绪紧张时明显，伴四肢疲乏，口干口苦，无恶寒发热、头晕头痛、咳嗽咯痰、腹胀腹痛等，纳眠差，二便正常，舌暗红，苔薄黄腻，脉弦有力。

【诊断】西医诊断:①老年冠心病 不稳定型心绞痛;②高血压3级 很高危组;③高脂血症。

中医诊断:老年胸痹(肝郁气滞,热毒伤阴)。

【治法】疏肝解郁,养阴清热。

【方药】四逆散加减。

柴胡15g、枳壳15g、赤芍15g、茯苓10g、金钱草20g、大黄10g、玉竹15g、北沙参15g、苦杏仁15g、丹参10g、川牛膝30g。共7剂,日1剂,温分服。

维持西药抗血小板聚集、降压、调脂等治疗。同时指导患者科学戒烟。

【二诊】2021年1月22日复诊,患者胸闷、心悸发作次数明显减少,口干、口苦、四肢疲乏明显改善,继续口服上方1周。

【随访】随访1月。胸闷、心悸无再发,偶有口干,无口苦、四肢疲乏等。

【按】本案例患者为年老体虚,七情失调,肝气郁结,《薛氏医案》云:"肝气通则心气和,肝气滞则心气乏"。"气为血之帅",气不行则成瘀,再加嗜烟日久,烟毒灼津伤阴,脉道艰涩,一旦起居失常,瘀阻心脉,则发为胸痹。气机郁滞,水液不化,痰湿困倦,易出现疲乏,再加烟毒伤阴则口干口苦。故以四逆散加减:方中柴胡味辛、苦,性微寒,归肝、胆、心包、三焦经能疏肝解郁,行气调达为君药,枳壳行气宽中,消胀除痞,协助柴胡疏肝理气;茯苓健脾利湿、宁心安神;金钱草、大黄清热泻火解毒,赤芍清热凉血、玉竹养阴润燥、北沙参养阴清热,苦杏仁降气润肺,共解烟毒伤阴;丹参、川牛膝逐瘀通脉。全方共奏疏肝解郁,养阴清热。二诊诸症改善,方合其证,取得良效,故守方治疗。烟毒是老年胸痹的一个高危因素,一方面烟毒伤肺,影响宗气的宣降,另一方面烟毒耗伤阴血,灼津为痰、灼血为瘀,导致脉道涩而不通,故科学的戒烟是非常必要的。

名家验方

1. 蒌薤桃仁汤(张伯臾方)

组成:栝蒌10g、桃仁9g、郁金10g、香附10g、全当归10g、半夏10g、薤白6g、红花6g、橘红6g、丹参15g、茯苓12g、生山楂12g。

主治:急性心肌梗死,症见胸痛引臂彻背、胸闷气促、得饮则作恶欲吐、苔白腻、脉细滑。

功效：活血化瘀，理气止痛。

按：急性心肌梗死，乃危重病也，其病位在心，其发病与肝、肾、脾诸脏盛衰有关，证属阴乘阳位，清阳失旷，气滞血瘀，不通则痛。此方在栝蒌薤白半夏汤的基础上，又增以理气解郁、活血化瘀之药，效力更著。由于痰性黏滞，阻于心胸，易窒阳气，滞血运，常可导致痰瘀互结，因此，在化痰散结的同时，最宜配用活血化瘀之药。故方用栝蒌、薤白、半夏、橘红通阳散结，宽胸化痰；桃仁、红花、丹参、郁金、当归活血化瘀通脉；香附芳香走窜，理气解郁。诸药相伍，共奏活血化瘀，理气止痛之功。

2. 通梗汤（施今墨方）

组成：九香虫 10g、五灵脂 10g、延胡索 15g、香附 10g、丹参 12g、三七粉 3g（研末分 2 次送服）、木香 6g。

主治：慢性心肌梗死。

功效：活血通络。

按：气为血之帅，血为气之母，气行则血行，气滞则血瘀。若七情内伤，忧思恼怒，常可导致气机郁结，血脉瘀阻不通，故而导致心前区隐痛。运用活血化瘀通络法治疗本病，宜将理气药与活血药共用，使气能帅血，血脉通利，自无心痛之疾。方中以木香、香附、九香虫理气解郁，调达气机；丹参、五灵脂、延胡索、三七粉活血化瘀，通经活络。合而用之，共奏理气解郁，活血通络之功。

特色疗法

1. 艾灸

借助艾叶燃烧产生的温和热力，对特定经络腧穴进行温熨，能调畅气机，温通经脉，从而治疗淤血阻滞、心脉痹阻之证。传统艾灸、隔物灸、温针灸等都被证实对提高冠心病患者的生存质量具有确切的作用。选穴以内关、心俞、膻中、膈俞、足三里等为主，其中内关是使用频次最高的穴位。

2. 穴位贴敷

穴位贴敷的配方大多选用具有活血化淤及芳香开窍之功的药物，比如川芎、丹参、冰片等。穴位主要选择心腧、膻中、内关、至阳、厥阴腧、足三里等。

3. 耳穴压豆

使用王不留行籽贴压耳部的神门、交感、皮质下、心、肾、胸、肝等穴位，可疏通经络，活血化瘀，改善心肌缺血、缺氧，进而缓解胸闷、胸痛症状，尤其适用于冠心病伴发失眠、焦虑抑郁的患者。

4. 足浴

中药足浴疗法利用温热效应以及中药的作用，对皮肤、经络、穴位进行刺激，可达到疏经通络、行气活血、平衡五脏功效，能缓解冠状动脉不通畅所引发的症状。常用药物有丁香、半夏、白芷、吴茱萸、胆南星、红花等。

五、预防调摄

（一）总体原则

1. **慎起居，适寒温**　气候的寒暑晴雨变化对胸痹的发病有明显影响，《诸病源候论·心痛病诸候》记载："心痛者，风凉邪气乘于心也"。因此，居处必须保持安静、通风，注意寒温适宜，避免寒冷刺激。发作期：患者应立即卧床休息，避免过度活动。缓解期：要注意适当休息，坚持力所能及的活动，做到动中有静，保证充足的睡眠。

2. **节饮食**　饮食宜清淡，不宜过食肥甘厚味，应戒烟，少饮酒，宜低盐饮食，多吃水果及富含纤维的食物，保持大便通畅。

3. **调情志**　避免过于激动或喜怒忧思无度，保持心情平静愉快。

（二）中医饮食养生

1. **丹参山楂大米粥**　丹参20g、干山楂30g、冰糖5g、大米100g。此粥具有活血化瘀、降脂降压之功效，适合瘀血阻滞证的老年胸痹患者。

2. **川贝地鸡配方**　川贝母10g、丹参10g、鸡肉200g、香菇20g。本方具有燥痰祛湿、活血通脉之功效，适合痰浊痹阻证的老年胸痹患者。

3. **柏子仁蒸仔鸡配方**　柏子仁 10g、麦冬 10g、党参 15g、仔鸡 1 只。本方具有益气养阴之功效，适合气阴两虚证老年胸痹患者。

4. **桂参大枣猪心汤**　桂枝 15g、党参 10g、大枣 6 枚、猪心半个。本汤具有温经散寒、益气养心之功效，适合寒凝心脉证老年胸痹患者。

5. **玫瑰山楂饮**　玫瑰 20g、山楂 20g。本饮品具有活血通气之功效，适合气滞血瘀证老年胸痹患者。

第八章　老年缺血性中风

一、概　　述

脑卒中具有高发病率、高死亡率、高致残率和高复发率的特点。2021 年中国死因监测数据显示，我国因卒中死亡占总死亡的 23%。2019 年全球疾病负担研究显示，我国每年新发卒中约 394 万例，占全球新发病例的 1/3，发病以缺血性卒中为主，约占 72%。缺血性卒中，又称脑梗死，是由于脑局部血液循环障碍所导致的神经功能缺损综合征，症状持续时间至少 24 小时或存在经影像学证实的新发脑梗死灶。2013 年中国脑血管病流行病学调查，我国人群首发卒中的平均年龄为 66 岁，病例中男性居多，农村地区卒中发病率、患病率和死亡率均高于城市地区。虽然缺血性卒中有年轻化的趋势，但老年人仍是最大的患病人群。目前急性期的救治最有效的方法是卒中单元、静脉溶栓与血管介入治疗。但是随着年龄增大，老年人脑梗死发病的隐匿性更高，往往错失了最佳的溶栓时间；又因为高龄及共病多，甚至脑梗死反复出现，家属所要承担的医疗风险较高，因此常常拒绝溶栓或血管介入治疗。而且，老年脑梗死患者功能康复能力下降，残留的后遗症较多，完全恢复相当困难，严重影响了老年患者的生活质量，给家庭与社会都造成了沉重的负担。

老年脑梗死，归属于中医“老年缺血性中风”的范畴。中医药包括中药汤剂、中成药、针灸、导引等，在老年缺血性中风的治疗、康复、预防及养生等方面都有非常好的临床效果，可以有效地改善患者的肢体功能、减少并发症、提高生活质量。

二、病因病机

中医认为老年缺血性中风由于年老体虚、脏腑虚损，再加饮食、情志、劳倦内伤等各种诱因，引起气血逆乱，脑脉痹阻，脑神失职而发病，以突然昏仆、半身不遂、口舌㖞斜、言语謇涩或不语、偏身麻木为主要临床表现。老年缺血性中风为本虚标实之证，年老体虚、脏腑虚损是致病之本，风、火（热）、痰、瘀是发病之标。本病的病机演变在于本虚与标实主次，急性期以标实为主，恢复期及后遗症期以虚中夹实为主。整个病程中，痰瘀互结、贯穿始终，腑实是常候。

1. **年老体弱，五脏亏虚**　年老体弱，五脏亏虚，元气耗伤，脑脉失充，气虚则血运无力，血流不畅，而致脑脉瘀滞不通；阴血亏虚则阴不制阳，虚阳浮越，阴血亏虚，脉道失充，内生痰浊、瘀血，虚阳化风，夹痰夹瘀，上扰清窍，脑脉痹阻，脑神失职则发为本病。

2. **脾失健运，痰湿内生**　老年人年老脾胃亏虚，脾失健运，运化失职，水津不化，内生痰湿，“湿土生痰，痰生热，热生风也。”一旦热入血分，灼津伤阴，瘀血内生，或痰凝脉道，血脉淤积，痰瘀互结，风痰瘀血痹阻脑脉，脑神失职则发病。

3. **情志过极，五志所伤**　老年人七情失调，肝失条达，气机郁滞，血行不畅，瘀结脑脉；或肝阳暴张，或心火暴盛，风火相煽，血随气逆，上冲犯脑，瘀阻脑脉而发为本病。

三、辨证论治

老年缺血性中风的辨证应首辨阴阳，再辨虚实，后定脏腑与病因。应注意以下四个要点。①辨中经络与中脏腑：两者鉴别的要点在于是否神昏，中经络不伴有神昏，病情较轻；中脏腑伴有神昏，病情较重。从中经络转为中脏腑，病情加重；从中脏腑转为中经络，病情向好。②辨闭证与脱证：两者都可表现为神昏、二便失禁。闭证多为两拳紧握、口噤不开，脉多弦滑有力，而脱证多为口开目合、手撒遗尿，脉多细弱欲绝。若闭证治疗及时，大部分患者可得以恢复，而脱证则预后较差，死亡率高。若由闭证转为脱证，病情危重，由脱证转为闭证，尚有一线生机。③辨气虚轻重：本病以元气亏虚为本，主要鉴别气虚的程度，气虚不明显，尚可“霸道”攻邪，气虚严重，应“王道”扶正祛邪。④辨阴虚有无，风动是本病的最主要的标证，阴虚阳浮，虚阳上越，为本虚标实之候，应育阴平肝、标本兼治。风阳上扰为肝风实证，无阴虚之根，应急则平镇肝阳治其标。

另外，治疗应注意老年人年老体虚、脏腑虚损的基本生理特点，脾胃为中土，为“后天之本”“保得一分胃气，便有一分生机”，整个病程中应注意保护胃气。治疗上泻法应中病即止，补法不应碍胃。

（一）中经络

1. 风痰阻络证

【证候特点】突然偏身麻木，肌肤不仁，口舌㖞斜，言语不利，或半身不遂，舌强言謇或不语，头晕目眩，痰多而黏，舌质暗淡，舌苔白腻，脉弦滑。多见于脑梗死的急性期。

【治法】熄风化痰，活血通络。

【方药】化痰通络汤。

半夏10g、橘红10g、枳壳10g、川芎10g、红花10g、石菖蒲10g、远志5g、丹参15g、炙甘草5g。

【加减】若痰浊比较明显，可加佩兰、芒果核祛湿化痰；若痰热者，加胆南星、竹茹、瓜蒌皮清热化痰。瘀象明显者加三七、络石藤祛瘀通络，肢体麻木明显，加全蝎、蜈蚣祛风通络。

2. 风火上扰证

【证候特点】突发半身不遂，偏身麻木，舌强言謇或不语，或口舌㖞斜，眩晕头痛，面红目赤，口苦咽干，心烦易怒，尿赤便干，舌质红或红绛，舌苔黄腻，脉弦有力或弦数。多见于急性期。

【治法】平肝熄风，泻火通络。

【方药】天麻钩藤饮。

天麻10g、钩藤15g（后下）、石决明30g（先煎）、川牛膝10g、黄芩10g、栀子10g、益母草15g、夏枯草10g、地龙10g。

【加减】头晕头痛明显者，加菊花、桑叶清肝止痛；心烦易怒、风阳化火，加牡丹皮、白芍、郁金清肝熄风；痰瘀明显者，加川芎、毛冬青、胆南星化痰祛瘀；大便秘结加大黄、虎杖泻下通腑；风火较甚者可用羚角钩藤汤清火熄风。

3. 气虚血瘀证

【证候特点】半身不遂，口舌㖞斜，舌强言謇或不语，偏身麻木，面色无华，气短乏力，自汗，或肢体肿胀，纳差，便溏，舌质暗淡，舌苔薄白或白腻，脉沉细。多见于恢复期，也可见于急性期。

【治法】益气活血通络。

【方药】补阳还五汤。

黄芪 15~30g、当归 10g、桃仁 10g、红花 10g、赤芍 15g、川芎 10g、地龙 10g。

【加减】气虚明显，加党参、五指毛桃、牛大力益气补虚；言语不利，加远志、石菖蒲化痰开窍；小便失禁，加桑螵蛸、益智仁益肾缩尿。

4. 阴虚风动证

【证候特点】平素头晕头痛，耳鸣目眩，手足心热，口燥咽干，少眠多梦，腰膝酸软。突然半身不遂，偏身沉重麻木，口舌㖞斜，舌强语謇，舌质红绛或暗红，少苔或无苔，脉细弦或细弦数等。多见于恢复期，亦可见于急性期。

【治法】滋阴潜阳，熄风通络。

【方药】镇肝熄风汤。

白芍 15g、天冬 10g、玄参 10g、龟板 15g（先煎）、龙骨 15g（先煎）、牡蛎 15g（先煎）、牛膝 10g、当归 10g、丹参 10g。

【加减】头晕头痛明显加天麻、钩藤平肝熄风；心烦失眠者，加黄芩、山栀、郁金清心除烦；痰瘀明显者加竹茹、瓜蒌、川芎、益母草化痰祛瘀。

5. 肝肾亏虚证

【证候特点】半身不遂，患肢僵硬，拘挛变形，舌强不语，患肢肌肉肿胀或萎缩，舌淡红或红，脉沉细。多见于恢复后期或者后遗症期。

【治法】滋养肝肾、化痰通络。

【方药】左归丸合用地黄饮子。

熟地黄 10g、山萸肉 10g、山药 15g、制首乌 15g、枸杞 10g、麦冬 10g、石斛 10g、菟丝子 10g、当归 10g、肉苁蓉 15g、丹皮 10g、桑枝 10g。

【加减】痰瘀明显者加川芎、瓜蒌皮化痰祛瘀；肢体僵硬或肿胀者加络石藤、宽筋藤舒筋通络；阴虚及阳则加淫羊藿、仙茅温中助阳。

（二）中脏腑

1. 痰湿蒙窍证

【证候特点】神志昏蒙，痰涎壅盛，面白唇暗，半身不遂，静卧不烦，肢体松懈，四肢不温，或周身湿冷，二便自遗，舌苔白腻，脉沉滑。多见于急性期。

【治法】化痰熄风，开窍醒神。

【方药】涤痰汤。

法半夏 10g、陈皮 10g、枳实 10g、胆南星 5g、茯苓 15g、石菖蒲 10g、竹茹

5g、远志 10g、丹参 15g、甘草 5g；合用苏合香丸鼻饲。

【加减】痰多者加瓜蒌、法夏、芦根化痰祛浊；痰湿化热者加黄芩、山栀清热燥湿；烦躁者加莲子心、淡竹叶清心除烦。

2. 痰热闭窍证

【证候特点】神志昏蒙，鼻鼾痰鸣，半身不遂或肢体强痉拘急，面赤身热，气粗口臭，躁扰不宁，甚则抽搐、呕血，大小便闭，舌质红绛，舌苔黄腻或黄褐腻而干或燥，脉弦滑而数。多见于急性期。

【治法】清热化痰，醒脑开窍。

【方药】羚羊角汤。

羚羊角 30g（先煎）、珍珠母 30g（先煎）、竹茹 10g、天竺黄 15g、石菖蒲 10g、远志 5g、夏枯草 10g、丹皮 15g；鼻饲安宫牛黄丸。

【加减】痰多者加胆南星、瓜蒌子清热化痰，脉细无力者加人参、党参益气补虚；肢体抽搐加天麻、钩藤熄风止痉；呕血者加栀子炭、生地炭清热止血。

3. 元气败脱证

【证候特点】神志昏愦不知，目合口张，四肢松懈软瘫，鼻鼾息微，肢冷，汗多，二便自遗，舌质紫暗，舌苔白腻，脉微欲绝。多见于急性期之危重症，病情危笃临终之时，属于中风危候，多难救治。

【治法】益气回阳固脱。

【方药】参附汤。

人参 15g（单煎）、附子 10g（先煎）等鼻饲。

【加减】汗出不止者加龙骨、牡蛎、五味子、山萸肉止汗固脱；痰瘀者加丹参、赤芍、瓜蒌皮、贝母祛瘀化痰。

四、医案解要

（一）何炎燊医案

韩某，男，61 岁，2005 年 11 月 23 日初诊。

【病史】患者因“言语謇涩、左下肢无力疼痛 1 个月余”门诊来诊。患者于 2005 年 10 月 20 日突然出现言语謇涩，左下肢无力疼痛，腰腿酸软，腰部疼痛而不能伸直，走路时弯腰，上楼梯要家人扶持。在当地某医院住院，诊断为急性脑梗死，治疗 1 个月左右，效果欠佳，由家属送至门诊。患者有多年脑梗死、糖尿病、高血压、高脂血症病史，长期服降血糖、降血脂、降压药以及血栓通等药物。

【刻下症】患者神识清楚，精神亢奋，能对答，反应较迟钝，形体高大、丰腴，面色潮红，声音响亮，言语謇涩，烦躁易怒，左上肢能握物，左下肢疼痛无力、筋惕肉瞤，自述夜尿频多，每晚小便4~5次，睡眠、胃纳、大便均正常。舌质暗红，苔黄燥，脉弦滑数。

【辅助检查】2005年10月20日空腹血糖9.8mmol/L，总胆固醇3.90mmol/L，低密度脂蛋白胆固醇2.26mmol/L，肾功能、肝功能、B超等各项体检项目正常。脑CT检查提示：未发现新脑梗死灶。

【诊断】西医诊断：老年脑梗死（急性期）。

中医诊断：老年缺血性中风（风火上炎）。

【治法】平肝熄风，清热泻火，育阴通络。

【方药】羚角钩藤汤加减。

羚羊角（另煎）10g、钩藤15g、桑叶15g、菊花15g、地龙15g、夏枯草20g、丹参15g、三七5g、银花藤25g、干地黄20g、天冬15g、丝瓜络15g、赤芍15g、白芍15g、竹茹15g。7剂，日一剂，水煎服。

【二诊】面色潮红稍消退，烦躁及精神亢奋好转，左下肢走路较前明显好转，上楼梯不需人扶，左下肢疼痛及筋惕肉瞤减轻。血压135/82mmHg。舌质暗红，苔黄厚腻，脉略弦、滑数。以前方加减。

组方：羚羊角（另煎）10g、钩藤15g、桑叶15g、菊花15g、玄参20g、干地黄20g、麦冬15g、川贝母15g、竹茹15g、石斛20g、蝉蜕15g、地龙15g、白芍25g、银花藤25g。7剂，水煎服，日一剂。

【三诊】烦躁消失，情绪平静，口干，口渴，言语较前清晰。舌质暗红，黄燥苔转润，脉略弦细，稍数。此拟人参固本汤加减。

组方：玄参20g、干地黄20g、天冬15g、麦冬15g、石斛15g、玉竹20g、石决明（先煎）30g、珍珠母30g、银花藤25g、地龙15g、牛膝15g、桑寄生20g、丹参15g、三七5g、太子参20g。14剂，水煎服，日一剂。

【四诊】左下肢疼痛及筋惕肉瞤缓解，步行明显好转，面色正常，言语清晰，腰痛及口干、口渴大减，二便、胃纳正常。血压115/90mmHg。舌质暗红，苔薄黄不燥，脉细略弦。

组方：玄参 20g、干地黄 25g、天冬 15g、麦冬 15g、石决明（先煎）30g，珍珠母（先煎）30g、山茱萸 15g、川贝母 15g、桑叶 15g、瓜蒌仁 15g、山药 25g、茯苓 20g、北沙参 20g。14 剂，水煎服，日一剂。

【按】何炎燊教授是东莞市中医院的奠基人之一，其奠定了中医老年病的专科理论基础，在老年病的诊治中有丰富的临床经验。何炎燊认为本例患者为老年人，共病多病，年老肾阴不足，久病气血亏损，筋脉失养。气虚则运血无力，血流不畅，经脉瘀滞不通；阴血亏虚，水不涵木，肝阳偏亢，内风旋动，挟痰浊、瘀血上扰清窍，肾虚不能上荣舌本。治宜滋肾阴、平肝熄风、活血通络。故以羚角钩藤汤加减，羚羊角、钩藤平肝熄风，桑叶、菊花、夏枯草清热平肝，地龙、丹参、三七、丝瓜、赤芍络活血通络，竹茹化痰，干地黄、天冬滋阴补肾，白芍、银花藤柔肝解痉止痛。复诊可见心肝虚火已平，但肾阴仍虚。宜滋肾阴，平肝潜阳，活血通络，以玄参、干地黄、天冬、麦冬、石斛、玉竹养阴育阴；石决明、珍珠母“介类”潜阳，体现“育阴潜阳”的治疗法则。再诊见肾阴渐复，经脉瘀阻状况得到进一步改善，宜育阴潜阳，配合健脾化痰之法。也体现何炎燊教授对老年疾病治疗后期，“要固护脾胃，不忘对脾胃的关注”的观点。

（二）刘茂才医案

陈某，男，91 岁，2006 年 4 月 25 日初诊。

【病史】患者因“左侧肢体活动不利 2 月余”至门诊就诊。患者有高血压病史。2006 年 2 月 19 日突发左侧肢体活动不利，言语尚清，无恶寒发热、咳嗽气喘、胸闷心悸、腹胀腹痛、尿频尿急等，在当地医院诊断为“栓塞性中风”。经治疗后仍左侧肢体活动不利，目前规律服用降压药物，在进行针灸治疗，为寻求中医中药治疗，特来门诊就诊。

【刻下症】神清，精神一般，言语尚清，左侧肢体活动不利，无恶寒发热、咳嗽气喘、胸闷心悸、腹胀腹痛、尿频尿急等，无耳鸣耳聋、肢体麻木等，纳可，寐差，夜尿 3~4 次 / 晚，大便无力，质尚可，一日一次。舌暗红，苔薄白，脉弦结。

【辅助检查】头颅 MR：右侧基底节新发脑梗死。

【诊断】西医诊断：老年脑梗死（恢复期）。

中医诊断：老年缺血性中风（气虚血瘀、肝肾不足）。

【治法】益气活血,补益肝肾。

【方药】自拟方:黄芪 40g、党参 20g、川芎 15g、丹参 15g、天麻 12g、川杜仲 15g、鸡血藤 15g、牛膝 12g、姜半夏 12g、桑寄生 15g、山茱萸 15g、酸枣仁(炒)20g、3 剂,水煎温服。

【二诊】2006 年 5 月 2 日睡眠改善,余基本同前,舌脉基本同前,前方加减治疗,组方如下:黄芪 40g、党参 20g、川芎 15g、丹参 15g、天麻 12g、川杜仲 15g、姜半夏 12g、桑寄生 15g、山茱萸 15g、酸枣仁(炒)20g、肉苁蓉 20g、枸杞子 15g。5 剂,水煎温服。

【三诊】患者自行在当地服用上述药物,2006 年 8 月 24 日复诊,患者左下肢无明显乏力,左上肢仍活动不利,近期出现右膝疼痛、腰痛,纳可,寐一般,夜尿 3~4 次 / 晚,大便不畅,质偏干。舌暗红,苔薄黄,脉弦结。

组方如下:黄芪 40g、党参 20g、川芎 15g、丹参 15g、天麻 12g、川杜仲 15g、桑寄生 15g、山茱萸 15g、肉苁蓉 20g、枸杞子 15g、续断 15g、红毛五加皮 15g。3 剂,水煎温服。

【四诊】2006 年 8 月 31 日复诊,左上肢活动不利改善,右膝痛、腰痛减轻,间有眩晕,持续时间短,语言清晰,纳可,眠差,夜尿 3~4 次,大便日 1~2 行,质溏。舌暗红,苔薄黄,脉弦结。

组方:黄芪 40g、党参 20g、川芎 15g、丹参 15g、天麻 12g、川杜仲 15g、桑寄生 15g、山茱萸 15g、枸杞子 15g、红毛五加皮 15g、白术 15g、牛膝 12g。5 剂。水煎温服。

【五诊】2007 年 4 月 17 日复诊,患者左上肢活动不利较前明显改善,左下肢活动基本正常。右膝少许疼痛,腰痛以久站后出现,休息后可缓急。夜尿 3~4 次 / 晚,大便 1~2 次,质溏。舌暗红,苔薄黄,脉弦结。

组方:黄芪 40g、党参 20g、天麻 12g、川芎 15g、丹参 15g、川杜仲 15g、枸杞子 15g、红毛五加皮 15g、白术 15g、牛大力 30g、金樱子 15g、菟丝子 15g。5 剂,水煎服。

【随访】2009 年 1 月 7 日随访,患者左上肢轻微乏力,活动欠灵活,左下肢行走基本正常。纳眠可,夜尿 3~4 次,大便可。

【按】东莞市中医院老年病科成立了全国名中医刘茂才"薪火"工作室,在工作室工作中临证跟诊,总结经验。刘茂才教授认为患者为高龄老年患者,年老体虚，脏腑功能衰退，肝肾不足，元气亏虚、气不行血，瘀血脑脉发为本病。急性期后虚实夹杂，以虚为主。本病证属气虚血瘀、肝肾两虚。治疗以补气活血、滋补肝肾。方中大剂量的黄芪大补元气。党参益气健脾，杜仲、牛膝、桑寄生、山茱萸补益肝肾，酸枣仁、天麻养肝平肝，川芎、丹参、鸡血藤活血，半夏燥湿化痰。全方以扶正益气、补益肝肾为主，黄芪配合党参加强补气之功，痰瘀互结贯穿始终，故痰瘀同治、活血化痰。首诊后舌脉基本稳定，故主方不变，守方视辨证而略作加减。老年患者，脏腑功能亏虚，恢复能力低下，经半年的中医调养，肢体功能基本恢复，生活能力明显增加，体现了“证不变，贵在守方”的观点。

（三）缪晓路医案

杨某，男，62岁，2023年10月20日初诊。

【病史】患者“左侧肢体乏力13天”门诊就诊。既往有血压升高病史，未规律诊治，曾有吸烟，已戒烟20年。患者在2023年10月7日突发左侧肢体乏力麻木，言语欠清，在东华医院住院治疗，诊断为急性脑梗死，经治疗10天后出院，服用抗血小板聚集、调脂稳斑、调控血压等治疗。现仍觉左侧肢体乏力麻木、言语欠清，为寻求中医治疗来门诊。

【刻下症】神清，精神尚可，言语欠清，口角稍右歪，左侧肢体乏力、麻木，无恶寒发热、胸闷心悸、咳嗽咯痰、腹胀腹痛等，纳寐尚可，二便尚可。舌淡，有齿痕，苔白厚腻，脉沉滑。

【辅助检查】头颅MR：右侧基底节-额叶急性脑梗死。

【诊断】西医诊断：脑梗死（恢复期）。

中医诊断：缺血性中风（痰瘀阻络）。

【治法】化痰祛瘀通络。

【方药】化痰通络汤加减。

法半夏10g、茯苓10g、陈皮5g、石菖蒲10g、酒川芎10g、制远志5g、桑枝10g、络石藤10g、鸡骨草10g、郁金10g、白术15g、炙甘草5g。14剂，水煎服。

【二诊】2023年11月3日复诊，诸症基本同前，自诉精神改善，舌淡，有齿痕，苔白厚稍腻，脉沉滑。

组方：法半夏10g、茯苓10g、陈皮5g、石菖蒲10g、酒川芎10g、制远志5g、桑枝 10g、络石藤 10g、瓜蒌皮 5g、鸡蛋花 10g、五指毛桃 15g、炙甘草 5g。14 剂，水煎服。

【三诊】因路途较远，继续在当地维持上方服用，2024 年 1 月 16 日复诊，神清，左下肢乏力明显改善，言语较前改善，左侧肢体外侧仍有麻木，纳寐正常，二便尚可，舌淡白，略有齿痕，苔白厚，脉沉略滑。

组方：法半夏 10g、茯苓 10g、陈皮 5g、石菖蒲 10g、酒川芎 10g、桑枝 10g、乌梢蛇 5g、络石藤 10g、路路通 10g、炙甘草 5g。14 剂，水煎服。

【随访】后一直进行脑梗死二级预防，间断服用上述中药。2025 年 2 月随访情况：神清，精神尚可，言语基本正常，左下肢活动基本正常，正常生活，纳寐、二便正常。

【按】患者为老年男性，劳倦体虚，脏腑功能亏虚，脾虚气弱，痰浊内生，发病时标邪为主，故急则治其标，化痰祛浊通络为先，以二陈汤为基础方，半夏、陈皮、石菖蒲、远志化痰祛湿、开窍醒神，鸡骨草化浊利湿。川芎、郁金活血，桑枝、络石藤通络，以白术、茯苓、陈皮以健脾行气，炙甘草调和诸药。二诊时痰浊减轻，体虚仍在，加用五指毛桃益气通络。三诊体虚有改善，正气有回复，继续化痰通络为主，桑枝、乌梢蛇、络石藤、路路通加强通络作用。本方体现了对老年缺血性中风，要注意脾虚之本的调护。注重通络之法，强调藤类、虫类药物的应用，可以加强通络作用，提高临床疗效。

名家验方

1. 薛氏 4 号方（李士懋方）

组成：黄连 10g、地龙 10g、威灵仙 10g、秦艽 10g、丝瓜藤 10g、海风藤 15g、滑石 10、苍耳子 10g。

主治：中风，证属湿热内蕴、痰瘀阻络、肝肾阴虚。

功效：清热除湿，通络熄风。

加减：若瘀象明显，加水蛭；痰多，加石菖蒲、远志；肝肾亏虚明显，加牛膝、桑寄生；若胃纳差，加佩兰、炒莱菔子；若久用，苍耳子改苍术。

按：李士懋国医大师认为湿热不仅可以作为引发中风的始动因素发生在中风急性期，还因湿性黏滞，与热相搏，胶着难解，不易清除，故又常常存留于中风的恢复期和后遗症期，使中风迁延日久，缠绵难愈，且易于复发，故湿热之邪常常贯穿中风病程的始终。

酒炒黄连为君药。黄连苦寒，善清脾胃湿热，酒炒黄连不仅可以增强其宣通脉络之力，同时可以防其苦寒冰伏气机。地龙、威灵仙、秦艽三药兼具疏通脉络、清热熄风之功效，共为臣药。其中，地龙咸寒，善行走窜，既可通经活络，又可清热熄风。威灵仙辛咸，具有通经活络之功效，可作为诸药之先导，畅行周身。秦艽为风中润药，具有通经活络、养血舒筋之功效。滑石具有清热利湿作用，海风藤、丝瓜藤、苍耳子具有疏通和宣通脉络作用，共为佐药。诸药共奏清热利湿、通络熄风之功。

2. 痰瘀同治验方（沈宝藩方）

组成：茯苓15g、清半夏9g、橘红12g、土鳖虫10g、桃仁10g、瓜蒌15g、枳壳9g、僵蚕10g、全蝎10g、甘草5g。

主治：缺血性中风，证属风痰阻络。

功效：熄风化痰，活血通络。

加减：若痰湿重者加石菖蒲、远志；若痰湿化热加竹茹、胆南星；若瘀重者加当归、川芎、三七粉；若气虚甚者加白术、茯苓、党参；若舌强语謇者加郁金、远志。

按：东莞市中医院中医老年病科建立沈宝藩国医大师传承工作室，沈宝藩国医大师临证带徒教学，他认为缺血性中风的发病诱因虽有多种，而发病时“痰瘀互结”为其共同的病理特征。老年人年老体虚，脏腑亏虚，元气不足，失其温煦，气血津液不畅，津阻成痰，血阻成瘀，痰瘀阻滞脑窍，而发为缺血性中风。他认为“无痰不卒中”“百病兼痰”“百病兼瘀”，风痰阻络是其中一个常见证型。

方中二陈为君，半夏、茯苓燥湿化痰祛湿，以橘红理气化痰、瓜蒌化痰祛浊为臣，土鳖虫、桃仁化瘀活血通络，亦为臣，僵蚕、全蝎熄风化痰通络为佐，枳壳行气宽中亦为佐，甘草为使调和诸药，全方熄风化痰、活血通络。

特色疗法

1. 针灸

（1）毫针疗法

1）中经络选穴：内关、极泉、尺泽、委中、三阴交、足三里。

加减：风痰阻络加丰隆、合谷；风火上扰加太冲、太溪；气虚血瘀加气海、血海；阴虚风动加太溪、风池；肝肾亏虚加阴陵泉、肾俞；口角㖞斜加颊车、地仓；失语加廉泉、听宫、耳门；上肢不遂加手三里、合谷；下肢不遂加环跳、风市。

操作：毫针针刺，根据辨证提插捻转补泻，缺血性中风急性期可留针30分钟；恢复期后可得气后加电针30分钟。

2）中脏腑选穴：百会、四神聪、内关。

加减：闭证加十宣、合谷、太冲；脱证加关元、气海、神阙。

操作：内关捻转泻法，运针1~3分钟；素髎用雀啄法。十宣三棱针点刺放血。太冲、合谷用泻法、强刺激。关元、气海用大艾柱灸法；神阙用隔盐灸。

（2）头针疗法

取穴：运动障碍取病灶侧运动区；感觉障碍取病灶侧感觉区，平衡障碍取病灶侧平衡区；不自在运动区病灶侧舞蹈震颤区；言语障碍取语言1~3区。

操作：毫针平刺入头皮下，快速捻转2~3分钟后，用电针、疏密波，留针30分钟，留针期间鼓励患者活动肢体。

2. 火龙罐

针对缺血性中风恢复期的患者，对肢体偏瘫患侧可进行小罐火龙罐治疗，起到温通经络的作用。协助患者取舒适体位，暴露施罐的患肢，用纱块清洁皮肤，先把火龙罐专用艾正中固定于罐底，点燃艾炷，感受温度，在治疗部位皮肤涂上按摩膏或对症的精油保护，手接触患者皮肤后施罐，由轻到重。行罐30分钟。

3. 中医定向透药

针对缺血性中风恢复期的患者，对肢体偏瘫患侧进行中医定向透药治疗。采用院内协定方“通络方”作为透药药物，将浸泡好的中药棉片放入电极片中间，在偏瘫患肢部位贴上电极片，将中医定向透药机选择导入模式，设置热度标准值为1~2挡。每次20分钟。

五、预防调摄

（一）总体原则

1. 起居得宜　急性发作期患者，应当卧床休息，防治“劳则气耗”“烦劳则张”；待病情稳定后，劳逸结合；尽量保持病室安静清洁，保证空气流通、防止呼吸道感染。

2. 调节情志　稳定不安焦虑情绪，缓解低落抑郁情绪，防止情绪波动、情志失调、加重病情。

3. 饮食有节　不宜饱餐，应清淡，忌食辛香、肥甘厚味及醇香之品。

4. 增强体质　在疾病恢复期，要根据本身体质情况，保精养生，培补元气，选择合适的锻炼方法，增强体质，预防中风再发。

（二）中医饮食养生

1. 大枣粳米粥　以黄芪、生姜各15g，桂枝、白芍各10g，加水浓煎取汁，去渣。取粳米100g，红枣4枚加水煨粥。粥成后倒入药汁，再稍煮片刻，调匀即可。每日1次，用于治脑梗死后遗症气虚血瘀证。

2. 羊肚山药汤　取羊肚1具，去筋膜后洗净切片，加水煮烂后，放入鲜山药200g，煮至汤汁浓稠，喝汤吃羊肚、山药。适用于脑梗死后体质虚弱者。

3. 栗子桂圆粥　栗子10个（去壳用肉），桂圆肉15g，粳米50g，白糖少许。先将栗子切成碎块，与米同煮成粥，将熟时放桂圆肉，食用时加白糖少许。用于脑梗死后遗症肝肾不足证。

4. 枸杞羊肾粥　枸杞子30g，羊肾1个，羊肉50g，粳米50g，葱、五香粉适量。将羊肾、羊肉片与枸杞子并入佐料先煮20分钟，下米熬成粥即可。晨起做早餐食用。用于脑梗死后遗症阴阳两虚者。

5. **天麻焖鸡**　母鸡 1 只（约重 1 500g），天麻 15g，水发冬菇 50g，鸡汤 500ml，调料适量。将天麻洗净，切薄片，放碗内，上屉蒸 10 分钟取出；鸡去骨，切成 3cm 见方的块，用油氽一下，捞出备用。将葱、姜用油煸出香味，加入鸡汤和调料，倒入鸡块，文火焖 40 分钟；入天麻片，5 分钟后淀粉勾芡，淋上鸡油即可。用于脑梗死风阳上扰证。

6. **乌鸡汤**　取母乌骨鸡 1 只，去毛及肠杂，洗净切块后加入清水、黄酒等量，文火煨炖至骨酥肉烂时即成。食肉饮汤。适于脑梗死后言语蹇涩、行走不便者。

第九章　老年痴呆

一、概　　述

老年期痴呆多起病于老年前期或老年期，且大约有 80% 以上的患者为血管性痴呆、阿尔茨海默病或混合性痴呆，临床症状表现为认知功能障碍、生活能力下降或伴有精神症状。有关统计数据资料显示，近年来我国的老年痴呆患病人数逐年呈现出递增态势，其中 65 岁及以上的老年人群体中有 5%~8% 的患病率，80 岁及以上的老年人患病率更是高达 20% 及以上。目前，老年痴呆在高致死疾病中排第四位，是社会上棘手的问题。虽然老年血管性痴呆呈阶梯样认知功能损害，对脑血管的干预可以改善认知，但随着血管的衰老，认知功能仍会缓慢加重。阿尔茨海默病性痴呆随着年龄的增加认知功能逐步出现不可逆转的恶化，当前的治疗都只能延缓疾病的进展，老年期痴呆目前仍是一种无法治愈的疾病。因本病发病隐匿，发展缓慢、病程长，中晚期疗效不佳，故早期的评估诊断、早期的干预治疗显得尤为重要。

老年期痴呆属于中医“老年痴呆”的范畴，又称“老年呆证”。中医从整体观出发，从虚、痰、瘀、气郁等论治痴呆，通过中医中药、针灸、导引等方法延缓老年痴呆的加重进程，改善老年痴呆的临床表现，提高生活能力。

二、病因病机

中医认为老年痴呆是由年老精气亏虚，髓减脑消，神机失用，而致呆傻愚笨为主要临床表现的一种神志异常症候群。痴呆以本虚为主，多为肾、脾、心、肝亏虚，而痰、瘀、气郁为标，或化风、或化火、或成毒，终至本虚标实。

1. **年老精气虚衰**　肾为先天之本，脾为后天之本，年老体衰，肾精渐亏，肝肾不足，精亏血少；脾气渐亏，气血生化无源，气血两虚。脾肾不足，精气血虚衰，不能上充于脑，“高年无记性者，髓海渐空”（《医林改错》），髓海空虚，日久元神失用而致老年痴呆。

2. **脏腑功能失调**　年老脏腑功能失调，气血津液运行失常，"呆病之成，必有其因，大约其始也，起于肝气之郁"（《辨证录·呆病门》），气机不利，气化失职，枢机不利，升降失常，气不行血易滞，津不化易成痰，气滞、血瘀、痰浊胶着，痰瘀互结，蒙蔽清窍，神明失用，发为老年痴呆。

3. **中风疾患**　老年人因起居饮食失常，肝肾阴亏、肝阳化风；脾肾不足、内生痰瘀；或脑脉痹阻；或血溢脑脉之外，发为中风。中风后痰瘀阻滞，脑络不通，气血精微不能上输于滋养脑髓，邪毒瘀滞，脑消髓减，神机失用，则发为老年痴呆。

三、辨证论治

老年痴呆以脏腑亏虚贯穿始终，以心脾肾三脏为主，而痰浊、瘀血、气郁、毒邪往往在不同的阶段表现的轻重不同，辨证应先辨脏腑之亏虚，后辨标实之轻重。故治疗以补虚为主，益肾、填精、补脾、养心，治标为辅，化痰、祛瘀、行气、解毒。老年痴呆起病隐匿，病程长，病势迁延，应注意扶正祛邪的先后与程度的辨别，祛邪不伤正，补虚不恋邪。汤剂、丸剂、膏方等不同剂型序贯使用有助于提高老年痴呆患者的临床疗效与依从性。

1. 髓海不足

【**证候特点**】记忆力减退，理解、记忆力差，头昏耳鸣，健忘失眠，懈怠思卧，发脱齿摇，腰酸腿软，舌瘦色淡，苔白，脉沉细无力。

【**治法**】补肾益髓，填精养神。

【**方药**】七福饮加龟鹿二仙胶。

人参5g、熟地黄10g、当归10g、白术（炒）5g、酸枣仁5g、制远志5g、龟板（先煎）15g、鹿角胶10g（烊化）、枸杞子10g、炙甘草5g。

【**加减**】心神不宁、失眠易惊者加酸枣仁、柏子仁、生龙齿加强养心镇静安神；若四肢不温、畏寒怕冷、大便难解者加肉苁蓉、锁阳、胡桃仁温阳通便。

2. 脾肾阳虚

【**证候特点**】记忆力、理解力、判断力减退，神情呆滞，沉默寡言，健忘头晕，畏寒肢冷，倦怠流涎，膝酸软，腹胀便溏，食少纳差，夜尿频多，舌胖齿痕，脉缓尺弱。

【治法】温补脾肾，温阳安神。

【方药】还少丹。

熟地黄 10g、山茱萸 5g、山药 10g、牛膝 10g、枸杞子 10g、茯苓 5g、杜仲 5g、远志 5g、五味子 5g、楮实 5g、小茴香 5g、巴戟天 5g、肉苁蓉 5g、石菖蒲 5g、红枣 5g。

【加减】若纳呆者加白术、麦芽、谷芽健脾和胃消食；若阳痿早泄者加锁阳、淫羊藿益肾温阳；若夜寐不安者加合欢皮、桂枝、白芍解郁、调和营卫以安神。

3. 肝肾阴亏

【证候特点】记忆力减退，理解、记忆力下降，头晕耳鸣，发白齿松，双目失神，表情呆滞，筋惕肉瞤，腰膝酸软，颧红盗汗，舌红，少苔或无苔，脉弦细。

【治法】滋养肝肾，益阴养神。

【方药】大补阴丸。

熟地黄 30g、龟甲 30g（先煎）、知母 15g、黄柏 5g、枸杞子 15g、阿胶 15g（烊化）。

【加减】若头痛者加珍珠母、龙骨、牡蛎平肝止痛；若心中烦热者加栀子、莲子清心除烦；便秘者加瓜蒌子、火麻仁润肠通便。肝肾阴虚不甚者，可以六味地黄丸加减补益肝肾。

4. 心脾两虚

【证候特点】理解力下降、记忆力减退，神疲倦怠，少气懒言，头昏面白；淡漠倦怠，多梦易惊；善愁健忘，心悸出汗，善悲欲哭；舌淡苔白，脉细弱无力。

【治法】补益心脾，养血安神。

【方药】归脾汤。

人参 10g、白术 10g、当归 10g、白茯苓 10g、黄芪 10g、龙眼肉 10g、远志 10g、炒酸枣仁 10g、木香 5g、炙甘草 5g。

【加减】情感脆弱、情绪异常者加莲子心、郁金、茯神宁心解郁；夜寐不安者加首乌藤、合欢皮解郁安神；纳呆者加白术、麦芽益脾消食。

5. 痰浊蒙窍

【证候特点】记忆力减退，智力衰退，痰多体胖，无欲无语，头重神呆；抑郁淡漠，多梦早醒，哭笑无常；亲疏不辨，洁秽不分；舌苔黏腻浊，脉弦而滑。

【治法】健脾化湿、豁痰开窍。

【方药】洗心汤。

党参 15g、茯神 15g、半夏 15g、陈皮 10g、神曲 10g、熟附子 5g(先煎)、菖蒲 5g、生枣仁 10g、甘草 5g。

【加减】若痰浊化热者加黄芩、栀子；脾虚者加白术、茯苓；便秘者加火麻仁、厚朴。

6. 瘀阻脑络

【证候特点】智力减退，思维异常，反应迟钝，行为古怪；妄思离奇，梦幻游离；或肌肤甲错，或偏瘫麻木，言謇足软，舌紫瘀斑，脉弦细或涩。

【治法】活血化瘀，通窍醒神。

【方药】通窍活血汤。

桃仁 10g、红花 10g、赤芍 15g、川芎 10g、丹参 15g、石菖蒲 10g、鲜姜 3 片、大枣 4 枚、酒一盅。

【加减】四肢不温、口中流涎者加黄芪、益智仁益气摄涎；若头痛头昏、口中秽浊者加半夏、橘红、石菖蒲、胆南星化痰祛浊开窍；若口苦口臭、便干烦躁者加大黄、瓜蒌仁化痰通腑。

四、医案解要

(一) 沈宝藩医案

李某，男性，72 岁，2002 年 7 月 12 日初诊。

【病史】患者因“头晕、健忘 1 个月”于门诊就诊。患者有多发性脑梗死 5 年。1 个月前开始出现头晕，思睡，家属发现其反应迟钝、健忘，外出常找不到家，在外院诊断为“血管性痴呆”，住院期间门诊求治。

【刻下症】神清，精神差，思睡，面容呆滞，反应迟钝，头晕，双下肢沉重，畏寒肢冷，纳欠佳，大便溏，小便正常，舌淡暗，苔滑腻，脉细滑。

【诊断】西医诊断：血管性痴呆。

中医诊断：老年痴呆(脾肾阳虚、痰瘀阻窍)。

【治法】益气补肾，健脾化痰通络，开窍益智。

【方药】益智治呆方加减。

益智仁 15g、鹿角胶 15g(烊化)、黄芪 13g、石菖蒲 10g、远志 10g、郁金 10g、当归 10g、川芎 10g、酒大黄 6g、茯苓 10g、白术 10g、菟丝子 10g。7 剂，日一剂，水煎服。

【二诊】2002 年 7 月 19 日复诊，仍有思睡，头晕减轻，大便溏改善，余症同前。舌暗不红，苔厚腻，脉细滑。

组方：益智仁 15g、鹿角胶 15g(烊化)、黄芪 13g、石菖蒲 10g、远志 10g、郁金 10g、当归 10g、川芎 10g、酒大黄 6g、茯苓 10g、白术 10g、菟丝子 10g、肉桂 6g、仙茅 13g、制南星 6g。14 剂，日一剂，水煎服。

【三诊】2002 年 8 月 12 日复诊，病情稳定，头晕减轻，思睡改善，双下肢沉重、畏寒肢冷减轻，大便改善。患者出院，出院带上方，配合化痰通脉片 5 片，日三次。

【四诊】上方治疗 4 个月后，患者神清，精神尚可，表情淡漠已改善，无思睡发生，能认识家门，仍有双下肢沉重、畏寒肢冷感。苔转薄腻。

组方：益智仁 15g、鹿角胶 15g(烊化)、黄芪 30g、石菖蒲 10g、远志 10g、郁金 10g、当归 10g、川芎 10g、酒大黄 6g、茯苓 10g、白术 10g、菟丝子 10g、肉桂 6g、仙茅 13g、制南星 6g、补骨脂 13g。日一剂，水煎服。配合补气脉通片，每次 5 片，每日 3 次。

【随访】上方调治半年余，患者神情佳，上述诸症明显减轻。

【按】东莞市中医院内六科成立国医大师沈宝藩传承工作室，门诊跟诊学习，总结临床经验。沈宝藩教授认为本患者年老体虚，中风之疾后，脾肾阳虚，痰瘀阻窍，脑神失充则发为本病。故以补肾健脑治其本虚，祛痰化痰治其邪实。沈老自拟了益智治呆方，方中熟地黄、山茱萸、益智仁补肾益智，鹿角胶温补元阳，黄芪大补元气，石菖蒲、远志化痰祛湿开窍，郁金活血宁心，当归活血养血，川芎活血、又有引药上行之用。大黄以酒制之，并非通便效果，而取其增强活血化瘀之力。考虑本患者苔厚腻、大便溏，故暂去熟地黄、山茱萸，加茯苓、白术健脾祛湿，以菟丝子阴阳双补，可避免熟地黄、山茱萸滋腻通便，二诊肾虚仍在，痰浊未去，故加肉桂、仙茅加强温肾，制南星加强化痰开窍之力。三诊四诊为守方调治，并配合中成药，化痰通脉、补气通脉是沈教授治疗中风的院内制剂，前者针对痰瘀互结化痰通络，后者针对气虚血瘀补气通络。老年痴呆的治疗是一个慢性的管理过程，欲速而不达，力图缓治，方有成效。

（二）刘茂才医案

陈某，女性，98 岁，2008 年 9 月 30 日初诊。

【病史】患者因“记忆力下降 1 年”于门诊就诊。患者 1 年前发现记忆力下降，短期记忆下降明显，健忘，不能回忆，远期记忆力基本正常。当地医院考虑老年性痴呆，曾在当地以针灸治疗。1 年来上述情况逐渐加重，时常伴有神志混乱，胡言乱语，为寻求中医中药治疗，特来门诊。既往有冠心病、高血压病及胆固醇高病史，规律服用药物。查体：血压 93/49mmHg，神清，言语尚可，短期记忆力下降，判断力、定向力尚可，脑神经未见明显异常，四肢肌力 5 级，肌张力尚可，生理反射存在，病理征未引出。

【刻下症】神清，精神尚可，健忘，暂无烦躁、胡言乱语，四肢活动尚可，无恶寒发热、胸闷心悸、咳嗽咯痰、腹痛腹泻等，纳寐尚可，大便秘结，7 日一行，小便调。舌淡红，有齿痕，苔薄黄，脉弦。

【诊断】西医诊断：老年性痴呆。

中医诊断：老年痴呆（心脾亏虚，肾精不足，血瘀阻窍）。

【治法】补气养血，补肾填精，活血开窍。

【方药】黄芪 30g、党参 15g、丹参 15g、熟地黄 15g、枸杞子 15g、制何首乌 15g、肉苁蓉 20g、杜仲 15g、牛膝 12g、巴戟天 15g、天麻 12g、川芎 15g。3 剂，水煎服。

【二诊】2008 年 10 月 8 日复诊，患者神清，精神尚可，健忘，偶有烦躁、胡言乱语，纳寐尚可，小便一般，大便秘结。

组方：黄芪 30g、党参 15g、丹参 15g、熟地黄 15g、枸杞子 15g、制何首乌 15 克、肉苁蓉 30g、巴戟天 15g、天麻 12g、川芎 15g、厚朴 12g、火麻仁 30g。6 剂，日一剂，水煎服。

【三诊】2008 年 10 月 15 日复诊，患者神清，精神尚可，健忘，气短，仍偶有烦躁、胡言乱语，纳眠可，小便正常，大便秘结。

组方：黄芪 30g、红参 12g、丹参 15g、熟地黄 15g、枸杞子 15g、制何首乌 15g、肉苁蓉 30g、巴戟天 15g、天麻 12g、川芎 15g、枳实 12g、火麻仁 30g。6 剂，日一剂，水煎服。

【四诊】2008 年 10 月 22 日复诊，神清，精神尚可，情绪安静稳定，对答改善，暂无胡言乱语，气短改善，纳寐可，小便正常，大便 4~5 日一行。

组方：黄芪30g、红参12g、丹参15g、熟地黄15g、山茱萸15g、制何首乌15g、肉苁蓉30g、巴戟天15g、天麻12g、川芎15g、枳实12g、火麻仁30g。6剂，日一剂，水煎服。

【随访】后曾随访患者，病情相对稳定，纳寐尚可。

【按】东莞市中医院老年病科成立了全国名中医刘茂才“薪火”工作室，在工作室建设过程中整理医案、临证跟诊。刘茂才教授认为患者高龄年老，元气亏虚，脏腑功能衰退，心脾肾三脏亏虚，气血精气耗损，“气为血之帅”，气不足，血行不畅；“精血同源”，精气不足，津血亏虚，脉道失充而瘀滞。元气不足，温煦亏损，脑神失养虚阳浮越则烦躁、胡言乱语。气虚血亏，肠道失润，推动无力则气秘。故黄芪大补元气，党参补益心脾，丹参养血，熟地黄、制何首乌补肾填精，枸杞子益阴补肾，肉苁蓉、杜仲、牛膝、巴戟天温肾固阳，川芎活血，“巅顶，唯风可到”，以天麻引药至脑窍。全方补心脾肾，养气血，活血通窍。二诊病情尚稳定，大便难解，加厚朴、火麻仁宽中润肠通下。三诊出现气短、便秘，考虑气秘，改党参为红参，加强温通之力。四诊诸症改善。本医案通过四诊，以改善老年患者本虚之体，温煦元阳，提高生活质量。

（三）缪晓路医案

杜某，男性，77岁，2024年7月4日初诊。

【病史】患者因“记忆力下降半年”来门诊就诊。患者在半年前被家属发现其出现记忆力下降，对近期的事情容易遗忘，不能回忆，其间曾有一次出去后很难找回家。半年来病情渐有加重，西医诊断为：老年性痴呆。西药予多奈哌齐片、美金刚口服。为求中医治疗门诊就诊。查体：血压117/61mmHg，神清，反应欠灵活，记忆力反应稍慢，不会计算，定向力基本正常，心肺腹无特殊，四肢肌力5级，肌张力正常，生理反射存在，病理征未引出。既往无高血压、糖尿病、冠心病等重大内科病史。

【辅助诊断】东莞市中医院头颅CT（2024年7月4日）：轻度脑萎缩。

【刻下症】患者神识清楚，精神尚可，表情稍淡漠，健忘，纳寐尚可，二便尚可，口唇暗红，舌质淡红，苔白，脉沉弦。

【诊断】西医诊断：老年性痴呆。

中医诊断：老年痴呆（肝肾阴亏、痰瘀阻窍）。

【方药】六味地黄丸加减。

组方：熟地黄 10g、山茱萸 5g、山药 5g、牡丹皮 5g、泽泻 5g、茯苓 10g、川芎 10g、合欢皮 15g、郁金 10g、石菖蒲 10g、远志 5g、炙甘草 5g，7 剂，水煎服。

【二诊】2024 年 7 月 11 日复诊，病情稳定，记忆力、反应情况同前，舌质淡红，苔白，脉沉。

组方：熟地黄 10g、山茱萸 5g、山药 5g、牡丹皮 5g、泽泻 5g、茯苓 10g、川芎 10g、合欢皮 15g、郁金 10g、石菖蒲 10g、五指毛桃 10g、炙甘草 5g。14 剂，日一剂，水煎服。

【三诊】2024 年 8 月 9 日复诊，患者未发生出门不能回家的情况，近期食欲稍下降，余基本正常，舌淡红，苔白，脉沉滑。

组方：熟地黄 10g、山茱萸 5g、牡丹皮 5g、茯苓 10g、川芎 10g、郁金 10g、石菖蒲 10g、五指毛桃 10g、益智仁 10g、建曲 10g、炙甘草 5g。14 剂，日一剂，水煎服。

【四诊】2024 年 8 月 22 日复诊，近期出现夜间偶有喃喃自语，发生一次外出难以找回家的情况，纳食改善，舌淡红，苔白，脉沉滑。

组方：熟地黄 10g、山茱萸 5g、牡丹皮 5g、茯苓 10g、川芎 10g、郁金 10g、石菖蒲 10g、远志 5g、黄芪 10g、益智仁 10g、合欢皮 20g、炙甘草 5g。14 剂，日一剂，水煎服。

【五诊】2024 年 9 月 24 日复诊，病情稳定，无夜间自语，唇稍暗，舌淡红，苔白，脉沉。余基本同前。滋阴健脑片（东莞市中医院院内制剂）6 片，日三次。

【随访】2025 年 1 月随访，患者病情稳定，记忆力尚可，生活基本自理，纳寐尚可，维持治疗。

【按】患者年老，脏腑亏损，肾精不足，肾不生髓，脑消髓减，元神失养发为痴呆，早期表现为记忆力下降、表情淡漠。唇暗多夹血瘀，苔白为痰湿，脉沉为里证、弦为郁滞、痰瘀之象。故以六味地黄丸为基础方加减，“三补”之熟地黄、山茱萸、山药补肾填精，“三泻”之丹皮、泽泻、茯苓防补之过腻，加川芎、郁金活血宁心，合欢皮解郁行气，石菖蒲、远志化痰祛湿开窍，炙甘草调和诸药。二诊病情稳定，再加五指毛桃补气通络，补之不滋腻。三诊食欲有所差，病情稍有波动，考虑老年人需特别重视脾胃后天之本，加建曲消食开胃；益智仁固精增智。后纳食改善后，改用黄芪大补元气。待病情稳定后，改院内制剂滋阴健脑片补肾填精、育阴潜阳、通络开窍。半年的诊治随访，病情相对稳定。痴呆治疗是一个漫长的过程，中西医结合治疗优于单纯的西药治疗，以中药汤剂与中成药的序贯治疗，可以提高临床的依从性。

名家验方

1. 桑女三甲汤（颜德馨方）

组成：桑寄生20g、女贞子20g、白芍15g、天冬15g、生地黄15g、龙骨30g、牡蛎30g、龟板30g。

主治：血管性痴呆，证属肾精不足、虚阳上越。

功效：补肾填精、平肝潜阳。

加减：偏于肾阳虚者加仙茅、补骨脂；偏于阴虚者加枸杞子、熟地、山茱萸。

按：颜德馨国医大师认为补肾填精法是中医传统治疗痴呆的一种方法。《内经》说："脑为髓之海"。肾主骨，生髓，上通于脑，临床上肾虚患者常有脑功能减退。肾主骨生髓，"脑为髓海"，补肾可以健脑。因此运用补肾填精法可使老年人脑功能减退得到改善。而当肾精不足，肝肾亏虚，易出现阴不涵阳，虚阳上越而出现睡眠异常、幻觉等。故在桑寄生、女贞子补肾填精为君药，白芍、天冬、生地黄补肝肾之阴，龙骨、牡蛎潜阳。而龟板既能补肾，也能滋阴潜阳。全方合用，补肾填精、平肝潜阳。

2. 益智治呆方（沈宝藩方）

组成：益智仁15g、鹿角胶（烊化）15g、黄芪13g、石菖蒲10g、远志10g、郁金10g、当归10g、川芎10g、熟地黄13g、山茱萸13g、酒大黄6g。

主治：老年呆病，证属肾气亏虚、痰瘀阻络。

功效：滋肾益气，祛瘀化痰，开窍通络。

加减：若头晕目眩、耳鸣耳聋、颧红、盗汗、舌红、脉细数，加生地黄、白芍、制首乌、龟甲。

若畏寒肢冷、腰膝酸软、尿频不禁、耳鸣耳聋，舌质暗淡，脉沉细，加肉桂、淫羊藿、仙茅、乌药。

若神疲乏力、胸闷气短、面色㿠白，加党参、白术、黄精、茯苓。

若倦怠思卧、不思饮食、脘腹胀满、口多流涎，苔厚腻，脉弦滑，去熟地，加半夏、橘红、制南星、厚朴。

若面色晦暗、肌肤甲错、肢体麻木不遂，舌质暗、或有瘀点、脉细涩，加桃仁、红花、丹参、赤芍、地龙。

按：沈宝藩国医大师认为老年呆病，最常见的类型是阿尔茨海默病和血管性痴呆。两者的证候演变规律虽有所不同，但其病情有共同点，病位均在脑，其病因不外虚、瘀、痰三面，肾气亏损，肾精失充，脑髓失养，气血痰瘀互阻，蒙蔽清窍，痴呆遂生为基本病机，其病理性质是本虚标实，肾虚为本，痰浊血瘀为标，临床证候特点多虚实夹杂。沈老以辨病与辨证相结合，强调痰瘀同治。以祛补肾健脑、祛瘀化痰立法拟方，方中益智仁补肾益智，鹿角胶温补元阳，黄芪大补元气，石菖蒲、远志化痰祛湿开窍，郁金活血宁心，当归活血养血，川芎活血、又有引药上行之用，熟地黄、山茱萸补肾固本，大黄增强活血化痰之力，全方共为滋肾益气、祛瘀化痰、开窍通络之法。

3. 益智灵（吕继端方）

组成：菟丝子 24g、熟地黄 20g、巴戟天 20g、丹参 20g、浙贝母 15g、人参 10g、天冬 10g、辛夷 10g、法半夏 10g、制胆星 10g、炙远志 6g。

主治：老年痴呆，证属肾虚髓空、痰阻血瘀。

功效：益肾填精生髓、涤痰活血开窍。

按：吕继端全国名老中医认为老年痴呆以肾虚髓空为本，痰阻血瘀为标，形成本虚标实的病理变化。肾藏精，主骨，生髓，髓通于脑。“高年无记性者，脑髓渐空”，故用“三才”（天冬、熟地、人参）、菟丝子、巴戟天益肾填精生髓，为治疗本病的主要药物。除肾虚外，患者多兼痰浊阻络，蒙蔽清窍，而致神机不爽。故配炙远志祛痰利窍，安神益智；加法半夏、浙贝母、制胆星涤痰开窍醒神。亦因痰还会阻滞脑络，使脑气与脏气不能相接，肾之精气不能上输，脑失所养，则机灵记忆渐无，故佐以丹参化瘀通络；使以辛夷，上通脑窍，下通心肾，又助化痰开郁，活血通络。全方共奏益肾填精生髓、涤痰活血开窍。

特色疗法

1. 针灸

（1）毫针疗法

主穴：印堂、百会、四神聪、悬钟。

配穴：肾精亏虚型配关元、气海；心脾两虚亏虚型配以气海、足三里、血海；脾肾两虚型配以脾俞、肾俞、太溪、足三里；肝肾阴虚型配肝俞、肾俞、三阴交；痰浊蒙窍型配以足三里、中脘、丰隆；瘀阻脑窍型配血海、风池。

操作方法：毫针针刺，根据辨证提插捻转补泻，可留针 30 分钟；或用电针，疏密波 20~30 分钟。

（2）头针疗法

主穴：额中线、顶中线、额旁 1 线。

配穴：伴有偏瘫者加顶颞前斜线上 1/5、中 2/5（对侧）。对症状较重者可加用电针，顶中线、额中线连起为 1 组进行电针；若病灶在额叶，取额旁 1 线、额旁 3 线各从上端向后刺 1 针连起来为 1 组进行电针；病灶在颞叶，取颞前线与颞后线连起为 1 组进行电针；若病灶在枕叶，取枕下旁线两针连起为 1 组进行电针。

操作方法：快速进针，将针体迅速推进至帽状腱膜下层，额旁 1 线用泻法，行针时做胸式呼吸运动。额中线、顶中线皆用泻法，交替行针，每次行针 5~8 分钟，留针 2~8 小时，留针期间再行针 1~8 次。电针时间皆为 20 分钟。

2. 耳豆压穴

穴位：神门、交感、心、肾、脾、胃、肝、垂前。

操作方法：用耳穴探测棒找寻阳性点，用75%酒精消毒后，将王不留行籽贴于耳穴，加压，有酸麻胀痛或发热感，每日2~3次，一次定时按压3~5分钟。

3. 健脑手指操

健脑手指操一共分为五步，第一步：双手五个手指依次对应敲击。第二步：双手食指、中指、无名指、小拇指依次敲击该手的大拇指。第三步：双手五个手指交叉抱拳。第四步：双手五个手指依次伸出。第五步：双手五个手指依次收回。

整套手指操每天做2次，每节动作重复循环做20次，整套操约20分钟。

五、预防调摄

（一）总体原则

1. 病人应养成有规律的生活习惯，饮食方面多食具有补肾健脑作用的食疗之品，如核桃、黑芝麻、山药等，并戒烟酒。

2. 对轻症病人应耐心细致地进行智能训练，鼓励患者多参加社会活动。

3. 对重型病人应注意生活照顾，防止走失，防治因大小便自遗及长期卧床等引发压疮、感染等。防止病人自伤或伤人。注意痴呆患者的心理疏导。

（二）中医饮食养生

1. **核桃粥**　核桃30g，粳米200g，大枣10枚。将上3味洗净，放入锅内，文火熬成粥，每日1~2次，适用于髓海不足的老年痴呆患者。

2. **牛骨髓粥**　取牛骨髓15g、黑芝麻15g、糯米100g。将芝麻、糯米洗净后，同牛骨髓一起煮粥。食用时可加少量白糖调味。每日服2次。适用于髓海不足的老年痴呆患者。

3. **黑芝麻粥**　黑芝麻30g，粳米100g。将二者洗净，放入锅内，文火熬成粥。每日1~2次，适用于脾肾不足的老年痴呆患者，兼有便秘者更优。

4. **山药羊肉羹**　取新鲜山药30g，羊肉50g。将山药去皮洗净，切成小段；羊肉洗净，切成粒状，开水煮开浸泡数分钟，去浮沫，捞起。山药、羊肉一起放入锅中，加清水200ml，先大火煮开3分钟，去浮沫，加适当的黄酒、葱、姜、食盐，改文火再煮20分钟，调味成羹，分次食用。适用于肾精亏虚型老年痴呆。

5. **泥鳅炖豆腐**　泥鳅50g，豆腐200g。泥鳅活杀，去内脏，洗净，切成小段，置碗中，加豆腐、黄酒、葱、姜，隔水清炖30分钟，分次食用。适用于脾肾阳虚型老年痴呆患者。

6. **山药炖乳鸽**　鲜山药20g，枸杞子20g，乳鸽1只。山药洗净，切成段，杞子洗净，乳鸽活杀，去毛去内脏，切成小块。山药、杞子、乳鸽同置锅中，加黄酒、葱、姜，隔水清炖30分钟，分次食用。用于脾肾阳虚型老年痴呆患者。

第十章　老年颤病

一、概　　述

帕金森病是一种常见的中老年神经系统退行性疾病，主要以黑质多巴胺能神经元进行性退变和路易小体形成为病理特点，以纹状体区多巴胺递质降低、多巴胺与乙酰胆碱递质失平衡为生化改变。临床表现为动作迟缓、肌强直、肢体震颤、姿势平衡障碍的运动症状和睡眠障碍、嗅觉障碍、自主神经功能障碍、认知和精神障碍等非运动症状。帕金森病的患病群体主要集中在老年人群，据统计，中国 65 岁以上的老年人帕金森患病率为 1.7%，其中约一半患者发展为严重的残疾，对家庭及社会造成巨大的负担。根据 2019 年人口普查结果显示，中国 65 岁以上的老年人有 2.17 亿。据此推算，中国的帕金森病人数量接近 370 万。随着我国人口老龄化趋势加剧，预计未来老年人帕金森病患病率将继续升高。帕金森病当前仍是一种不可治愈的疾病。现代西医学治疗主要还是以药物为基础，如左旋多巴制剂、多巴胺受体激动剂、单胺氧化酶 B 型抑制剂（MAO-BI）、儿茶酚 -O- 甲基转移酶抑制剂（COMTI）、抗胆碱能药等；而本病的手术治疗也取得不错的效果，包括脑起搏器（DBS）、颈深淋巴 - 静脉吻合术等。但无论药物还是手术，只能改善临床症状，提高生活能力，延缓病程进展。

老年期帕金森病属于中医“老年颤病”的范畴。中医从整体观念、辨证论治出发，从风、火、痰、瘀、虚论治老年颤病。中医对帕金森病运动症状改善的短期临床效果虽不及西药，但中医对其非运动症状的改善作用往往优于运动症状，而且通过对帕金森病非运动的改善，可以进一步促进整体生活质量的提高。

二、病因病机

中医认为老年颤病多因年老体衰、脑髓失充、脏腑功能失调，导致肝肾阴虚、阳气虚衰、气血亏虚，内生风、火、痰、瘀，导致脑髓失养、脑神失职而致病。

老年颤病的病位在脑髓，病性为本虚标实，阴阳亏虚、气血两虚为本，风、痰、瘀为标。其发病与颅脑外伤、环境污染有着一定相关性。

1. **年老精气虚衰**　年老精气渐亏，精亏髓减，脑髓受损，脑窍失明，五脏之精虚损，肾主骨，肝主筋，肝肾不足，筋骨失养，肢体僵直少动；肝肾不足，水不涵木，阴虚阳浮，虚阳化风，肝风内动，肢体震颤或行走小碎步，发为老年颤病。

2. **饮食起居失调**　年老饮食失节、起居失常、劳倦过度，导致脾气亏损、心血亏耗，气血两虚，正如《医宗已任编》所言："大抵气血俱虚，不能荣养筋骨，故为之振摇而不能主持也。"筋脉失荣，虚风内动，脑神失养，肢体震颤或行走小碎步，发为老年颤病。

3. **久病、操劳过度**　年老久病、五劳过度，导致肾阴亏虚或肾阳虚损，肾阴亏虚，肝肾不足，虚风内动，筋脉失荣，肢体震颤；肾阳不足，命门火衰，温煦不足，筋脉失于温养，肢体僵直少动，则发为老年颤病。

4. **头部外伤、邪毒**　早年跌仆脑部外伤、长期外感邪毒等，随着年老体虚，气机不畅，津液失布，瘀血不行，痰瘀互结或伏毒内盛，阻滞脉络，筋脉失濡，脑窍不利，肢体僵直少动，则发为老年颤病。

三、辨证论治

老年颤病定位在脑，多虚实夹杂。临证首先辨别虚实，虚者为阴阳亏虚、气血两虚，实为风、火、痰、瘀。以本虚为主，当以滋阴、温阳、益气、养血。以标实为主，熄风、泻火、祛痰、化瘀。其次应辨明脏腑，脏以脾、肝、肾为主，当应益脾、平肝、补肾，腑以胃、大肠、三焦为主，当可通腑、润肠、畅三焦。再次应辨明兼证，本病常有闻不知香臭、便秘、不寐、头晕等，应宣鼻窍、通便、安神、止晕等治疗。

（一）风阳上扰证

【**证候特点**】肢体颤动粗大，静止时明显，活动时可减轻，行动、语言迟缓不清，眩晕耳鸣，面赤烦躁，易激动，心情紧张时颤动加重，伴有肢体麻木，口苦而干，流涎，尿赤，大便干。舌质红，苔黄，脉弦。

【**治法**】平肝潜阳、熄风止颤。

【**方药**】天麻钩藤饮。

天麻 10g、钩藤 15g（后下）、石决明 30g（先煎）、山栀子 5g、黄芩 10g、怀牛膝 15g、杜仲 10g、益母草 10g、桑寄生 10g、夜交藤 15g、茯神 15g。

【加减】若肝火偏盛，减杜仲、桑寄生，加龙胆草、夏枯草清肝火；痰多，加天竺黄清热化痰；若肝肾阴虚明显，风动少见，六味地黄丸或大定风珠滋阴熄风；若心烦失眠，合酸枣仁汤除烦安神；若震颤较重者加珍珠母、磁石镇肝熄风。

（二）气血亏虚证

【证候特点】头摇肢颤，行动迟缓，面色㿠白，表情淡漠，神疲乏力，动则气短，心悸健忘，头昏头晕，纳呆，舌质淡红、舌体胖大，舌苔薄白滑，脉沉濡无力或沉细弱。

【治法】益气养血，濡养筋脉。

【方药】八珍汤。

当归 10g、白芍 10g、熟地黄 15g、人参 6g、白术 10g、茯苓 15g、天麻 10g、炙甘草 5g。

【加减】若倦怠乏力明显，可加红景天、仙鹤草益气补虚；若心悸、失眠明显者加炒酸枣仁、柏子仁养心安神；若疼痛麻木者加鸡血藤、丹参、桃仁、红花通络止痹；若食少纳呆者加砂仁、炒谷芽、炒麦芽、焦神曲消食和胃；若颤动不止者加僵蚕、全蝎祛风止颤。

（三）阳气虚衰证

【证候特点】头摇肢颤，筋脉拘挛，行动迟缓，畏寒肢冷，四肢麻木，心悸懒言，动则气短，自汗，小便清长或自遗，大便溏，舌质淡，舌苔薄白，脉沉迟无力。

【治法】补肾助阳，温煦筋脉。

【方药】地黄饮子。

熟地黄 15g、山萸肉 5g、石菖蒲 10g、远志 10g、肉苁蓉 15g、巴戟天 15g、肉桂 5g、炮附片 10g（先煎）、麦冬 12g、石斛 10g、茯苓 15g。

【加减】若大便稀溏者加干姜、肉豆蔻温中止泻；若阳虚微较甚者，可合真武汤补肾壮阳；若心悸者加远志、柏子仁养心安神；若流涎者，加益智仁、佩兰祛湿摄涎。

（四）痰瘀阻窍证

【证候特点】行动缓慢，头摇肢震，表情呆板，头晕目眩，肢麻身痛，胸脘痞闷，口黏流涎，舌质暗，或舌底脉络曲张，或舌体胖大有齿痕，苔白厚或腻，脉弦滑或涩。

【治法】化痰祛瘀，熄风止颤。

【方药】温胆汤合通窍活血汤。

法半夏 10g、茯苓 10g、陈皮 5g、枳壳 10g、川芎 10g、当归 10g、红花 5g、桃仁 10g、甘草 5g。

【加减】根据痰瘀轻重，或偏痰重温胆汤，或偏瘀重通窍活血汤；若痰浊化热、口干口苦、苔黄者加制南星、竹茹清热化痰；若湿热明显、口流涎、口臭，加茵陈、藿香、豆蔻或甘露消毒丹清热祛湿；若心烦易怒者，加郁金、天竺黄清心除烦。若胸闷脘痞者加瓜蒌皮、厚朴、枳壳宽中行气。若肢麻震颤明显者加天麻、珍珠母、磁石等镇肝止颤；若肌肤麻木不仁者加地龙、桑枝通络止痹。大便秘结者加火麻仁、大黄润肠通便或白术、虎杖益脾通腑。

四、医案解要

（一）雒晓东医案

张某，男性，86 岁，2019 年 9 月 4 日初诊。

【病史】患者因“运动迟缓约 9 年，启动困难 3 年”来门诊就诊。患者于 2000 年开始出现动作迟缓，肢体震颤不明显，无肢体偏瘫、头晕头痛、言语不利等，无恶寒发热、咳嗽气喘、胸闷心悸等，当时未予重视。此后动作迟缓逐渐加重，转身起卧困难，在当地医院诊断为“帕金森病”，予多巴丝肼片、普拉克索片等治疗后，在门诊随诊管理并调整抗帕金森病西药。近 3 年患者开始出现启动有困难、启动行走后情况可以，行走时右手摆动差，肢颤不明显，目前治疗方案：多巴丝肼片 0.125g，t.i.d；卡左双多巴缓释片 0.5 片，t.i.d；恩他卡朋片 0.1g，t.i.d；普拉克索片 0.25mg，t.i.d。逐渐出现夜间偶有幻觉、流涎严重并臭秽。调整西药后上述症状略有改善，为了进一步寻求中医治疗，特来门诊就诊。

【刻下症】神清，精神一般，行走启动稍困难，启动后行走尚可，右上肢摆动差，肢颤不明显，流涎严重并臭秽，无肢体偏瘫、头晕头痛、言语謇涩等，无恶寒发热、咳嗽气喘、胸闷心悸、尿频尿急等，纳尚可，寐欠佳，夜间偶有幻觉，夜尿2次，大便2日一行，不硬，需药物辅助通便，舌嫩红，苔稍黄腻，脉滑。

【诊断】西医诊断：老年帕金森病。

中医诊断：老年颤病（湿热壅滞）。

【治法】清热化湿，分消走泄。

【方药】甘露消毒丹加减。

豆蔻10g（后下）、藿香10g（后下）、茵陈10g、通草10g、石菖蒲10g、黄芩10g、连翘10g、滑石15g（包煎）、射干10g、薄荷10g、酒大黄5g、甘草10g。14剂，日一剂，水煎服。

【二诊】2019年9月18日复诊，患者流涎明显好转。启动仍有困难，行走同前，肢体不颤动，睡眠、排尿可，暂无幻觉，口干口苦，腹胀纳呆，大便干硬，7日未排便。舌嫩红、苔黄褐干燥。

组方：酒大黄10g（后下）、芒硝15g、麦冬30g、玄参30g、生地黄60g、火麻仁30g、白术30g、人参10g。14剂，日一剂，水煎服。

【三诊】2019年10月9日复诊，行走改善，自觉疲乏汗多，口干明显缓解；纳寐尚可，夜尿1~2次，便秘便硬已解，舌嫩苔少中裂，脉虚。

组方：人参15g、麦冬15g、五味子5g、生地黄30g、山药15g、山萸肉15g、玉竹15g、牡丹皮10g、泽泻10g、火麻仁30g。14剂，日一剂，水煎服。

【随访】服药2周后随诊，疲乏汗多改善，病情稳定。后继续每月来门诊就诊1次，长期中药调理。

【按】东莞市中医院内六科成立了雒晓东名中医工作室，专注帕金森病（老年颤病）的中西医结合治疗。在工作室建设过程中，跟随雒晓东教授临证学习、整理医案。雒晓东教授认为帕金森病是神经退行性疾病，中医药对运动症状的改善是有限的，而在改善帕金森病非运动症状方面疗效显著。因此，针对帕金森病中医、西医都不能偏废，中医药应以针对性地改善帕金森病非运动症状为主导切入点，改善帕金森病的生存质量为中医药治疗的主要方向。本患者运动迟缓、启动困难，以西药治疗可以保持较好的活动能力。但首诊以流涎、口臭明显、夜间幻觉，西医效果欠佳，中医四诊，以湿热内蕴为证，以甘露消毒丹加减清热祛湿为法，方中豆蔻、藿香、茵陈清热祛湿，通草清热利湿，石菖蒲化湿祛浊、黄芩、连翘清热燥湿，射干、薄荷清热利窍，酒大黄通便，甘草调和诸药。二诊以肠燥津亏便干，方以增液承气汤加味以增水行舟，其中较大剂量的生白术有双向调节作用，具有健脾通便之效，并佐以人参益气扶正，防止老年患者通腑伤正。三诊疲乏汗多，四诊合参为气阴亏虚之象，以养阴益气为法，方以六味地黄合生脉散加减。上述三诊，都是以老年颤病常见的非运动症状：睡眠障碍、胃肠功能障碍、疲劳。非运动症状往往更会影响患者的生活。中医将非运动症状作为治疗的切入点进行辨证论治，都可以得到不错的临床效果，也可以通过对非运动症状的改善，进一步促进运动功能的提升，进而提高生活质量。

（二）缪晓路医案

陈某，女性，67岁，2018年7月4日初诊。

【病史】患者因“活动迟缓、周身乏力5年余”于门诊就诊。既往有高血压、2型糖尿病病史，规律服药，血压、血糖控制尚可。患者5年前逐渐开始出现行走迟缓，右手轻微震颤，自觉周身乏力感，寐尚可，纳一般，大便秘结，小便尚可，在当地医院诊断为帕金森病，曾美多芭、普拉克索、安坦等药物治疗，双手震颤明显改善。但5年来患者行走迟缓逐渐加重，并出现剂末现象，药物勉强维持约3小时，服西药后勉强可以扶行走，药效消失后不能行走，多轮椅出行，加用达灵复后，剂末现象有改善，但周身乏力感无明显改善。为更好地改善不适症状，特寻找中西医结合治疗，特来门诊。西医治疗药物为美多芭、普拉克索、司来吉兰、达灵复，调整其剂量及服用时间。

【刻下症】神清，精神稍疲倦，轮椅入诊室，双手活动尚可、无明显震颤，自觉周身乏力感，腰酸背痛，双下肢活动欠灵活，无嗅觉丧失，无恶寒发热、胸闷心悸、腹胀腹痛、尿频尿急等，无肢体偏瘫、头晕头痛、耳鸣耳聋等，纳一般，寐欠佳，大便五日一行，便干难解，小便正常。舌淡，苔白厚，脉沉细。

【诊断】西医诊断：老年帕金森病。

中医诊断：老年颤病（气血亏虚、肝肾不足）。

【治法】益气养血，补益肝肾，濡养筋脉。

【方药】八珍汤加减。

组方：熟地黄15g、当归10g、白芍10g、五指毛桃10g、白术20g、茯苓15g、红景天 6g、虎杖 10g、合欢皮 15g、续断 10g、络石藤 10g、炙甘草 5g。7 剂，日一剂，水煎服。

【二诊】2018 年 7 月 11 日复诊，自觉剂末现象出现时全身乏力感有所减轻，大便五日一行，解便困难略改善，余基本同前。舌淡白，苔白厚，脉沉细。

组方：熟地黄 15g、当归 10g、白芍 10g、五指毛桃 10g、黄芪 10g、白术 40g、茯苓 15g、红景天 6g、虎杖 10g、续断 10g、络石藤 10g、炙甘草 5g。14 剂，日一剂，水煎服。

【三诊】2018 年 7 月 24 日复诊，患者自觉周身乏力感有所减轻，腰背酸痛有所减轻，大便 4~5 天一行，大便仍难解。舌淡，苔白厚，脉沉细。

组方：熟地黄 15g、当归 10g、白芍 10g、五指毛桃 10g、黄芪 10g、白术 40g、茯苓 15g、肉苁蓉 15g、火麻仁 10g、续断 10g、络石藤 10g、炙甘草 5g。14 剂，日一剂，水煎服。

【四诊】2018 年 8 月 7 日复诊，患者剂末现象有所改善，四肢活动改善时间较前有所延长，周身乏力感减轻，腰背酸痛减轻，大便 4~5 天一行，大便改善。舌淡红，苔白厚，脉沉细。

组方：熟地黄 15g、当归 10g、白芍 10g、五指毛桃 10g、黄芪 10g、白术 40g、茯苓 15g、肉苁蓉 15g、火麻仁 10g、续断 10g、络石藤 10g、炙甘草 5g。14 剂，日一剂，水煎服。

【随访】此后，周身乏力症状明显减轻，活动较前轻松，坐久出现腰背酸痛，平卧后可缓解，抗帕金森药物维持约 4~5h，大便三到四日一行。每月复诊一次，隔天服用上述中药调理，随诊加减。2019 年年底疫情后回老家休养。

【按】患者为老年女性，脏腑功能衰退，发为老年颤病。发病后，抗帕金森的西药可以改善肢体功能，但后期往往效果逐渐下降，但老年患者年老体弱，多病共存，以致乏力、背痛、便秘等症状仍改善不明显。因此中西医结合治疗老年颤病是非常不错的办法。中医四诊，本例患者为老年女性，脏腑气血衰退，气血亏虚、肝肾不足，不能滋养周身，筋骨无所主，则发为本病，气血不足，排便推动无力，因此，在西药的基础上，联合中医益气养血，补益肝肾，健脾通腑之法。以八珍汤加减，方中熟地黄、当归、白芍养血，五指毛桃、白术、茯苓健脾益气，红景天益气活血，虎杖配白术益脾通腑，续断补益肝肾，络石藤舒筋通络，佐合欢皮解郁，炙甘草调和诸药。二诊乏力、便秘略有改善，证不变守其方，加黄芪、增加白术用量，加强益气健脾通腑作用。三诊仍便秘，减虎杖，加肉苁蓉、火麻仁，加强补肾润肠通便作用。后在此方的基础上，随诊适当加减，维持中西医结合治疗。目前，老年颤病（帕金森病）虽然无法治愈，中医药的优势在于通过改善老年颤病的主观症状，提高对疾病的适应性与耐受性，联合西药治疗，提高生活质量。

（三）缪晓路医案

陈某，女性，79岁，2017年4月20日初诊。

【**病史**】患者因“行走迟缓、易疲劳2年余”于门诊就诊。2年前开始出现行走缓慢，容易疲劳，不愿较长时间站立，肢体活动尚可，未见有肢体震颤。无嗅觉障碍，无肢体偏瘫、肢体麻木、耳聋耳鸣、头痛头晕等，无恶寒发热、胸闷心悸、腹胀腹痛等，纳尚可，寐欠佳，小便正常，大便稍难。2年来行走迟缓逐渐有加重，在当地医院考虑为帕金森病可能，因抗拒西药治疗，特寻求中医治疗而来门诊，既往有支气管炎、冠心病、高血压、动脉硬化、左膝关节炎等病史，规律服用降压药。查体：血压130/60mmHg，神清，言语基本正常，表情稍呆滞，脑神经检查未见明显异常，行走稍慢，四肢肌力5级，双上肢肌张力稍高，双下肢肌张力正常，未见明显肢体震颤，昂白征阴性，生理反射存在，病理征未引出。

【**刻下症**】神清，精神尚可，表情稍淡漠，对答尚可，行走稍慢，易疲劳，偶有胃部不适，纳尚可，寐差，小便正常，大便3天一行，难解。舌淡红，苔白腻有剥脱，脉弦结。

【**诊断**】西医诊断：老年帕金森病。

中医诊断：老年颤病（气血亏虚、阴虚痰湿）。

【**治法**】益气养血，滋阴补肾，濡养筋脉。

【**方药**】红景天6g、白术30g、仙鹤草20g、熟地黄15g、南沙参15g、杜仲15g、虎杖10g、川芎15g、木瓜15g、荷叶10g、威灵仙20g。6剂，日一剂，水煎服。

【**二诊**】因近几日不慎感冒，上述中药停服。2017年5月11日复诊，症见行走缓慢、易疲劳，少许鼻塞、头昏沉感，纳寐一般，余同前，舌稍淡红，苔白、部分剥脱，脉滑。

组方：红景天6g、白术40g、仙鹤草20g、熟地黄15g、玄参10g、虎杖10g、白蒺藜10g、苍耳子10g、炙甘草5g。14剂，日一剂，水煎服。

【三诊】2017年5月25日无鼻塞，头昏沉感改善，行走较轻稍改善，疲劳感改善，纳寐尚可，大便3天一行，尚可。舌稍淡红，苔白、部分剥脱，脉滑。

组方：红景天6g、白术40g、仙鹤草20g、熟地黄15g、虎杖10g、白蒺藜10g、续断15g、杜仲15g、炙甘草5g。14剂，日一剂，水煎服。

【四诊】2017年6月8日行走稍改善，近日出现少许足踝浮肿，纳尚可，睡眠略浅，大便3天一行。舌稍淡红，苔白、部分剥脱，脉滑。

组方：红景天6g、白术40g、决明子10g、熟地黄15g、制何首乌15g、刺五加15g、茯苓皮15g、桂枝5g、白芍15g、炙甘草5g。7剂，日一剂，水煎服。

【五诊】2017年6月15日，足踝浮肿减轻，睡眠尚可，余基本同前。

组方：红景天6g、白术40g、熟地黄15g、肉苁蓉15g、车前子10g、制何首乌15g、茯苓皮15g、益母草15g、炙甘草5g。7剂，日一剂，水煎服。

此后，以红景天、熟地黄、山茱萸、杜仲、白术、虎杖为基本方进行随诊加减。纳差加麦芽，腰酸、肢体乏力加杜仲、牛膝，头昏加煨葛根，大便难加肉苁蓉等。

【随访】患者至2020年行走迟缓渐有加重后，开始服用美多芭，2022年底因外伤跌倒骨折在当地医院住院，后不方便外出。随访至2025年2月，患者维持美多芭治疗，基本生活大部分自理。

【按】当前，老年颤证（帕金森病）是不可治愈的疾病，延缓疾病的进展，提高生活质量是关键。中医以整体观辨证治疗，改善患者的临床症状，缓解患者的非运动症状，如头昏、便秘、疲劳感等不适，进而可以提高患者的运动功能，改善行走。本例患者年老体虚，劳作思虑过度，气血亏虚，心脾失养，脾气不足，失于健运，痰湿内生，津液失布，阴津耗损；心气不足，失于滋养，神窍失职。痰湿蒙蔽、气血不能滋养筋脉，则发为本病，故见行动迟缓、易疲劳。治疗以补益气血、调补阴阳、舒筋活络，兼以通腑。故红景天、白术、仙鹤草补益气血，地黄养阴生津，杜仲补肾，川芎养血活血，荷叶升清化湿，木瓜、威灵仙疏利筋脉，虎杖通腑。其中，针对伴有便秘的帕金森病，笔者认为运用益脾通腑的方法（白术40g+虎杖20g）临床上有改善胃肠功能、通便的作用，在实验中也发现本药对帕金森病小鼠可以通过脑-肠-微生物轴起到脑保护作用。患者在疾病的早期，不愿意接受美多芭等西药治疗。通过中医的辨证治疗，也可以在一定程度上改善临床症状，提高生活能力，也给患者能在后续接受西药治疗提供一个缓冲期。

名家验方

1. 清肝熄风方（李果烈方）

组成：白头翁25g、当归15g、淫羊藿25g、钩藤（后下）20g、天麻15g、生地黄20g。

主治：帕金森病初期，肝热上扰证。

功效：清热平肝，熄风止颤。

加减：若头目胀痛，加夏枯草、菊花。若夜寐差，加酸枣仁、淮小麦。若大便不通，加决明子、木香。

按：全国老中医药专家李果烈认为帕金森病的发生发展与脑、肝、肾、心均有关，脑是帕金森病的主要病位，肝肾二脏亦占重要地位，部分初期帕金森病患者热象显著，辨病位属于肝，故提出帕金森病初期“肝热论”的观点，创制了“清肝熄风方”。方中白头翁为君，性味苦寒，重于清肝热，解瘀血毒平肝风，缓解震颤、手足拘急之症。当归入肝经补肝血，肝得充养，木健而土充，为臣药。方中佐以性温不燥之淫羊藿，归肝、肾二经，配合当归调和阴阳，阴阳互根互用，淫羊藿助阳以滋肝肾之阴，则阴阳平和，肝热渐消。钩藤性凉，入肝经，长于泻肝经之热，尤宜治热极之肝风内动，并佐助白头翁凉肝止痉。天麻因入厥阴经而治诸病，清厥阴热、平肝熄风、通络止痉之用为佐。生地黄亦为佐药，其性苦寒，凉血止血，又归肝肾二经，补益肝肾，滋阴润燥以降火。诸药合用，清热解毒，活血化瘀，平肝益肾，调和阴阳，使风自止。

2. 滋阴熄风汤（裘昌林方）

组成：生地黄15g，熟地黄15g，山萸肉12g，炙龟甲（先煎）15g，白芍

15~30g，天麻9~12g，钩藤15~20g，僵蚕12g，全蝎3~6g，石决明(先煎)30g。

主治：帕金森病早期，证属肝肾阴虚、肝风内动。

功效：滋阴熄风

加减：若阴虚内热者用知母、牡丹皮、地骨皮、炙鳖甲，鲜石斛。若肢体震颤：选用珍珠母、紫贝齿，重者予羚羊角粉3g（另吞）。若夹有痰湿者减熟地黄、山萸肉、龟甲，用姜半夏、胆南星、石菖蒲。若气血两虚者选用当归、黄芪、川芎。若大便秘结，阴虚者选用知母、葛根、决明子；阳虚者加肉苁蓉、锁阳；气虚者用枳术丸；气虚下陷者加升麻；痰湿重者用瓜蒌仁、杏仁、桃仁。便秘生白术需重用至30g，也可加火麻仁。

按：全国老中医药专家裘昌林教授认为PD临床上肝肾阴虚最多见，表现为头目眩晕，肢体震颤，步履艰难，汗出不止，大便不畅，舌质偏红少津，脉细数等症，此时治疗以滋阴为主治其本，熄风治其标。本方分为三个部分，生地黄、熟地黄、山萸肉、龟甲、白芍以滋阴为主；天麻、钩藤、僵蚕、全蝎以熄风为主；石决明则平肝潜阳。全方共奏滋阴熄风之法。但临证需辨证论治，个体化治疗，必须随症加减。

特色疗法

1. 针刺疗法

（1）毫针疗法

主穴：百会、合谷、三阴交、血海、太冲、阳陵泉。

配穴：肝肾阴虚证加阴陵泉、肾俞、复溜；气血亏虚证加气海、足三里、脾俞；阳气虚衰者加关元、涌泉。痰瘀阻窍证加丰隆、足三里。

操作方法：毫针针刺，根据辨证提插捻转补泻，得气后，行平补泻手法，留针30分钟，10天为一疗程。

（2）头针

取穴：舞蹈震颤控制区、运动区、额顶带、枕顶带。

操作方法：毫针平刺入头皮下，快速捻转2~3分钟后，用电针、疏密波，留针30分钟，10分钟行针1次，隔日1次。

2. 头颈按摩疗法

头颈按摩法为按摩推拿疗法，患者坐位，以指推法施术，分别沿着督脉、膀胱经、胆经，由前发际推至后发际，再推头部的舞蹈震颤控制区，反复推数次，然后以食指尖叩击整个头部5分钟。然后推桥弓穴，左右交替，力度适中，每侧10~20次，继后拿揉颈后肌肉。

3. 健脑手指操

本疗法共分为5步，第一步：双手五个手指依次对应敲击。第二步：双手食指、中指、无名指、小拇指依次敲击该手的大拇指。第三步：双手五个手指交叉抱拳。第四步：双手五个手指依次伸出。第五步：双手五个手指依次收回。整套手指操每天做2次，每节动作重复循环做20次，整套操做20分钟。

五、预防调摄

（一）总体原则

1. **饮食调理**　忌食辛辣刺激食品，忌肥甘厚腻之品，忌烟酒。多吃新鲜蔬菜、水果，多食瓜子、杏仁、芝麻等，多饮绿茶，适当可饮咖啡，进餐时缓慢进食，防止呛咳。

2. **预防跌伤**　失衡者需有专人护理，防止跌伤。

3. **预防感染**　帕金森病后期卧床，尤要加强口腔护理，翻身叩背，以预防坠积性肺炎、压疮的发生。

4. **情志调理**　保持心情舒畅，鼓励患者积极面对疾病，配合治疗。

（二）中医饮食疗法

1. **枣仁龙眼汤**　取龙眼肉、炒枣仁各15g。将龙眼肉、炒枣仁加入水煎成汁，再加适量白蜜即成。每日2次，早、晚服用。适用于气血亏虚型颤病患者。

2. **天麻猪脑汤**　取猪脑一个、天麻15g。将天麻切片、猪脑去筋膜，用水炖熟，加食盐调服。适用于精亏风动型颤病患者。

3. **桑椹桂圆饮**　鲜桑椹 30g，鲜桂圆 15g，将二者洗干净，加冷白开水适量搞烂取汁，每次 1 剂，日 2 次，适用于肝肾阴虚型颤病患者。

4. **银杞莲子汤**　取银耳 20g，枸杞 10g，莲子 40g，一起放入炖盅，熟烂，加冰糖适量，每日 1 次。适用于肝肾阴虚型颤病患者。

5. **洋参石斛草决明蜜茶**　取西洋参 10g、石斛 10g、草决明 10g，白蜜适量。将西洋参另炖取汁 50ml；石斛、草决明同煎取汁 100ml，兑入白蜜调服。每日 1~2 次，适量饮用。适用于帕金森病伴有气阴两虚之便秘患者。

第十一章　老年肺胀

一、概　　述

慢性阻塞性肺疾病（以下简称慢阻肺）是一种以持续气流受限为特征的慢性呼吸系统疾病。根据全球疾病负担数据库估计，2020年至2050年，慢阻肺的病例数量将增加23%，到2050年，全球将有接近6亿患者。现代西医学认为慢阻肺以老年患者为主，是不可逆性疾病，急性加重和并发症是影响预后的重要因素，严重影响患者生活质量。早期诊断、规范综合治疗和生活方式调整可延缓进展、改善预后。

老年慢性阻塞性肺疾病归属中医"老年肺胀"范畴。老年肺胀是老年期出现的一种以胸部胀满，憋闷如塞，气喘，咳嗽痰多，烦躁，心悸等为主要表现的病证。中医对肺胀的认识有着悠久的历史，大量记载了肺胀的中医病机及临证经验。其病名首见于《黄帝内经》，《灵枢·胀论》提及"肺胀者，虚满而喘咳"，指出肺胀的主要症状为胸中胀满和喘咳。《金匮要略·肺痿肺痈咳嗽上气病脉证并治》指出"上气喘而躁者，属肺胀"，并提到肺胀可引发风水，表现为"目如脱状，脉浮大"，提出越婢加半夏汤、小青龙加石膏汤等治疗方剂。《丹溪心法·咳嗽》指出"肺胀而嗽，或左或右不得眠，此痰挟瘀血碍气而病"，提示痰瘀阻碍肺气是肺胀的病因之一。《证治汇补·咳嗽》提及病因包括痰挟瘀血、风寒郁于肺中、水停肺中、肾水亏虚等，表现为气散、气逆、气闭等，治疗应祛邪、利肺、降火、补虚。中医治疗老年肺胀的优势在于其基于"辨证论治"原则的个体化诊疗体系，通过整体性干预手段，结合生活调护与饮食管理，实现标本兼治，既能缓解咳嗽、痰多、气促等标症，又可改善脏腑虚损、痰瘀互结等本虚病机，进而提高老年患者的生活质量。

二、病因病机

老年肺胀发病与外邪侵袭、痰浊内生、久病肺虚及瘀血阻滞等因素密切相关。随着年老，肺脏虚衰，肺为娇脏，更易受风寒、风热等外邪侵袭，导致肺气宣降失常，气还于内，胸部膨满，发为肺胀。“痰浊”是老年肺胀的重要致病因素。痰浊的形成与情志失调、饮食不节、年老体弱等因素相关，痰浊壅肺，阻碍气机，使肺失宣肃。老年肺胀多虚，肺其先虚，日久“子病及母”，导致肺脾两虚，痰湿内生，或日久累及于肾，导致肺肾两虚，气失摄纳。此外，肺气不畅或气虚血瘀，均可致瘀血阻滞肺络，进一步影响肺的宣降功能，使病情缠绵难愈。因此，老年肺胀的病机特点为本虚标实，本虚者多为肺、脾、肾三脏的虚损，标实者多为痰浊、瘀血、邪毒等病理因素。

1. **感受外邪**　肺与外气相通。老年表虚不固，不耐寒热，易反复外邪侵袭，日久肺气外损、正气亏耗。风寒、风热之邪乘虚而入，肺气失于宣降，肺气壅滞，胸膺饱满，发为肺胀。

2. **痰浊内生**　老年情志失调，肝郁气滞，气郁化火，灼津为痰；老年脾气不足，饮食不节，过食肥甘厚味、生冷，损伤脾胃，脾失运化，水湿内停，聚湿生痰；年老体弱，肺脾肾功能减退，痰浊内生。痰浊阻于中焦，气机升降失常，肺失宣肃，肺气上逆，胸膺膨满，发为肺胀。

3. **久病肺虚**　老年患者长期慢性咳嗽、喘证等肺系疾病，迁延不愈，导致肺气受损，肺之清气吸入不足，浊气排出不利，肺气胀满，日久及肾，肺肾两虚，气失摄纳，而发为肺胀。

4. **瘀血阻滞**　肺主气，朝百脉，老年肺气不利，气机不畅，血行瘀滞；老年久病气虚，无力推动血液运行，血行不畅，瘀血内生。瘀血阻滞肺络，加重肺之宣降失常，导致肺胀病势缠绵难愈，且易反复加重。

三、辨证论治

老年肺胀病情复杂、病势迁延，病机往往虚实夹杂。首先区分急性加重期与缓解稳定期。急性加重期有实有虚，多见痰浊阻肺、痰热阻肺、肺肾气虚、阳虚水泛四种。痰浊与痰热阻肺，均以肺部痰邪壅盛，肺气上逆为关键，前者治以化痰降逆，后者则需清肺化痰。肺肾气虚与阳虚水泛，均存在肺肾功能减退，前者侧重于气虚，后者突出阳虚。缓解稳定期虚多实少，分为肺脾气虚、肺肾两虚、气阴耗伤三种证型。肺脾气虚与气阴耗伤均有脾气虚弱表现，前者以健脾益气为主，后者侧重益气养阴。肺肾两虚则以肺肾阴虚为特征，需滋阴定喘。无论急性期或缓解期,老年肺胀的治疗需注重扶正祛邪、调理气机。而且病久入络,对老年肺胀久病后,尤要注意瘀血阻于肺络,活血化瘀通络也是老年肺胀的常用之法。

（一）急性加重期

1. 痰浊阻肺证

【证候特点】胀满,咳嗽痰多,咯痰白黏或带泡沫,气喘,短气,脘痞纳呆,倦怠乏力,舌质淡,苔白腻,脉滑或弦滑。

【治法】化痰降逆平喘。

【方药】二陈汤合三子养亲汤加减。

法半夏 10g、陈皮 10g、茯苓 15g、紫苏子 10g、白芥子 5g、莱菔子 10g、苍术 10g、厚朴 10g、炙甘草 5g。

【加减】咳嗽较甚者加紫菀、款冬花等润肺止咳;痰多不易咯出,可加浙贝母化痰止咳;气喘较甚者加麻黄、杏仁宣肺平喘止咳;若属虚喘,可加蛤蚧、胡桃肉等补肾纳气平喘;痰热明显者,去白芥子,加黄芩、桑白皮、瓜蒌皮等清热化痰;兼有表证者,加苏叶、防风等解表散寒之药;脾虚明显者,加党参、白术以健脾益气;胸闷较甚者,加枳壳、薤白以宽胸理气。

2. 痰热阻肺证

【证候特点】但热不寒,气急胀满,咳喘烦躁,痰黄黏稠,不易咯出,身热,口干,尿黄,大便结干,舌质红,苔黄腻,脉滑数。

【治法】清肺化痰,降逆平喘。

【方药】越婢加半夏汤或桑白皮汤加减。

麻黄 5g、生姜 10g、大枣 10 枚、法半夏 10g、桑白皮 10g、黄芩 10g、黄连 5g、山栀 10g、杏仁 10g、浙贝母 10g。

【加减】痰热盛者,加瓜蒌、竹茹清热化痰、宽胸散结;气喘重者,加葶苈子、苏子清热化痰、宽胸散结;热盛伤津,口干舌燥,去生姜,加沙参、麦冬、天花粉滋阴润肺、生津止渴;兼见发热甚者,加石膏(先煎)、知母清热泻火;大便干结难下者,加大黄、芒硝清热泻火通腑泄热;兼有表证者,加薄荷、牛蒡子疏散表邪;胸痛者,加郁金活血止痛、行气解郁,延胡索活血行气止痛,可缓解胸痛症状。

3. 肺肾气虚证

【证候特点】胀满气短,语声低怯,动则气喘,呼多吸少,腰膝酸软,神疲乏力，自汗畏风，或见咳嗽，咯痰清稀，舌质淡，苔白，脉沉细无力或弱。

【治法】补肺益肾，止咳平喘。

【方药】平喘固本汤加减。

党参 15g、黄芪 15g、五味子 5g、胡桃肉 10g、沉香 3g（后下）、灵磁石 20g（先煎）、法半夏 10g、款冬花 5g。

【加减】肺气虚明显者，可加大党参的用量，或再加蛤蚧增强补肺益气之力；肾阴虚者，加熟地、山茱萸滋阴补血、补益肝肾，使肾阴充足，纳气有权；肾阳虚者，加制附子、肉桂，回阳救逆、补火助阳，温补肾阳，以改善肾阳虚衰之象；咳嗽重者，加紫菀、百部润肺下气、化痰止咳；喘促较甚，不能平卧者加葶苈子、苏子，以加强降气平喘的作用；兼有痰浊者，加陈皮、茯苓理气健脾、利水渗湿，以消除痰浊。

4. 阳虚水泛证

【证候特点】面浮足肿，腹满尿少，心悸喘咳不得卧，畏寒肢冷，腰膝酸软，面唇青紫，舌质淡胖，苔白滑，脉沉细或结代。

【治法】益气温阳，健脾利水。

【方药】真武汤合五苓散加减。

制附子 10g（先煎）、茯苓 15g、白术 10g、芍药 10g、生姜 10g、猪苓 10g、泽泻 10g、桂枝 5g。

【加减】水肿甚者，加车前子、大腹皮利水通淋、渗湿止泻、行气宽中增强利水消肿的功效；喘促较剧者，加葶苈子、苏子泻肺平喘；心悸明显者，加龙骨、牡蛎宁心安神、平肝潜阳；血瘀、面唇青紫者，加丹参、川芎活血、祛瘀止痛；脾阳虚明显，纳差便溏者，加干姜、党参温中散寒、补中益气、健脾益肺；腰膝酸软甚者，加杜仲、桑寄生补肝肾、强筋骨。

（二）缓解稳定期

1. 肺脾气虚型

【证候特点】动则气喘，面白，疲乏，咯大量白稀痰，食欲不振，腹胀便溏，舌质淡，苔白，脉细弱。

【治法】健脾益气，化痰平喘。

【方药】三子养亲汤合二陈汤加减。

党参 15g、白术 10g、茯苓 15g、陈皮 10g、法半夏 10g、紫苏子 10g、白芥子

5g、莱菔子 10g、黄芪 15g、炙甘草 5g。

【加减】咳嗽较重者，加紫菀、款冬花，润肺下气、化痰止咳；气喘甚者，加蛤蚧、五味子补肺益肾、补肾宁心；食少腹胀明显者，加木香、砂仁行气止痛、理气和中；便溏严重者，加山药、薏苡仁补脾养胃、利水渗湿、健脾止泻；易感冒，卫表不固者，加防风、浮小麦祛风解表、固表止汗。

2. 肺肾两虚型

【证候特点】喘息，气短，口干，五心烦热，夜尿频多，腰膝酸软，舌红少苔，脉细数。

【治法】定喘滋阴。

【方药】补天大造丸。

人参 10g（另煎兑服）、黄芪 15g、白术 10g、当归 10g、熟地黄 15g、枸杞子 10g、龟甲 20g（先煎）、鹿角胶 10g（烊化）、紫河车 3g（研末冲服）、五味子 5g、麦冬 10g。

【加减】喘息较甚，加蛤蚧、胡桃肉补肺益肾、纳气定喘；阴虚火旺，五心烦热明显，加知母、黄柏清泻阴虚之火；夜尿频多严重，加桑螵蛸、益智仁固精缩尿、补肾助阳；腰膝酸软较剧，加杜仲、桑寄生补肝肾、强筋骨；肺虚咳嗽明显，加百合、川贝母润肺止咳、清心安神。

3. 气阴耗伤型

【证候特点】咳嗽，无力，气短，声低，咳白稀痰，神疲，便溏，口干咽燥，舌质淡红，苔薄白，脉细弱或细数。

【治法】益气养阴。

【方药】参苓白术散。

党参 15g、白术 10g、茯苓 15g、甘草 5g、山药 20g、莲子肉 10g、薏苡仁 20g、砂仁 5g、桔梗 10g、白扁豆 10g、麦冬 10g、五味子 5g。

【加减】咳嗽较频者，加紫菀、款冬花润肺下气、化痰止咳；气短乏力明显者，加黄芪补气升阳；口干咽燥甚者，加沙参、玉竹以养阴清肺、生津止渴；午后潮热，手足心热者，加地骨皮、银柴胡清退虚热；便溏严重者，加炮姜温脾止泻。

四、医案解要

（一）麦冠东医案

朱某，男，70 岁，2015 年 10 月 2 日初诊。

【病史】患者因“反复咳嗽、气喘30余年，加重1月”门诊就诊。患者吸烟50多年。30余年前开始反复出现咳嗽、喘息，活动后气促，多次在当地住院治疗，经胸部CT、肺功能、心脏彩超、心电图等检查，诊断“慢阻肺、肺气肿、肺心病”，经治疗好转后出院。平素间断使用强的松、布地奈德等治疗。1个月前开始出现咳嗽，咯痰黏稠，色或黄或白，活动后伴有气喘气促，常规用药后改善不明显，遂来门诊就诊。

【刻下症】神清，精神尚可，咳嗽，咯痰量多，痰色或黄或白，质地黏稠，上二楼即觉气促，夜间常咳嗽咳痰、端坐呼吸。形体壮实，面色泛红，多汗出。足背浮肿。无恶寒发热、胸闷胸痛、心悸心慌、腹胀腹痛等，纳一般，寐欠佳，舌质红赤，舌苔厚腻，脉象疾速而有力。

【诊断】西医诊断：老年慢性阻塞性肺疾病（急性期发作期）。

中医诊断：老年肺胀（痰热阻肺）。

【治法】清热化痰，宣肺平喘，利湿消肿

【方药】麻杏石甘汤合二陈汤。

麻黄5g、杏仁10g、石膏20g（先煎）、甘草5g、法半夏15g、陈皮10g、茯苓15g、黄芩10g、桑白皮10g、葶苈子10g、大枣10枚，3剂，水煎服。

【二诊】2015年10月5日复诊气息喘促好转。咯痰量多，痰色白，质地黏稠。舌质红赤，舌苔厚腻。脉速而有力。方已起效，继续以上方减黄芩，加细辛、党参。3剂，水煎服。

【随访】服药后，诸症改善，基本情况如前。

【按】老年肺胀患者往往病程长、病情迁延。一旦诱发，症状旋即加重。麦冠东老中医认为，中医治疗老年肺胀，遵循标本虚实，急性期泻实为主，结合体质泻之应中病即止；缓解期补虚为主，配合功法锻炼。本例患者咳嗽、痰多且黄白黏稠，夜间憋醒，舌质红，苔厚，脉速有力，提示痰热内盛，肺气壅滞。上楼气喘，夜间憋醒，提示肺气上逆，肺失宣降。面色红，多汗，舌质红，苔厚，脉速有力，提示体内有湿热。足背浮肿，提示水湿内停，与老年久病肺脾肾功能失调有关。辨证为痰热阻肺型。法半夏、陈皮、茯苓燥湿化痰。黄芩、桑白皮、葶苈子清热化痰，清除肺中痰热之邪。麻黄宣肺平喘，杏仁降利肺气，二者相伍，一宣一降，调节肺气的升降失常，改善咳嗽、气喘等肺气上逆的症状。石膏清热泻火，可清泻肺中炽热，缓解肺热导致的发热、咳喘等症状。葶苈子、桑白皮也有泻肺平喘之力，助石膏清泻肺热。甘草调和诸药，大枣可顾护脾胃，防止诸多攻邪药物损伤正气，同时也有一定的扶正作用，使祛邪而不伤正。二诊气喘好转且痰色变白，提示热象有所减轻，去除黄芩。痰白说明痰的性质偏向寒，加入温化寒痰的细辛。肺为贮痰之器，脾为生痰之源，此时加入党参起到益气健脾，扶正以祛邪的目的。该方整体以清热化痰、宣肺平喘为主要功效，适用于痰热壅盛、肺气失宣所致的咳嗽、气喘、咳痰黄稠等病症。

（二）麦冠东医案

陈某，女，68 岁。2017 年 8 月 22 日初诊。

【病史】患者因“反复咳嗽喘息约 2 年，加重 1 月”门诊就诊。患者年幼时有哮喘病史、身体瘦弱多病。2015 年 10 月开始出现反复咳嗽、咯痰、喘息发作，在当地医院行 CT 检查“肺气肿”。此后多次住院诊断“慢阻肺、支气管哮喘”，经治疗好转后出院，出院后仍常有咳嗽、喘息发作。近 1 个月来自觉胸闷、气短，遂来门诊就诊。

【刻下症】神清，身倦神疲，语声低微，自觉胸闷气短，腰膝酸软，畏寒怕冷，时有轻咳，痰少且清稀色白。纳尚可，寐差，舌质淡白，苔白，脉细弱。

【诊断】西医诊断：老年慢性阻塞性肺疾病。

中医诊断：老年肺胀（肺肾亏虚证）。

【治法】补肺益肾，敛肺平喘。

【方药】平喘固本汤合补肺汤。

党参 15g、黄芪 15g、白术 10g、炙甘草 10g、熟地黄 15g、山茱萸 10g、胡桃肉 10g、五味子 5g、冬虫夏草 10g（另煎冲服）、紫苏子 10g、法半夏 15g、丹参 10g、远志 10g、酸枣仁 15g，7 剂，水煎服。

【二诊】2017 年 8 月 29 日复诊，自觉胸闷气短改善，腰酸腿软好转，仍少许咳嗽、畏寒怕冷、寐差。舌质淡白，脉细弱。继续以上方熟地黄、山茱萸、胡桃肉减量。将冬虫夏草换为蛤蚧，增加夜交藤，紫菀，款冬花。

【按】本病例患者自幼哮喘，体弱多病，随年老体质更差。胸闷气短、少许咳、有气无力，肺主气司呼吸，肺气不足，呼吸功能减弱乃是老年肺气亏虚之象。腰酸腿软、怕冷，肾主腰膝，肾阳不足，温煦失职，结合舌质淡白、脉细弱，为肾阳亏虚之征。舌质淡白、脉细弱，反映出整体气血不足之象。气血生化乏源，脏腑功能衰退，进而导致身体出现多种不适症状。党参、黄芪、白术、炙甘草补肺健脾，以益气血生化之源；熟地黄、山茱萸、胡桃肉、冬虫夏草补肾纳气，以固根本。五味子敛肺平喘；苏子、法半夏、橘红化痰降气，使气顺痰消。丹参活血化瘀，改善气血运行，且“治痰先治血，血行则痰自消”。远志、酸枣仁宁心安神，以改善寐差的症状。腰酸腿软好转后，将冬虫夏草换为蛤蚧，取其补肺益肾、纳气定喘之功，且蛤蚧在补肾纳气方面作用较强，更有助于巩固疗效。增加夜交藤加强养心安神之力；加用紫菀，款冬花温润化痰止咳。

（三）麦冠东医案

廖某，女，62 岁。2018 年 3 月 13 日初诊。

【病史】患者因“反复咳嗽咯痰 1 年余，发热咳嗽 3 天”门诊就诊。患者有支气管扩张病史多年，平常间咳嗽、咳痰、咯血，不能干体力活，气短、乏力、易汗。2017 年 7 月因咳嗽咯痰、气短乏力在医院就诊，查胸部 CT 示“左下肺支气管扩张、肺气肿”，经治疗好转后出院。此后仍反复有咳嗽咯痰。近 3 天开始出现发热，咳嗽加重，喉中痰鸣，气喘，痰黄稠、不易咯出，间中带血丝，胸腹胀闷感。现为寻求中医治疗，来门诊就诊。

【刻下症】神清，精神欠佳，发热，咳嗽剧烈，喉中痰鸣，气喘，咽干鼻塞，痰黄稠，不易咯出，间带血丝。胸腹胀闷感，咳嗽时疼痛，下肢酸痛，口唇发紫，舌暗红，苔黄腻，脉浮数。

【辅助检查】2018 年 3 月 11 日，外院检查血白细胞 13.8×10^9/L。

【诊断】西医诊断：老年慢性阻塞性肺疾病（急性发作期）。

中医诊断：老年肺胀（痰热阻肺，气滞血瘀）。

【治法】清热化痰，宣肺行中，温通经脉。

【方药】桑白皮汤加减。

桑白皮 10g、黄芩 10g、瓜蒌 15g、浙贝母 10g、杏仁 10g、紫苏子 10g、丹参 10g、桃仁 10g、赤芍 10g、川芎 10g、麻黄 5g。3 剂，水煎服。

【二诊】2018 年 3 月 16 日复诊，患者无发热，咳嗽咳痰减轻、咽干鼻塞，痰黄稠，不易咯出，间带血丝。胸腹胀闷感，下肢酸痛，口唇发紫改善，舌暗红苔黄腻，脉浮。继续以上方减麻黄，增加黄芪、太子参。

【按】麦冠东老中医认为老年肺胀，慢性病程，往往起居不慎，卫外不固，邪气外袭，可明显加重。证候表现为本虚标实。治疗应急则治其标。本例患者咳声重浊，痰黄黏稠，胸闷气喘、舌红苔黄腻，发热咽干是痰热蕴肺表现。肺气不宣则气短胸闷，口唇紫绀痰中带血是为气滞血瘀。久病入络、痰瘀互结。故治以合方，具有泻肺平喘、宣肺止咳、化痰祛瘀综合功效。桑白皮泻肺平喘；麻黄宣肺止咳；黄芩清肺热；瓜蒌、浙贝母化痰散结；杏仁、紫苏子降气化痰；丹参、桃仁、赤芍、川芎活血化瘀，改善肺络瘀滞。二诊患者无发热，咳嗽改善，结合老年、气短、乏力、易汗的体质，加黄芪、太子参补益肺脾之气，防宣散药耗气，兼顾正虚。此方组合体现了中医“清化、宣降、活血、补气”的复法治疗。

（四）麦冠东医案

黄某，男，86 岁，2023 年 4 月 16 日初诊。

【病史】患者因“反复咳嗽、气促 20 多年，加重 1 月”门诊就诊。患者 20 多年前反复咳嗽、气促，在当地医院行 CT、肺功能等检查确诊慢阻肺。20 年来反复咳喘，生活不能自理，仅能床边活动，近 2 年长期家庭氧疗。近 1 个月来咳嗽、气促较前加重，特来门诊就诊。

【刻下症】神清，精神疲倦，面色白，懒言乏力，咳嗽，痰少，稍动气促，口干舌燥，潮热盗汗，心胸烦热，失眠多梦，纳差，舌淡苔薄白，脉细弱。

【诊断】西医诊断：老年慢性阻塞性肺疾病（慢性期稳定期）。

中医诊断：老年肺胀（气阴耗伤）。

【辅助检查】2021 年 2 月胸部 CT 示：肺气肿、肺大疱、部分纤维灶，肺功能示：重度阻塞性通气功能障碍。

【治法】益气养阴。

【方药】参苓白术散加减。

党参 15g、白术 10g、山药 20g、莲子肉 10g、薏苡仁 20g、白扁豆 10g、麦冬 10g、五味子 5g、酸枣仁 15g，7 剂，水煎服，每天食银耳羹。

【二诊】2023 年 4 月 23 日复诊，仍潮热盗汗，失眠，余症有改善，舌质淡白，脉细弱。继续以上方增加玉竹、夜交藤。

【按】麦冠东老中医认为老年肺胀，病情波动，只要没有明确的感染，都可从本虚治疗为主。气具有推动、温煦等作用，气虚则机体功能活动减退，老年人会感到全身疲倦乏力，肢体软弱，稍微活动就容易劳累。气虚则精神萎靡，气阴耗伤还会影响心神，导致心烦不安，情绪不稳定。阴液有滋润濡养的作用，阴液耗伤则不能上承滋润口腔，会出现口干舌燥的感觉，尤其在夜间或饮水过少时更为明显。阴虚不能制阳，虚阳外越，会出现午后或夜间潮热，即定时发热，如潮水按时而至。阴虚生内热，老年人常感到手足心热，心胸烦热，伴有失眠多梦，这是因为阴液不足，不能制约阳气，虚热内生，扰动心神及脏腑所致。细脉如线，软弱无力，反映气血不足；数脉则表示有虚热，是阴液不足，虚火内生的脉象表现。气能推动血液运行，气虚则血行不畅，阴液不足则不能濡养肌肤，老年人会出现面色苍白或萎黄，缺乏光泽，口唇、爪甲颜色淡白等表现。故以健脾益气、养阴润肺为法，党参、白术、山药、莲子肉、薏苡仁、白扁豆，健脾益气。麦冬、五味子、玉竹养阴。酸枣仁、夜交藤养心安神、改善失眠。

名家验方

1. 平咳肾气方（周光辉方）

组成：熟地黄 20g、山药 12g、山萸肉 10g、丹皮 10g、泽泻 10g、附片 10g（先煎）、肉桂 6g、紫菀 12g、款冬花 10g、补骨脂 10g、桑螵蛸 12g、夜交藤 30g。

主治：肺胀，肾阳虚，肾不纳气。兼肺气上逆、下焦不固、心神失养。

功效：温补肾阳，纳气平喘，固摄下焦，润肺止咳，兼养心安神。

加减：若肾阳虚明显加鹿角胶、巴戟天，减丹皮、泽泻。

若肾不纳气严重，加人参、蛤蚧，减夜交藤。

若下焦不固突出加益智仁、覆盆子、金樱子。

若心神不安明显，加酸枣仁、远志、龙骨，减紫菀、款冬花。

按：周光辉名中医认为慢性阻塞性肺病多因肾阳不足，肾不纳气，水湿上泛所致，肺为五脏之华盖，肾为先天之根本，肾主纳气，肺主呼气。治疗以肾气丸为底方，温补肾阳，兼滋肾阴，体现“阴中求阳”之法。加紫菀、款冬花止咳化痰，补骨脂温肾纳气，桑螵蛸补肾固涩治疗。此方针对肾阳不足之本，兼顾肺、膀胱、心之标，体现标本同治原则。适用于肾阳虚衰、气化失常、固摄无力导致的复杂证候。

2. 复方茯苓甘草汤（王伯章方）

组成：茯苓 30g、炙甘草 10g、桂枝 10g、知母 10g、桃仁 6g、川贝 10g、芦根 15g、红参 10g。

主治：慢性阻塞性肺病，正虚痰瘀交阻型。

功效：清热祛痰平喘，温阳活血通脉，益气扶正。

加减：若咳嗽痰多色白黏腻者合三子养亲汤降气化痰。

若外感诱发喘咳痰多黏白泡沫者宗小青龙汤之，意加麻黄、细辛、五味子散寒蠲饮。

若痰鸣喘息不得平卧者，加射干、葶苈子泻肺平喘。

若呼吸浅短难续甚则张口抬肩，倚息不能平卧者加熟地、胡桃肉、沉香以纳气定喘。

若痰多咯吐不利者加款冬花、紫菀以增强润肺化痰之功。

按：认为慢性阻塞性肺病多由痰浊潴留肺气弗郁壅滞迁延久病肺虚所致。病变首先肺，继则影响脾肾，甚至病及于心，而致心阳不振，血瘀不行，痰瘀交阻为患。病机属正虚邪实，正气虚为本，痰浊、水饮、瘀血互结为标。

方中桂枝温通心阳行血脉，桃仁活血化瘀以利肺郁，茯苓导痰湿下行配甘草共治瘀、郁、湿停于胸膈之“厥而心下悸”；贝母、知母构成二母散功能清肺祛痰，《成方切用》明言此方，贝母化痰泻肺火，知母滋肾清肺金，取其苦寒胜热，润能去燥也；芦根清肺化痰；红参补气以固护正气。全方共奏清热祛痰平喘温阳活血通脉益气扶正之功，以止咳嗽消气喘除痰饮。

特色疗法

1. 中药沐足

选用具有化痰止咳、温通经络作用的中药，如麻黄、桂枝、细辛、半夏等，加水煎煮后进行沐足。通过足部适当的物理刺激和药物作用，促进气血运行，帮助化痰止咳，适用于痰浊阻肺证型。

2. 中药热奄包

使用艾叶、小茴香、吴茱萸等药物，加热后敷于膻中、肺俞、神阙、关元等穴位，通过温热刺激和药物的渗透，帮助缓解咳喘症状，调理脏腑功能。

3. 穴位贴敷

在夏季三伏天选择天突、定喘、膻中、大椎、膏肓等穴位，冬季三九天选择定喘、大椎、肺俞、膏肓、肾俞等穴位进行穴位贴敷，通过药物对穴位的刺激和渗透，达到温肺散寒、止咳平喘、化痰通络的作用，适用于不同证型的肺胀患者。

五、预防调摄

（一）总体原则

1. **康复锻炼**　包括呼吸肌锻炼，如缩唇呼吸，闭嘴经鼻吸气，然后缩唇缓慢呼气，呼气时间是吸气时间的 2 倍；腹式呼吸，吸气时腹部隆起，呼气时腹部下陷，以增强呼吸肌力量，改善呼吸功能。

2. **慎起居**　建议居室环境温湿度适宜，温度保持在 22~24℃，湿度在 50%~60%。患者应充分休息，避免劳累，保证充足的睡眠。

3. **畅情志**　心理健康指导也很重要，帮助患者树立战胜疾病的信心，避免焦虑、抑郁等不良情绪。

（二）中医饮食养生

1. **贝母冬瓜汤**　冬瓜 500 克去皮切块，川贝母 10 克洗净。将二者放入锅中，加适量水炖煮至冬瓜熟烂，加少许盐调味。适合老年肺胀痰热阻肺患者。

2. **百合粳米粥**　百合 30 克、粳米 100 克。先将百合洗净，与粳米一起入锅，加适量水煮成粥。可润肺止咳、养心安神，适合慢阻肺缓解期肺阴虚患者。

3. **黄芪乌鸡汤**　黄芪 30 克、乌鸡 1 只。乌鸡洗净切块，与黄芪一同放入砂锅中，加适量水，小火炖煮至鸡肉熟烂。能益气养肺、补肾填精，增强机体免疫力。适合老年肺胀肺肾亏虚患者。

4. **饮食适宜与禁忌**

（1）多食用具有补肺益肾、健脾化痰作用的食物：如山药、百合、核桃、杏仁等。

（2）忌生冷食物：如冰淇淋、冷饮、生鱼片等，以免损伤脾胃阳气，加重痰湿内生，导致咳嗽、咳痰症状加重。

（3）忌辛辣油腻食物：辣椒、花椒、油炸食品、肥肉等，易生热助火，炼液为痰，使病情加重。

（4）忌过咸食物：咸菜、腌制品等，摄入过多盐分会加重水钠潴留，可能导致呼吸困难加重。

（5）忌易产气食物：豆类、洋葱、土豆等，食用后易在肠道内产气，引起腹胀，影响呼吸功能。

第十二章 老年咳嗽

一、概 述

急性呼吸道感染是指由病毒、细菌或其他病原体引起的呼吸道急性炎症,通常影响鼻、咽、喉、气管、支气管和肺部。根据感染部位的不同,可分为上呼吸道感染和下呼吸道感染。主要症状是咳嗽,是全球最常见的传染病之一,发病率和死亡率因地区、年龄、免疫状态等因素而异。气温变化和空气干燥是主要诱因,在温带地区,冬季是发病高峰期;在热带地区,发病则相对均匀,无明显季节性高峰。病原菌中,病毒占 60% 以上,包括流感病毒(甲型 / 乙型)、新冠病毒、呼吸道合胞病毒(RSV)、鼻病毒、副流感病毒等。近年 RSV 在老年人群中的感染率显著上升,细菌性肺炎常继发于病毒感染。老年人群(≥65 岁)住院率是年轻人的 3~5 倍,死亡率可达 10%~30%。老年急性呼吸道感染有症状不典型的特点,尤其是高龄、体弱或有基础疾病者,常仅有低热甚至体温不升的表现。另外,老年人咳嗽、咳痰症状较轻,或仅表现为精神萎靡、食欲减退、乏力、嗜睡等非特异性症状,易被忽视。再者,病情进展快也是一个重要特点,感染后病原体快速扩散,易发展为支气管炎、肺炎等,甚至引起呼吸衰竭、感染性休克等严重并发症。另外,患有高血压、冠心病、糖尿病等基础病的老年患者,急性呼吸道感染也会加重基础病的病情,增加治疗难度。

老年期呼吸道感染,以咳嗽为主要临床表现的,归属中医"老年咳嗽"范畴。《内经》云:"五脏六腑皆令人咳,非独肺也。"中医对咳嗽的认识和治疗有悠久的历史,有着独特的见解。西医针对咳嗽主要是对病原菌抗感染、对症止咳化痰以及平喘等治疗。而中医治疗以祛邪扶正、恢复肺气宣降为原则,尤其针对老年咳嗽患者,中医尤为注重脏腑功能盛衰与邪气的强弱。

二、病因病机

咳嗽主要和肺有关，因为肺主气，司呼吸，开窍于鼻，外合皮毛。肺气失于宣降，即可引发咳嗽。急性期以邪实为主，春季风邪多，夏季暑热盛，秋季易化燥，冬季易受寒，长夏多痰湿。初期症状往往较轻，若未及时控制，病邪由表入里，可发展为重症；恢复期则常表现为气阴不足。老年人年老体虚，抵抗力弱，更容易受外邪侵袭，正如《景岳全书》提及“老人咳嗽，多因肺肾两虚，外邪乘虚而入”。但老年咳嗽，常病势迁延，脏腑内伤因素更多，肺虚、脾虚、肾虚都可能引起咳嗽。痰湿、痰热、肝火也引起咳嗽。而且，老年咳嗽本虚与邪实之间相互交织影响，比如脾虚生痰，痰湿阻肺；肾虚不能纳气，气逆而咳；肝火犯肺，木火刑金；气血不足，阴阳两虚，或者久病导致瘀血内阻，这些都可能影响咳嗽的病程。老年人常多病共存，比如同时有肺、脾、肾皆虚损，或者痰湿和阴虚并存，这样病机更加复杂，需要综合判断。

1. **外感六淫**　老年人正虚，卫外不固，邪气乘虚而入，风、寒、暑、湿、燥、火（热）之邪，从皮毛口鼻侵袭入肺。风为六淫之首，常兼夹其他邪气致病，如风寒、风热、风燥等。风寒束表、风热犯肺，风燥伤肺、风痰阻肺，都可以使肺失宣降，出现咳嗽。

2. **内邪干肺**　老年人饮食失常，过食辛辣、油腻、生冷之物，损伤脾胃，脾失运化，水湿内生，聚湿成痰，上渍于肺，壅遏肺气；老年情志失调，肝郁化火，气火循经上逆犯肺，肺失肃降；年老虚弱，或久病之后，肺脏亏虚，卫外不固，易受外邪侵袭；老年肾气不足，肾失摄纳，气逆而上等；皆能引发咳嗽。

三、辨证论治

老年咳嗽首先辨外感与内伤，外感咳嗽多是新病，而内伤咳嗽则是久病，反复发作，伴有其他脏腑的症状；起病急，伴有表证；亦可能外感和内伤夹杂，比如外感引发内伤的情况。其次外感辨六淫，风、寒、暑、湿、燥、火（热），内伤辨脏腑，如肺气虚，卫外不固，容易受外邪，咳嗽无力，痰白清稀。肺阴虚，干咳少痰，痰黏，声音嘶哑。脾虚生痰，痰多色白，胸闷，食欲差。肾虚伴有气喘，活动后加重，腰膝酸软。肝火犯肺，咳嗽阵作，面红，胁痛，痰黄。再次辨虚实，外感、新病多实，内伤、久病多虚。最后辨轻重，轻症，症状轻，兼杂症少；重症，症状重，脏腑虚弱、病理产物多。故治疗时，老年咳嗽可分为轻症、重症及恢复期辨证论治。轻症以祛除外邪为主，风热犯肺者疏风清热宣肺，风寒袭肺者疏风散寒宣肺，风燥伤肺者疏风清肺润燥；重症侧重清泄痰热、通腑，痰热郁肺证清热肃肺豁痰，肺热腑实证清肺泄热通腑；恢复期气阴两虚多见，则以益气养阴润肺为要。

（一）轻症

1. 风热犯肺证

【证候特点】咳嗽频繁、剧烈，气粗或咳声嘶哑，喉干咽痛，痰难咳出，痰黏稠或黄、绿，常伴鼻流黄涕，口渴，头痛，恶风，身热等表证。舌质红，苔薄黄，脉浮数或浮滑。

【治法】疏风清热，宣肺止咳。

【方药】桑菊饮加减。

桑叶10g、菊花10g、薄荷3g（后下）、连翘10g、桔梗10g、杏仁10g、芦根5g、甘草5g。

【加减】咳嗽剧烈，可加前胡、枇杷叶以增强止咳之力；肺热较盛，咳痰黄稠量多，加黄芩、瓜蒌皮清热燥湿、泻火解毒、宽胸理气；咽喉肿痛明显，加射干、牛蒡子清热解毒、疏散利咽；口渴较甚，加天花粉、知母清热泻火、滋阴润燥；头痛较剧，加蔓荆子、白芷疏散风热、解表散寒；伴有发热、汗出，加石膏（先煎）、金银花清热泻火、疏散风热，可加强清热解表之力。

2. 风寒袭肺证

【证候特点】咳嗽声重，气急，咽痒，咳稀薄色白痰，常伴鼻塞，流清涕，头痛，肢体酸楚，恶寒，发热等表证。舌质淡红，苔薄白，脉浮或浮紧。

【治法】疏风散寒，宣肺止咳。

【方药】三拗汤合止嗽散加减。

炙麻黄5g、杏仁10g、桔梗10g，荆芥10g，紫菀10g，百部10g，白前10g，甘草5g。

【加减】风寒束表较甚，恶寒、发热、无汗明显，加桂枝、防风解肌发表、疏风散寒；咳嗽痰多，加法半夏、陈皮理气健脾、燥湿化痰；头痛较剧，加白芷、细辛散寒解表、祛风止痛；鼻塞流涕严重，加苍耳子、辛夷发散风寒、通鼻窍。

3. **风燥伤肺证**

【证候特点】干咳，连声作呛，喉痒，咽喉干痛，唇鼻干燥，无痰或痰少而黏，不易咯出，或痰中带有血丝，口干，初起或伴鼻塞，头痛，微寒，身热等表证。舌质红干而少津，苔薄白或薄黄，脉浮数或小数。

【治法】疏风清肺，润燥止咳。

【方药】桑杏汤加减。

桑叶 10g，杏仁 10g，沙参 10g，浙贝母 10g，香豉 10g，栀子皮 10g，梨皮 20g。

【加减】燥邪较盛，口渴、唇鼻干燥明显，加玉竹、天花粉滋阴润燥、清热生津；咳嗽较剧，加紫菀、款冬花润肺下气、化痰止咳；痰中带血，加白茅根、藕节清热利尿、收敛止血；兼有发热、恶风等表证，加薄荷、淡竹叶疏散风热、清热泻火；咽喉干痛明显，加麦冬、玄参养阴生津、滋阴解毒；若热重，可加石膏（先煎）、知母清热泻火。

（二）重症

1. **痰热郁肺证**

【证候特点】咳嗽气息粗促，或喉中有痰声，痰多质黏厚或稠黄，咯吐不爽，或有热腥味，或吐血痰，胸胁胀满，咳时引痛，面赤，或有身热，口干而黏，欲饮水。舌质红，舌苔薄黄腻，脉滑数。

【治法】清热肃肺，豁痰止咳。

【方药】清金化痰汤加减。

黄芩 10g，山栀 10g，知母 10g，桑白皮 10g，贝母 10g，瓜蒌 15g，桔梗 10g，麦冬 10g，橘红 10g，茯苓 10g，甘草 5g。

【加减】痰热较重，痰黄如脓或有热腥味，加鱼腥草、金荞麦根清热解毒、消痈排脓；胸胁胀满、疼痛明显，加郁金、青皮活血止痛、疏肝破气；痰中带血，加丹皮、白茅根清热凉血、活血化瘀；身热较著，加石膏、知母清热泻火、滋阴润燥；大便干结，加大黄泻下攻积、清热泻火。

2. **肺热腑实证**

【证候特点】咳嗽喘息，气粗息涌，喉中痰鸣，胸高胁胀，咯痰黄稠难出，身热，汗出，口渴，大便秘结，腹胀。舌质红，苔黄腻，脉滑数。

【治法】清肺泄热，通腑止咳。

【方药】宣白承气汤加减。

炙麻黄10g，生石膏15g（先煎），杏仁5g，瓜蒌12g，生大黄10g（后下），厚朴10g，黄芩10g，桑白皮10g，甘草5g。

【加减】肺热较盛，身热、口渴明显，加知母、天花粉清热泻火、滋阴润燥；痰鸣喘息较重，加葶苈子、苏子泻肺平喘、降气化痰；腹胀较甚，加枳实、槟榔破气消积、化痰散痞；痰中带血，加白茅根、侧柏叶凉血止血、化痰止咳；津伤明显，口干、舌红少津，加玄参、麦冬清热凉血、滋阴解毒、生津止渴；若高热神昏，可加服安宫牛黄丸清热开窍。

（三）恢复期

气阴两虚证

【证候特点】咳嗽声低，气短神疲，身热渐退，或有低热，自汗或盗汗，手足心热，干咳少痰，口干，纳呆。舌质红或淡红，少苔，脉细数或细弱。

【治法】益气养阴，润肺止咳。

【方药】沙参麦冬汤加减。

沙参10g，麦冬10g，玉竹5g，天花粉10g，扁豆5g，桑叶10g，甘草5g，百合10g，款冬花5g。

【加减】气虚明显，气短神疲、自汗突出，加太子参、黄芪益气健脾、补气升阳；阴虚较甚，手足心热、盗汗明显，加鳖甲、地骨皮滋阴潜阳、清肺降火；咳嗽较频，加紫菀、百部润肺下气、化痰止咳；口干明显，加石斛、芦根益胃生津、滋阴清热；纳呆食少，加神曲、麦芽消食和胃、行气消食。

四、医案解要

（一）麦冠东医案

陆某，男，69岁，2016年6月2日初诊。

【病史】患者因“咳嗽1周”来门诊就诊，1周前开始出现咳嗽，咯痰，色黄发热，体温最高39℃，口渴多饮，在当地治疗（具体不详），体温仍有波动，仍阵发咳嗽，咯痰黏稠色黄，甚至动则气喘，咯痰带血丝。为寻求中医治疗来门诊就诊。有高血压、高脂血症病史20多年。最高收缩压180mmHg，一直用“地平、他汀类”治疗，血压、血脂控制好。平素生活自理，一般情况好。

【刻下症】神清，精神一般，咳嗽阵作，动则气喘。咯痰量多，痰质黏稠色黄，间夹血丝。自觉胸部胀满不舒，咳嗽时两胁疼痛。面色潮红，口渴多饮。舌苔薄黄，脉象滑数。

【辅助检查】胸片：老年性心肺改变，心电图、腹部B超、生化等无异常。

【诊断】西医诊断：老年急性呼吸道感染。

中医诊断：老年咳嗽（痰热郁肺证）。

【治法】清热肃肺，豁痰止咳。

【方药】紫苏子10g、白术10g、川贝10g、白前10g、茯苓15g、紫菀10g、款冬花5g、百部10g、法半夏15g、桔梗10g、瓜蒌仁12g、藕节20g、枇杷叶15g、生甘草5g，2剂，水煎服。

【二诊】2016年6月4日复诊仍咳嗽，痰多，色黄，易咯，胸胀闷减轻，无血痰，腹胀，面无潮红，口不渴。前方减藕节加枳壳，2剂。

【三诊】2016年6月6日咳嗽减轻，痰稀白，上方减枇杷叶，加橘红10g，三剂。

【随访】2016年6月9日随访咳嗽等诸症基本缓解。

【按】患者老年，有基础病，但平常状况好。一旦起居失常，痰浊阻肺，郁而化热，肺失宣降发为本病。痰浊阻肺表现为咳嗽痰多、痰黏稠、胸闷气促。方中茯苓、法半夏健脾燥湿化痰，瓜蒌仁宽胸涤痰，白术健脾祛湿，体现老年患者“治痰实脾”的要求，攻邪不忘扶正。痰浊郁滞日久可化热，见痰黄黏、口干、舌苔黄腻等热象。川贝、枇杷叶、紫菀、款冬花、百部等药清热润肺、化痰止咳。肺气上逆则咳嗽频繁、痰阻气逆，方中紫苏子降气化痰，白前、桔梗宣肺祛痰，一升一降调理气机。

方药配伍特点，①健脾化痰：白术、茯苓、法半夏健脾祛湿，切断痰湿生成之源；②清热化痰：川贝、瓜蒌仁、枇杷叶清肺热、化热痰；③止咳平喘：紫菀、款冬花、百部润肺止咳；④调和气机：桔梗（升）与紫苏子、白前（降）配伍，恢复肺的宣降功能；兼顾藕节止血。血止后，改枳壳能行气化痰，使痰随气下。热像缓解后，改用橘红可以燥湿化痰、行气消胀。生甘草能润肺止咳、调和诸药，使全方药性更加平和协调。此方整体紧扣“痰湿郁肺化热”的病机，通过健脾化痰、清热肃肺、调理气机达到止咳效果，符合中医“标本兼顾”的原则。

（二）麦冠东医案

张某，男，62岁。2023年8月7日初诊。

【病史】患者因“发热、咳嗽2天”门诊就诊。患者2天前出现发热，咳嗽痰偏黄，头痛，周身骨痛，恶寒，无心悸心慌、气促气喘、胸闷胸痛等不适，自行在家休息未见好转，特来门诊寻求中医治疗。平素体健，保持规律运动，无烟酒嗜好。1周前家人有发热、感冒情况。

【刻下症】神清，精神欠佳，疲倦，发热，咳嗽痰偏黄，头疼，周身骨痛，腹胀纳差，尿黄少。舌质偏红，苔黄，脉浮紧。

【辅助诊断】2个月前社区体检：心电图、胸片、腹部B超、血糖、血脂等均无异常。

【诊断】西医诊断：老年急性呼吸道感染。

中医诊断：老年咳嗽（外感风寒夹湿、湿阻气滞）。

【治法】解表化湿。

【方药】香薷10g、佩兰10g、荷叶10g、薏苡仁20g、冬瓜仁30g、南豆花10g、厚朴10g、茯苓15g、川木瓜15g、丝瓜络15g、甘草5g。3剂，水煎服。

【二诊】2023年8月10日三剂后复诊，诸症改善，舌淡，苔白，脉浮。上方减川木瓜、丝瓜络，水煎服，2剂。

【随访】2023年8月12日无发热、咳嗽等不适，诸症缓解。

【按】老年患者起居不慎，外感风寒，恶寒、发热、无汗、头痛、身痛等风寒表证。香薷为君药，辛温发散，解表散寒，兼能化湿（“夏月麻黄”之称），适合风寒夹湿的表证，配荷叶、南豆花轻清宣透，升阳化湿。湿邪内阻湿困脾胃则脘腹胀满、食欲不振、口淡黏腻、舌苔白腻。气滞表现为胸闷、腹胀、肢体困重。方中佩兰、薏苡仁、冬瓜仁、茯苓健脾渗湿，芳香化浊，针对中焦湿浊。厚朴燥湿行气，消胀除满；川木瓜和胃化湿，舒筋活络，缓解湿阻导致的筋脉拘急。丝瓜络通络化痰，助气机畅通。湿邪易阻滞气机，故用厚朴、木瓜、丝瓜络理气通络，体现“气化则湿化”的思路。

配伍特点：①表里同治：解表（香薷）与化湿（佩兰、茯苓等）结合，兼顾外邪与内湿。②三焦分消：上焦：荷叶、南豆花宣发；中焦：厚朴、佩兰燥湿醒脾；下焦：薏苡仁、茯苓渗湿利尿。③轻清灵动：多用花类（南豆花）、轻宣之品（荷叶），符合“治湿不宜重浊”的原则。此方体现了“外散风寒、内化湿浊、调畅气机”的辨证思路，适用于夏月感寒或湿重于寒的证候。

（三）麦冠东医案

李某，男，70岁。2024年9月22日初诊。

【病史】患者因“咳嗽、发热10天，加重2天”来门诊就诊。患者10天前开始出现咳嗽，咯黄黏之痰，身发潮热，时有微汗，在当地诊治（具体不详）。2天前出现活动后觉气促，且感胸闷，口中干渴，仍有咳嗽，咯黄痰，潮热，时有微汗，为求中医治疗来门诊就诊。平素体健，偶有纳差。能生活自理，能外出活动，上三楼无气促发作。

【刻下症】神清，精神尚可，咳嗽，咯黄黏之痰，难咯出。身发潮热，时有微汗，活动后觉气促、胸闷，口中干渴，脘腹痞胀，食欲不佳，大便干结，小便色黄。舌质红，苔黄腻，脉沉实。

【诊断】西医诊断：老年急性呼吸道感染。

中医诊断：老年咳嗽（肺热腑实证）。

【治法】清肺泄热，通腑止咳。

【方药】清金化痰汤合小承气汤。

黄芩10g、栀子10g、麦冬10g、桑白皮10g、知母10g、瓜蒌仁12g、橘红5g、茯苓15g、甘草5g、大黄10g、厚朴10g、枳实10g，3剂，水煎服。

【二诊】2024年9月24日复诊，大便已通，无发热汗出，无气促，脘腹痞胀减轻，纳改善，仍咳嗽，咯痰，舌质红，苔白，脉沉。上方减大黄、厚朴，水煎服，2剂。

【随访】2024年9月26日诸症缓解，无发热咳嗽等不适，二便正常。

【按】老中医麦冠东认为痰热壅阻肺气，肺失宣降，同时热邪下传阳明，导致肺与大肠同病。肺失清肃，气逆则咳，痰黄黏稠；热伤津液，可见口干、舌红苔黄腻。肺热下移大肠，腑气不通，可能出现便秘、腹胀、脉滑数等。大黄泻下攻积，清热泻火，凉血解毒，逐瘀通经，为君药，能荡涤肠胃实热积滞。厚朴燥湿消痰，下气除满，可消除胀满。枳实破气消积，化痰散痞，增强胃肠蠕动，助大黄泻下。针对阳明腑实之便秘、腹胀，通过“肺与大肠相表里”关系，通腑以助泻肺热。黄芩、栀子清泄肺热，桑白皮、瓜蒌仁化痰止咳，宽胸利气，知母、麦冬润肺养阴、防热伤津，橘红、茯苓健脾化痰、行气和中，甘草调和诸药。

全方清肺化痰（治标）加通腑泄热（治本），体现“脏腑同治”“上下分消”的思路。此方为痰热壅肺合并阳明腑实的典型配伍，通过清肺化痰与通腑泄热双向调节，符合中医“肺病治肠”的辨证思维。

（四）麦冠东医案

梁某，男，78岁，2024年7月21日初诊。

【病史】患者因“反复咳嗽1个月”门诊就诊。患者1个月前出现咳嗽、发热，在当地医院住院，诊断为“肺炎”，7月9日复查胸CT“右下肺炎吸收好转”，白细胞 3.56×10^9/L。经治疗2周后好转出院。出院后仍咳嗽，为寻求中医治疗来门诊。平常偏瘦、体弱，有冠心病、脑动脉硬化等病史。

【刻下症】神清，体倦乏力，少许咳嗽，无痰，口干，稍动出汗，胃口差，寐差。舌质淡红，少苔，脉细弱。

【诊断】西医诊断：老年呼吸道感染（恢复期）。

中医诊断：老年咳嗽（气阴两虚）。

【治法】益气养阴，润肺止咳。

【方药】沙参麦冬汤加减。

沙参10g、玉竹10g、杏仁5g、麦冬10g、五味子5g、白术10g、陈皮5g，3剂，水煎服。

【二诊】2024年7月23日仍有少许咳嗽无痰，无明显自汗，口干，寐欠佳。舌质淡白，苔少，脉细弱。继续以上方增加玉竹、夜交藤。2剂。

【随访】2024年7月26日无明显咳嗽、口干，睡眠一般，舌淡，苔白，脉细。建议适当休息，饮食调理。

【按】患者老年，体质本来就虚弱，肺炎虽然好转，耗伤了正气，尤其容易伤及肺和脾的气阴。气阴两虚，肺失润降，阴虚为主。沙参、麦冬、玉竹均为甘寒养阴之品，主润肺胃之阴，适用于干咳少痰、口干咽燥、舌红少苔等阴虚症状。病位在肺胃，肺阴不足则干咳无痰，胃阴不足则口干舌燥、食欲不振。气短乏力、久咳耗气或兼脾虚、气虚，白术健脾益气，五味子敛肺气。本案存在轻微痰湿、气机不畅（咳痰黏少、胸闷）痰湿或气滞次要矛盾，杏仁宣降肺气以止咳，陈皮理气化痰，防养阴药滋腻碍胃。原方沙参麦冬汤（《温病条辨》）主治燥伤肺胃阴分，此方加五味子敛肺止咳，针对久咳气耗。加白术、陈皮健脾理气，兼顾脾胃运化，防阴药碍胃。全方符合肺胃气阴两虚，兼轻微痰气不畅之证。但需注意的是老年人体质较弱，药量不宜过大，注意脾胃能力。

名家验方

1. 疏风脱敏方（刘石坚方）

组成：白蒺藜 15g、浮萍 12g、苍耳子 12g、赤芍 10g、金银花 12g、荆芥 8g、连翘 15g、杏仁 15g、浙贝母 12g、丹皮 8g、鱼腥草 15g、甘草 5g。

主治：变应性咳嗽，以及过敏体质者外触发物，或进食致敏食物致咳嗽气促，皮肤有斑疹，瘙痒，鼻塞流涕，脉浮，舌质红，苔白厚者。

功效：疏风脱敏，解毒肃肺。

加减：若邪热不盛，可减鱼腥草、金银花、连翘。

若咯痰不显，可减鱼腥草、浙贝母。

若干咳伴咽痛，可加桔梗、木蝴蝶。

按：刘石坚名老中医认为变应性咳嗽及过敏性相关的咳嗽，属于中医“咳嗽”“风咳”“喉源性咳嗽”等范畴，为常见的慢性咳嗽之一，其病因病机往往复杂，导致其迁延难愈。究其原因，认为风、痰、热夹杂为变应性咳嗽常见的病因病机。邪风、伏痰、伏热三者互相交织胶着，导致肺气不利，升降失常，咳嗽频发。故中医治法应祛风、涤痰、清热三法合一，因而提出“疏风脱敏法”治疗变应性咳嗽。“疏风”治其因，“涤痰”“清热”祛其根，只有三者而为一，才能以达到脱敏、止咳的目的。方中以白蒺藜为君，疏风祛邪、脱敏止咳。浮萍、苍耳子为臣，两药合用疏风通窍，鱼腥草、杏仁、浙贝母为佐清肺热、祛伏痰，金银花、荆芥、连翘同为佐药以祛邪风清伏热，以牡丹皮、赤芍亦为使凉血活血，谓之“血行风自灭”，甘草为使药以调和诸药，全方合用共奏疏风脱敏、清肺祛痰之效。

2. 解表化饮方（钟秋生方）

组成：干姜 6g，桂枝 10g，炙麻黄 6g，白芍 12g，炙甘草 6g，细辛 3g，姜半夏9g，五味子6g，茯苓15g。

主治：咳喘，证属外感风寒、内停水饮。

功效：解表散寒，温肺化饮，止咳平喘。

加减：若痰饮壅盛、咳吐痰量多，加重茯苓至20~30g，或合白术10g，强化健脾祛湿之力；喘息明显者，加杏仁9g降气平喘；若阳虚较甚，兼见肢冷、苔白滑、脉沉迟，可去半夏加附子6~9g（先煎）温肾助阳，振奋气化；若喘息明显者，加杏仁9g降气平喘。

按：症见咳嗽痰多，痰白稀或呈泡沫状，畏寒肢冷，咽喉不适或痒痛，喘息气急，舌淡苔白滑，脉浮紧或弦滑。适用于慢性支气管炎、肺气肿、过敏性咳喘等属"表寒里饮"患者，尤其多见于阳虚体质的老年患者。方中以麻黄、桂枝疏散表寒，宣肺平喘；干姜、细辛温肺化饮，驱散内停之寒饮；半夏燥湿化痰；五味子收敛肺气，防辛散耗气；白芍调和营卫，制约麻、桂之辛燥；炙甘草益气和中，调和诸药；茯苓，意在增强健脾利水渗湿之功，针对老年患者脾虚湿盛、痰饮易生之病机，既助化痰饮，又杜生痰之源。老年人阳气渐衰，脾肾温化无力，易致水液停聚成饮，若复感风寒，外寒引动内饮，遂成"表寒里饮"之证。其核心病机为"阳虚饮停，寒邪束表"，表寒宜散，老年虽虚，但若外寒束表，仍需宣肺解表，然忌峻汗伤正，故用炙麻黄6g，取其微发其汗，配伍桂枝调和营卫，散中有护。里饮宜温，干姜、细辛辛温，直入肺脾，温化寒饮；茯苓健脾渗湿，既助中焦运化，又使饮邪从小便而去，针对老年"脾虚生痰"之本；姜半夏降逆化痰，治痰饮上犯之咳喘、呕恶。散收相制，五味子酸涩收敛，与麻黄、细辛之辛散刚柔相济，防肺气耗散，尤其适合老年肺气已虚、不耐攻伐之体；白芍养血和阴，缓麻黄之峻，体现"攻补兼施"之妙。顾护阳气，全方以温药为主，温散表寒、温化里饮，暗合《内经》"阳化气、阴成形"之理，使阳气振奋则水饮自化，外寒得散则咳喘自平。共奏解表化饮、平喘止咳之效，实为老年寒饮咳喘之良剂。

特色疗法

1. 穴位敷贴

选用肺俞、膏肓、定喘、膻中等穴位。将白芥子、细辛、甘遂、延胡索等药物研末，用姜汁调成膏状，在三伏天或三九天进行穴位敷贴，通过药物对穴位的刺激，激发经络气血的运行，调节肺脏功能，达到止咳平喘、预防疾病复发的目的。

2. 拔罐

在患者的背部膀胱经穴位，如肺俞、膈俞、脾俞等进行拔罐。根据患者的体质和病情，选择留罐、闪罐或走罐等方法，可起到疏通经络、散寒祛湿、止咳化痰的作用，尤其适用于风寒袭肺或痰湿蕴肺型咳嗽。

3. 艾灸

取大椎、肺俞、风门、足三里等穴位。采用温和灸、雀啄灸等方法，以温热刺激穴位，温通经络，散寒解表，增强机体免疫力，适用于虚寒型咳嗽患者。

五、预防调摄

（一）总体原则

1. **慎起居**　建议居室环境温湿度适宜，温度保持在 22~24℃，湿度在 50%~60%。患者应充分休息，避免劳累，保证充足的睡眠。

2. **畅情志**　心理健康也很重要，帮助患者树立战胜疾病的信心，避免焦虑、抑郁等不良情绪。

3. **瘥后康复**　包括呼吸肌锻炼，如缩唇呼吸，闭嘴经鼻吸气，然后缩唇缓慢呼气，呼气时间是吸气时间的 2 倍；腹式呼吸，吸气时腹部隆起，呼气时腹部下陷，以增强呼吸肌力量，改善呼吸功能。

（二）中医饮食养生

1. **单味方**　如姜汤、葱白水，可温散寒邪。菊花茶、薄荷茶，可清热解表。

2. **沙参麦冬粥**　沙参 15g、麦冬 15g、粳米 50g。做法：先煎沙参、麦冬，取汁后与粳米煮粥。适合老年咳嗽肺阴不足者。

3. **薏仁杏仁粥**　薏仁 30g、杏仁 10g、粳米 50g。做法:三者共煮成粥,适合老年咳嗽痰湿证患者。

4. **芦根青榄饮**　芦根 10g、青榄 4 枚。做法:水煮 20 分钟。适合老年咳嗽肺阴不足或肺燥患者。

5. **冰糖雪梨饮**　冰糖 15 克、雪梨 1 只。做法:加适量水,炖 30 分钟。适合老年咳嗽肺阴不足或肺燥患者。

第十三章　老年溺毒

一、概　述

慢性肾功能不全是指由多种原因引起的肾脏结构和功能进行性损害，导致肾小球滤过率持续低于正常值（GFR<60ml/min・1.73m²）并伴随代谢废物潴留的临床综合征。其病程持续≥3个月，常伴随水电解质紊乱、酸碱失衡及多系统受累等并发症。老年患者因生理性肾功能减退、合并基础疾病（如糖尿病、高血压）及多种药物联合使用等因素，更易进展至终末期肾脏病。全球慢性肾功能不全患病率约为10%，中国老年人群患病率接近15%，显著高于中青年人群。老龄化、糖尿病、高血压及肥胖是主要危险因素。治疗方面，主要以饮食控制、纠正贫血、控制并发症（如高血压、高磷血症等）以及透析治疗等为主。对于终末期肾病老年患者，血液透析和腹膜透析是主要的替代治疗方法，部分老年患者在条件允许的情况下，可考虑肾移植。总之，老年慢性肾功能不全的治疗需综合考虑患者的整体健康状况，以延缓疾病进展并改善生活质量为目标。

老年慢性肾功能不全归属中医"老年溺毒"范畴，是老年期患者湿浊毒邪不得由尿液排出，滞留于体内而产生的一种病症。"尿毒"，古写"溺"，这一病症名首见于清代何廉臣所著的《重订广温热论》，其谓："溺毒……头痛而晕，视力朦胧，耳鸣耳聋，恶心呕吐，呼吸带有溺臭，间或猝发癫痫状，舌苔起腐，间有黑点。"何氏此溺毒之描述，与西医学的慢性肾功能不全、尿毒症所表现的症状极为相似，其中溺臭尤类慢性肾衰竭、尿毒症时出现的呼吸带有氨味的描述。随着年龄增长，肾脏的结构和功能发生明显的退行性改变，使得老年人更容易受到溺毒的困扰。中医治疗老年溺毒从整体出发，注重正邪虚实的变化，调整气血阴阳，在保护残余肾功能、减少西药的副作用、协同增效方面有非常好的优势，可以缓解症状、延缓病情进展，进而提高老年患者的生活质量。

二、病因病机

老年溺毒的病因病机复杂。其病因不明，可能与年老肾虚、饮食内伤、五劳过极、毒邪外袭等有关，并常由于外感或劳累等因素引发或迅速加重。在疾病稳定期多以正虚为主或正虚邪恋，正虚多为阴、阳、气、血之不足及五脏六腑之虚损，而在疾病进展时或终末期多表现为邪实为主或正虚夹杂，邪实多为痰浊、瘀血、结石、毒邪等。虚实交结互见贯穿于本病的发生发展始终。

1. **肾脏衰败**　肾藏精主蛰，为封藏之本，肾为命门，为水火之宅。老年患者肾阴阳气血渐亏，肾气虚则封藏失职，营精暗泄；或肾阴亏虚，虚热内生，郁而化火，虚火灼伤肾络则血下渗；或病延既久，肾元阳虚衰，不能温煦水液，水湿不化，日久蕴酿湿热，瘀毒内生，变为溺毒。

2. **外感邪毒**　长期涉水、久居湿地，或外感寒湿之邪，导致水湿内停，壅塞三焦。老年人气化功能减退，不能及时气化或气化乏力，日久湿浊蓄积成毒。外感湿热邪气（如疫毒、疮毒等），侵袭肺脾肾，加上年老脾肾功能衰退，水液代谢失职，日久湿浊化热成毒。如尿路梗阻、肾毒性药物等因素，可诱发或加剧溺毒病情。

3. **饮食劳倦**　年老体虚，加之饮食不节、起居劳倦，致脏腑虚损，脾虚气血生化乏源，升降失常，生痰酿湿，肾虚失于气化，膀胱气化不利，水液失于输布停聚体内，日久致气阻，凝滞生痰，瘀血内成，化生浊毒。

三、辨证论治

老年溺毒的病机虚实夹杂。在整个病变过程中，掌握好正虚和邪实表现的轻重是其辨证要点。本病无论早、中、晚期，均具有正虚，故有辨气虚、阳虚、阴虚之异。在正虚的同时，多挟实邪，当辨挟外感、湿浊、湿热、瘀血之偏盛。老年溺毒以维护肾气，保摄肾之阴阳为基本原则。扶正祛邪，标本兼治，急则治其标，缓则治其本，不得滥用克伐之品以损伤肾气。

（一）脾肾气虚

【**证候特点**】倦怠乏力，气短懒言，纳呆脘胀，腰酸膝软，或大便溏薄，或夜尿清长，舌质淡，苔薄，脉细或沉。

【**治法**】补脾益肾。

【方药】参苓白术散合金匮肾气丸。

党参 15g、白术 10g、茯苓 15g、山药 15g、山萸肉 15g、熟地黄 20g、熟附子 10g（先煎）、淫羊藿 10g、丹参 10g。

【加减】前者补气健脾，后者温补肾阳；加活血祛瘀药，是因“久病无不入络成瘀”。如脾虚甚而下陷者，可加黄芪、升麻以升提之；阳虚偏甚而水肿者，加肉桂、车前子等以温阳利水。

（二）脾肾阴虚

【证候特点】面色少华，神疲短气，手足心热，口干唇燥，大便干结，小便色黄或夜尿清长，舌淡或尖红，边有齿痕，脉沉或弦细。

【治法】滋养气阴。

【方药】参芪地黄汤。

党参 15g、黄芪 30g、地黄 20g、山萸肉 15g、牡丹皮 15g、茯苓 15g、泽泻 15g、山药 15g、当归 10g、枸杞 15g、虎杖 15g、石斛 10g。

【加减】若内热明显，加知母、麦冬等；若大便干结坚硬者，加肉苁蓉、瓜蒌仁等。

（三）脾阳不振、湿浊内阻

【证候特点】恶心呕吐，纳呆乏味，脘胁胀满，倦怠，或目眩，大便欠畅，苔厚腻，舌边齿痕明显，脉沉细或滑。

【治法】化浊安中。

【方药】小半夏汤合苓桂术甘汤。

姜半夏 15g、干姜 10g、茯苓 15g、白术 15g、桂枝 10g、炙甘草 5g、春砂仁 5g（后下）、陈皮 5g、党参 15g、制大黄 6g。

【加减】若伴面色萎黄无华者，加当归、川芎以养血；伴有小便清长、腰膝怯冷者，加熟附子、菟丝子以温肾培本。

（四）脾肾阳虚

【证候特点】面色萎顿，神疲肢倦，腹胀纳呆，大便秘结，口中黏腻无味，呼吸带有溺臭，舌胖，苔厚腻，脉细无力。

【治法】温补脾肾。

【方药】温脾汤合黄连温胆汤。

党参 15g、干姜 10g、熟附子 10g（先煎）、黄连 5g、竹茹 10g、枳实 15g、法半夏

10g、橘红 10g、大黄 10g（后下）、甘草 5g。

【加减】若溲闭肿甚者去甘草，合疏凿饮子以破气通滞、攻下逐水；若大便溏薄者，易生大黄为制大黄，并加肉桂、仙茅以温化降浊；气滞血瘀证明显者，加生水蛭、川芎以化瘀通络。

（五）肾阳衰败、瘀浊交阻

【证候特点】面色晦暗或黧黑，神情萎顿，胸腹胀满，甚或气急，肢肿尿少，口唇发紫，苔腻，舌淡胖边有齿痕而有瘀斑，脉沉细或细涩。

【治法】温阳逐瘀。

【方药】地黄饮子合血府逐瘀汤加减。

熟地黄 20g、巴戟天 15g、山茱萸 15g、肉苁蓉 10g、熟附子 10g（先煎）、肉桂 3g、茯苓皮 15g、麦冬 10g、菖蒲 15g、远志 10g、五味子 5g、当归 10g、川芎 15g、桃仁 10g、白芍 15g、牛膝 15g。

【加减】若舌暗、舌下脉络迂曲者，可酌加水蛭以加强活血化瘀之力；若纳差、面肿者加白术、地蒲壳以健脾行水。

（六）气血两虚

【证候特点】颜面苍白或萎黄，短气乏力，心悸眩晕，舌质淡，脉细弱。

【治法】益气补血。

【方药】大补元煎。

人参 10g、山药 10g、熟地黄 20g、杜仲 15g、当归 10g、山茱萸 15g、枸杞 10g、炙甘草 5g。

【加减】若为久病虚损，时发潮热，拘急疼痛，腰膝酸软者，可选《太平惠民和剂局方》之十全大补汤，善治诸虚不足而大补气血。

（七）脾肾衰败、气血两虚

【证候特点】疲倦乏力，气短懒言，腰酸腿软，面色萎黄，肢体浮肿，舌淡，苔薄，脉细。

【治法】温阳填精，益气养血。

【方药】加味保元煎。

党参 15g、黄芪 30g、肉桂 3g、枸杞 15g、当归 15g、大黄 10g、甘草 6g。

【加减】神疲气短明显，加牛大力、太子参；肢体浮肿明显，加茯苓、猪苓；若大便干结无力，加当归、肉苁蓉等。

四、医案解要

（一）何炎燊医案

孔某，男，68岁，2005年7月4日初诊。

【病史】患者因“夜尿频多约8个月”来门诊就诊。患者有6年高血压史，服降压药数年，血压稳定。2004年9月配偶去世，悲伤过度，血压陡升至210/110mmHg，眩晕不支。2004年11月出现夜尿频多，昼则溺黄短。某医院经尿常规、肾功能等项目检查，确诊为慢性肾衰竭，西医治之不效，遂来门诊就诊。

【刻下症】患者形体偏胖，双睑及面部略浮肿，双下肢轻度浮肿，按之凹陷。面色黧黑，精神疲惫，神情抑郁。自述眩晕，头目不清，心悸，四肢倦怠。血压持续升高，就诊当日血压160/94mmHg，失眠，纳呆，恶心，干呕，夜尿次数增加，每晚排小便4~5次，白天尿量甚少。舌质暗红，舌苔黄微腻，脉弦大略数。

【辅助检查】2005年6月30日B超检查提示：双肾缩小，皮质与髓质分界模糊。尿常规：尿蛋白>3.0，余项正常。肾功能检查提示：尿素：23.2mmol/L，肌酐：318μmol/L，尿酸：622μmol/L，CO_2：16.3mmol/L。

【诊断】西医诊断：老年慢性肾功能不全。

中医诊断：老年溺毒（脾肾阴虚）。

【治法】滋养气阴。

【方药】六味地黄丸合二至丸、四君子汤加减。

积雪草50g、白花蛇舌草30g、黄芪30g、太子参20g、白术15g、牡丹皮15g、茯苓20g、生地黄20g、山药20g、山茱萸20g、泽泻15g、丹参15g、三七6g、女贞子15g、墨旱莲15g。7剂，日一剂，水煎服。

【二诊】精神好转，眩晕减轻，血压160/80mmHg，舌质黯红，苔黄微腻，脉弦大略数。药中病机，于前方去二至丸，加春砂仁、陈皮、芡实，以加强健脾行气之功。方见：积雪草50g、白花蛇舌草30g、黄芪20g、党参20g、白术15g、茯苓25g、陈皮5g、春砂仁6g、生地黄15g、熟地黄15g、山药30g、芡实30g、山茱萸20g、牡丹皮15g、泽泻15g、丹参15g。3剂，日一剂，水煎服。

【三诊】仍眩晕，四肢倦怠，夜尿仍频多，血压160/88mmHg，恶心，纳呆。

舌质暗红，舌苔黄微腻，脉弦大略数。此乃脾肾甚虚，浊邪上冒颠顶，宜益脾补肾，清热利湿，活血解毒。拟六味地黄丸合参苓白术散加减：生地黄 20g、熟地黄 20g、山药 30g、茯苓 20g、山茱萸 20g、牡丹皮 15g、泽泻 15g、关沙苑 20g、芡实 30g、白花蛇舌草 30g、积雪草 50g、党参 20g、黄芪 20g、白术 15g、春砂仁 6g、丹参 15g、三七 5g。7 剂，日一剂，水煎服。

【四诊】精神好转，恶心稍减，胃纳增，血压 156/80mmHg，舌质黯红，舌苔黄微腻，脉弦大略数。实验室检查：肾功能：尿素 22.3mmol/L，肌酐：286μmol/L，尿酸：615μmol/L，CO_2：16.6mmol/L。目下浊邪稍退，诸症稍减，前方加参仁陈夏六君子汤，以补脾和胃，化浊降逆。方用：积雪草 50g、白花蛇舌草 25g、生地黄 15g、熟地黄 15g、山药 30g、茯苓 20g、山茱萸 20g、牡丹皮 15g、泽泻 10g、关沙苑 20g、淫羊藿 15g、太子参 20g、白术 15g、陈皮 5g、半夏 12g、春砂仁 6g、丹参 15g。7 剂，日一剂，水煎服。

【五诊】精神、胃纳明显好转，血压 146/82mmHg。舌质暗红，舌苔黄微腻，脉缓大。脾胃功能稍复，浊阴、虚火得降，续用温补脾肾，佐以清热解毒，活血化瘀。方用六味地黄丸合四君子汤加减：黄芪 30g、山茱萸 20g、党参 30g，熟地黄 25g、丹参 15g、积雪草 50g、白术 15g、山药 30g、泽泻 15g、茯苓 20g、淫羊藿 15g、三七 6g、白花蛇舌草 20g、牡丹皮 15g、炙甘草 5g。7 剂，日一剂，水煎服。

【六诊】精神明显好转，心悸、眩晕稍减，血压 150/80mmHg，舌质暗红，舌苔黄微腻，脉缓大。实验室检查：心电图检查未见异常。患者素禀阴虚，肝阳易亢，故于前方去淫羊藿之温，加夏枯草清肝火，土茯苓除湿解毒。方见：积雪草 50g、白花蛇舌草 25g、夏枯草 20g、黄芪 20g、党参 25g、白术 15g、茯苓 15g、炙甘草 5g、熟地黄 25g、山药 30g、山茱萸 20g、丹参 15g、牡丹皮 15g、三七 6g、土茯苓 30g、泽泻 15g。7 剂，日一剂，水煎服。

【七诊】眩晕、心悸续减，血压 140/84mmHg。舌质暗红，舌苔黄微腻，脉迟缓。阳热亢盛之势得挫，故于前方去夏枯草，加淫羊藿温补肾阳：积雪草 50g、黄芪 25g、党参 25g、白术 15g、茯苓 20g、熟地黄 20g、山药 25g、山茱萸 20g、牡丹皮 15g、泽泻 15g、土茯苓 30g、白花蛇舌草 30g、淫羊藿 20g、丹参 15g、炙甘草 5g。7 剂，日一剂，水煎服。

【按】何炎燊教授是东莞市中医院的奠基人之一，其奠定了中医老年病的专科理论基础框架，在老年病的诊治中有丰富的临床经验。何炎燊认为老年慢性肾衰竭乃难治之症，此例虚实错杂，患者年老肾阴亏虚，水不涵木，丧偶悲伤过度，情志抑郁，肝阳偏亢；脾胃虚弱，腐熟、运化功能失职。脾肾虚甚则损，因而脾之升清降浊，肾之化气布津功能失职，以致水液无主，泛滥无制，蕴聚脏腑肌肤内外，成为浊邪。浊邪阻塞，气壅不通，久郁则从火化。火与浊邪上乘颠顶，为痛为晕；凌心则悸；犯胃则呕。宜滋肾柔肝，补脾健胃，清热祛湿，活血解毒。故用健脾补肾柔肝，清热祛湿，活血解毒复方治疗。何老采用经典方剂加减化裁，其中包含六味地黄丸、四君子汤及二至丸等方剂，还配合清热解毒、活血化瘀等药物。方中生地黄滋阴补肾、填精益髓，山茱萸、山药补养脾肾，三药相配以滋养肝脾肾；泽泻、茯苓利水渗湿，防滋补壅滞；牡丹皮清泄肝火，凉血散瘀，三药为“三泻”，渗湿浊，清虚热，与“三补”配伍，使滋补而不腻滞，补中有泻，达到补肾阴而不留邪的效果。白术健脾燥湿，太子参补气健脾，益气而不滋腻，与白术、茯苓相须为用，可增强补气健脾之功，扶助正气；女贞子补肝肾、益阴血，墨旱莲滋补肝肾、凉血止血，二者合用，加强对肝肾阴虚的滋养，与六味地黄丸协同，共奏补肝肾、益阴血之力；积雪草、白花蛇舌草清热解毒、利湿通淋，两者相配伍，可增强方中的清热解毒之力；黄芪补气升阳、固表止汗，在方中起到补气升阳的作用，三七、丹参活血化瘀、凉血止痛，两者相配伍，增强活血化瘀之力。方中将补气与养阴相结合，既益气健脾以资后天，又滋养肝肾以培先天，使先后二天得养，则正气得复；同时配伍清热解毒、活血化瘀之品，针对可能存在的热毒及瘀血病机进行治疗，使补而不滞、攻补兼施，祛邪而不伤正，各药之间相互协同，共同发挥治疗作用，全方具有益气养阴、补气健脾、滋养肝肾、清热解毒、活血化瘀等功效。其中积雪草（崩大碗）一药，经多年实践，有降低血氮之功，故自始至终，每方皆用，使顽固难治之血氮得降，与白花蛇舌草合用更佳，故此例治疗月余，近期疗效较好。

（二）何世东医案

罗某，男，63 岁，2011 年 11 月 25 日初诊。

【病史】患者因“发现肌酐升高约 5 个月”来门诊就诊。患者于 2011 年 6 月体检时发现肌酐 312μmol/L。当时未在意，8 月复查肌酐降至 215μmol/L，11 月 25 日复查肌酐为 289μmol/L，遂求诊。既往有高血压病史 10 余年，服药治疗，血压控制尚可，否认糖尿病、冠心病等病史，否认肝炎、结核病史，否认肾结石病史。

【刻下症】神清，精神尚可，无恶寒发热、头痛头晕、胸闷心悸、气喘气促、腹胀腹痛、尿频尿急等不适，舌红，苔黄腻，脉弦。

【辅助检查】2011 年 11 月 25 日血肌酐 289μmol/L。

【诊断】西医诊断：老年慢性肾功能不全。

中医诊断：老年溺毒（脾肾气虚，湿浊内生证）。

【治法】健脾祛湿、清热排浊。

【方药】参苓白术散加减。

法半夏 15g、茯苓 30g、崩大碗 30g、薏苡仁 30g、枳壳 10g、泽泻 12g、芡实 30g、白芍 15g、山药 15g、蒲公英 15g、萆薢 20g、山茱萸 12g。7 剂，日一剂，水煎服。

【二诊】服用首诊方剂后，患者无明显不适，舌红，苔薄黄，脉弦。复查肾功能示肌酐：281μmol/L，尿素氮：55.4mmol/L。治以补益脾肾、清热祛湿为法，方用六味地黄丸加减，具体方药如下：熟地黄 24g、山茱萸 15g、茯苓 20g、山药 15g、萆薢 20g、黄芪 24g、白芍 15g、芡实 20g、泽泻 12g、崩大碗 30g、丹参 15g、白花蛇舌草 25g。7 剂，日一剂，水煎服。

【三诊】患者复查肾功能示肌酐：234.5μmol/L，尿素氮：60.5mmol/L。尿常规示尿蛋白（±）。舌红，苔黄腻，脉缓弦。守二诊方加入桃仁 10g 活血通络。10 剂，日一剂，水煎服。配合中成药金水宝胶囊服用。

【四诊】患者复查肾功能示肌酐：250.5μmol/L，尿酸：677μmol/L、尿素：17.20mmol/L，半胱氨酸蛋白酶抑制剂：2.15mg/L。尿常规示尿蛋白（+）。舌暗，苔腻，脉弦。患者舌脉提示病机夹杂瘀滞，故加蒲黄活血凉血，法半夏化痰逐瘀，具体方药如下：熟地黄 25g、山茱萸 15g、山药 15g、芡实 30g、桃仁 10g、赤芍 15g、丹参 15g、白花蛇舌草 30g、黄芪 20g、崩大碗 30g、蒲黄 10g、法半夏 10g、10 剂。后续以此方加减，患者无特殊不适，肌酐水平稳定。

【按】慢性肾脏病是一种严重危害人类健康和生命的常见病。近年来国内外资料表明，其发病率、患病率明显上升。何世东教授长期从事老年慢性肾功能不全、尿毒症的中医药治疗。他认为本病属虚实夹杂证，治疗时强调正虚邪实兼顾。初以清热祛邪为主，后期兼顾脾肾之气，病程日久致瘀，酌情加入活血通络之品。何世东教授初诊以参苓白术散加减，健脾祛湿、清热排浊。方中法半夏、茯苓、薏苡仁、泽泻祛湿化浊；崩大碗、蒲公英清热解毒；山药、芡实健脾益肾；白芍柔肝缓急；山茱萸补益肝肾；枳壳理气宽中。二诊时，患者肌酐虽有所下降，肾气虚为本、湿热仍在，故以六味地黄丸加减，加强补益脾肾之力，加入黄芪、丹参等增强扶正祛邪之功，加萆薢、泽泻、崩大碗、白花蛇舌草清热解毒祛湿。三诊，患者湿浊渐化，但舌苔仍黄腻，脉缓弦，病机夹杂瘀滞，故加入桃仁活血通络。四诊，患者舌暗苔腻，脉弦，病机仍存有痰瘀互结，加蒲黄活血化瘀、法半夏化痰祛浊。整个治疗过程，何世东教授依据患者舌脉及检查结果，灵活辨证，遣方用药，使患者肾功能趋于稳定。此医案体现了何老治疗老年慢性肾功能不全的丰富经验，及中医药在调理慢性病方面的优势。

（三）李强医案

黄某，男，71 岁，2025 年 3 月 6 日初诊。

【病史】患者因“双下肢浮肿 10 个月，再发 2 个月”门诊就诊。患者于 2024 年 5 月发现其出现双下肢浮肿，当时无恶寒发热、胸闷胸痛、心悸心慌、肢体偏瘫麻木等。在外院住院治疗，诉“检查提示：双肾结石，血肌酐 >300μmol/L”，行 3 次经皮肾镜取石术。经治疗后双下肢浮肿缓解。2 个月前患者再次出现双下肢浮肿，自觉胸闷，腰痛，无恶寒发热、胸痛心悸、肢体偏瘫麻木等，纳可，寐尚可，尿多，大便正常，为寻求中医治疗来门诊就诊。否认“高血压、糖尿病、冠心病”等其他重大内科病史。否认药物过敏史，否认烟酒等不良生活嗜好。否认家族遗传病史。查体：血压 178/79mmHg。神清，精神尚可，心肺听诊无特殊，双下肢凹陷性浮肿。

【辅助检查】2025 年 3 月 6 日肾功能：尿素：27.31mmol/L，肌酐：556μmol/L，尿酸：639μmol/L，总二氧化碳 19.40mmol/L，胱抑素 4.45mg/L。血常规：血红蛋白：98g/L。泌尿系超声：左肾多囊性结构（内见低回声填充）：复杂肾囊肿改变？肾积液伴沉积物改变？双肾实质所见，考虑肾功能受损改变。双肾多发结石，右肾多发囊肿，膀胱见沉积物，前列腺增生伴钙化。

【刻下症】神清，精神尚可，双下肢浮肿，自觉胸闷，腰痛，无恶寒发热、胸痛心悸、肢体偏瘫麻木等，纳可，寐尚可，尿多，大便正常。舌红，苔薄白，脉弦。

【诊断】西医诊断:①老年慢性肾脏病 5 期;②肾结石;③高血压病。

中医诊断:老年溺毒(肾精亏虚、湿毒内盛)。

【治法】补肾益精、清热燥湿。

【方药】六味地黄丸加减。

熟地黄 15g、山茱萸 15g、山药 15g、茯苓 30g、牡丹皮 10g、泽泻 10g、淫羊藿 15g、蒲公英 20g、黄芩 30g、大黄 6g、虎杖 15g、海藻 15g、当归 10g。14 剂,每日一剂,温分服。

【二诊】2025 年 3 月 27 日复诊,双下肢仍有浮肿,少许乏力感,无胸闷、腰痛,余无特殊不适,纳寐尚可,尿改善。舌红,苔薄白,脉弦滑。

组方:熟地黄 15g、山茱萸 15g、山药 15g、茯苓 30g、牡丹皮 10g、泽泻 10g、淫羊藿 15g、蒲公英 20g、黄芩 20g、大黄 5g、虎杖 20g、海藻 20g、当归 10g、五指毛桃 30g。14 剂,每日一剂,温分服。

【三诊】2025 年 4 月 21 日复诊,双下肢仍有浮肿,乏力感,余无特殊不适。查体:血压 150/66mmHg,双下肢凹陷性水肿略有减轻。舌红,苔薄白,脉弦滑。

组方:熟地黄 15g、山茱萸 15g、山药 15g、茯苓 30g、牡丹皮 10g、泽泻 10g、淫羊藿 15g、蒲公英 20g、黄芩 20g、大黄 5g、虎杖 20g、海藻 20g、当归 10g、黄芪 30g、太子参 15g。14 剂,每日一剂,温分服。3 月 27 日复查肾功能:尿素:29.49mmol/L,肌酐:519μmol/L,尿酸:615μmol/L,总二氧化碳 14.4mmol/L,胱抑素 4.77mg/L。血常规:血红蛋白:85g/L。

【随访】近期随访,患者双下肢浮肿有所减轻,乏力感减轻,嘱其维持治疗。

【按】老年患者肾气本虚,加上结石堵塞,导致老年溺毒,虽经治疗取石,外症肢体浮肿改善。但湿毒未解,壅塞不通,内伤于肾,肾气亏虚,肾不主水,水液泛于肢体则水肿。水饮凌心则胸闷,腰为肾之府,肾虚则腰痛。舌红、苔白、脉弦为虚劳在里、湿毒内蕴之象。故以六味地黄丸加减。“三补”熟地、山茱萸、山药,配以茯苓、牡丹皮、泽泻“三泻”以补肾阴,加淫羊藿温阳补肾,使得阴阳双补以填精。而且茯苓量大,还有利尿祛湿之效。蒲公英、黄芩清热燥湿解毒,治其湿毒之邪,大黄为治肾衰的要药,与虎杖配合通腑泻毒,海藻归肝经、胃经、肾经,能消痰利水,为水肿之良药。病久入络,佐以当归活血通络。

全方补中有泻，具有补肾益精、清热燥湿、解毒通络之效。二、三诊患者胸闷、腰痛缓解，水饮之邪减轻。本虚凸显，乏力感出现，故稍减黄芩的量，并于二诊加五指毛桃或三诊改为黄芪、太子参以益气补虚。考虑老年患者体虚，虚不受补，故先以五指毛桃（又称南芪），后予黄芪（又称北黄芪）和太子参，进补而不骤、大补而不燥。经中医治疗后，症状改善，血液肾衰相关指标有所缓降，血压回落，老年溺毒患者病程长，病情复杂，本虚标实，中医补虚泻实、标本兼治、调和脏腑，取得良效。

名家验方

1. 温肾补脾解毒汤（何炎燊方）

组成：黄芪 30g、党参 30g、茯苓 30g、肉桂 3g（焗）、炙甘草 5g、白术 20g、附子 20g、干姜 20g、大黄 20g、半夏 15g，黄连 15g、吴茱萸 10g、生绿豆 60g；另，鲜崩大碗（积雪草）500g，洗净捣汁和服（少量多次）。

功效：温肾补脾，通阳泄浊，降逆解毒。

主治：慢性肾功能衰竭（尿毒症），全身浮肿，面色晦暗，神倦乏力，眩晕欲倒，呕逆恶秽，短气太息，形寒肢冷，倏然寒热，尿涩便闭，唇白而干，舌淡胖不华，苔腻浊，寒热虚实错杂者。

加减：喘咳痰多，加葶苈子 20g。小便点滴不畅，加川牛膝 20g、车前子 20g。呕逆日夜不止，加姜竹茹 20g、代赭石 20g。衄血去肉桂，干姜改用炮姜，加阿胶 15g、荆芥炭 10g。

按：尿毒症病机如上条所述，到了晚期，多出现寒热虚实错杂之恶候，处方运药宜细察病机，全面考虑，不能偏执，因而多用复方。何老每用保元汤合六君子汤以温煦脾胃之阳；又用《千金》温脾汤合左金丸寒热同行之法以破阴降浊；再加崩大碗、苏叶、生绿豆凉血解毒，清除血氮。曾用此法救治多人，可延长病人生命，有存活 5 年以上者。

尿毒症恶候渐退之后，附桂姜萸等药不宜久用，防其燥烈劫阴。调治之法，可用二至地黄汤（或丸）加崩大碗、苏叶为基础方，祛邪扶正兼施，偏脾虚者，加党参扁豆之类，偏肾虚者加杜仲、菟丝子、巴戟之流（此三者温补而不燥烈，乃调补肾虚之良药），妥善化裁，以图远功。

2. 崩大碗单方（何炎燊方）

崩大碗能降低血中非蛋白氮，何老多年来已积累大量临床资料，疗效确实，此药味甘淡微寒，清热祛湿，凉血解毒又不伤克正气，应用方法如下。

（1）鲜崩大碗500g，重者用1 000g，冷开水浸洗多次（或用无害、可以口服之消毒水浸洗更好），研烂，用消毒纱布包住，挤绞取汁，与中药和匀，多次分服，或单用亦可，此法功力最大。

（2）鲜崩大碗1 000g，切碎，水煎10分钟，候稍冷，保留灌肠，亦有降血氮功效。

（3）如鲜品一时难得，可用干品（现东莞药肆已作为常用中药出售）每用30~50g与中药同煎，若处方多是补药（如芪、龟板、熟地黄……之类），须久煎者，崩大碗则应后下，沸10分钟即可。

（4）症状缓解后，常服崩大碗，控制血氮稳定不升，可购鲜崩大碗1 000~1 500g，洗净后，用保鲜纸包好，置冰箱内可保存五六天，每次用250g，白米适量，煮10~15分钟，加糖少许，日常代茶。亦可用瘦猪肉100g，煮熟后，再入崩大碗250g，再煮10分钟，食肉喝汤，作菜肴用。

特色疗法

1. 中药封包治疗

风痛散：祛风通络，适用于关节疼痛患者。用法：一次20分钟，一日1~2次。

健骨散：健骨通络，适用于腰膝酸软的患者。用法：一次20分钟，一日1~2次。

益肾透脐散：益气补肾，适用于脾肾虚弱的患者。用法：一次20分钟，一日1~2次。

2. 中药敷贴

双柏散（东莞市中医院院内制剂）：用于关节红肿热痛者。敷于患处，不超过8小时。

3. **复方大黄灌肠液**

用于便秘、皮肤瘙痒患者。一次 150ml，加水至 300ml，保留灌肠，每次保留 60 分钟，每日 1~2 次。禁忌证：下消化道出血，活动性结肠炎，痔疮等。

五、预防调摄

（一）起居、活动指导

老年溺毒患者由于正气不足，卫外不固，易外邪入侵，故室内经常通风换气，谨避风寒，尽量减少伤风感冒。老年溺毒患者常感神疲乏力、腰膝酸软，故应多卧床休息。若病人病情稳定，贫血改善，病人可以适当活动，活动量应由少到多，量力而行。

（二）口腔、皮肤调护

老年溺毒病人常口有尿素味，舌苔厚腻，影响食欲，易发生口腔溃疡，故饭前饭后应漱口，睡前醒后应刷牙，可以不拘时间地用双花甘草水或藿香煎液，或用生理盐水或洗必泰漱口液进行含漱，既可祛除异味又可增进食欲，减少感染。患者往往因瘙痒而抓破皮肤，造成皮肤感染。应常剪指甲，勤换内衣，避免搔抓，以防感染，并且用温水擦浴，水温以 40℃左右为宜，避免使用酒精、香皂类刺激之品。

（三）饮食调护

1. **合理控制饮食**　患者在满足患者身体对蛋白质基本需求的前提下，尽量减少对蛋白质的摄入，以求最大限度地减轻肾脏负担。据估算，老年溺毒患者每天摄入蛋白质的适宜量为每公斤体重 0.6~0.8g。对一般体质的患者来说，保证每人 1 袋牛奶、1 个鸡蛋、1 两瘦肉是必要的。

2. **保持低盐饮食**　老年溺毒患者常常患有高血压，低盐饮食有助于防止血压升高。对于伴有水肿的患者来说，低盐饮食尤显重要，水肿重者对食盐的摄入更要严格限制。至于饮水，若无明显的水肿，则不必限制。过分限制饮水，对于保护残存的肾功能并无好处。

3. **慎食高钾食品**　对于老年溺毒患者来说，应该慎食高钾食物，如香蕉、酱油、味精、土豆、榨菜、冬菜、萝卜干、菇类、木耳、银耳、海带等。

4. **忌食植物蛋白**　忌食一切豆类、豆制品及其他植物蛋白含量高的食物，如蘑菇、木耳、花生、瓜子等。

5. **忌食辛辣刺激食品**　尽量不吃辣椒、胡椒、咖啡、花椒、茴香、蒜苗以及巧克力、瓜子、花生等容易“上火”之品，还应忌食鱼、蚌、虾、蟹等海鲜，以及五香粉、大料、香椿、香菜等发物。

（四）心理指导

老年溺毒病程长，患者心理复杂，所以做好情志护理，对其消除紧张、恐惧、忧虑、悲观，甚至绝望等情志变化是十分重要的。通过患者、家属、社会的沟通，使患者逐步建立战胜疾病的信心。

第十四章　老年消渴

一、概　　述

糖尿病作为一种慢性代谢性疾病，严重危害人类的健康。中国是全球糖尿病患者数量最多的国家，超过1.18亿人患病，占全球糖尿病患病人数的22%。我国糖尿病患病率仍在上升，由2013年的10.9%增加到2019年的12.4%。虽然，目前糖尿病的知晓率（36.7%）、治疗率（32.9%）以及控制率（50.1%）均较前有所改善，但仍处于低水平。西医在控糖速度和治疗糖尿病的危急重症上占优势（尤其在急性高血糖或酮症酸中毒治疗时不可或缺），但其副作用问题（如低血糖、肝肾功能损伤、部分降糖药会导致用药者胃肠道不适等）仍未能解决，且西药治疗无法逆转胰岛素抵抗或修复胰岛β细胞功能，患者需长期依赖药物。

老年期糖尿病属于中医“老年消渴”范畴。中医长于个体化辨证治疗、整体调节和症状改善，且中药毒副作用较小，可通过多途径、多环节、多靶点来实现治疗糖尿病与预防糖尿病并发症，具有综合治疗作用，如增加患者胰岛素分泌，减轻患者胰岛素抵抗，活血化瘀法改善微循环等。中医药在预防和延缓并发症的发生、发展方面优势明显。中西药物治疗糖尿病，各有优缺点。降糖效果较快，中医降糖作用较温和持久，两者互补，采用中西医结合个体化治疗策略，可以有效地延缓糖尿病及其并发症的发生发展，为糖尿病患者提供更全面的管理方案。

二、病因病机

老年消渴是指老年期以多饮、多食、多尿、消瘦或尿有甜味为主要症状的病证，口渴引饮为上消，善食易饥为中消，饮一溲一为下消，统称消渴。《内经》对消渴的记载，散见于约14篇之中，对其病因病机、临床表现、治则及预后等都分别做了论述。饮食不节、情志失调、禀赋不足、劳倦过度或过服温燥药物等，是消渴病发生的重要因素。消渴的病机，主要在于阴津亏损，燥热偏胜，而以阴虚为本，燥热为标，两者互为因果，阴愈虚燥热愈盛，燥热愈盛阴愈虚。消渴的进一步发展，可耗伤脾肾之气，而致气阴两虚，日久亦可损伤脾肾之阳，而见阴阳两虚。在消渴的发生发展过程中，瘀血亦为常见的病理因素。消渴日久，可累及五脏，变生百病。

而老年消渴病具有久病多瘀、血脉瘀滞、阴损及阳的病变特点，临床常见多种并发症，应注意及时诊断和治疗。老年消渴病变的部位虽与五脏均有关，但主要在肺、脾（胃）、肾三脏，尤以肾为重。

肺主气，为水之上源，输布津液，肺受燥热所伤，则不能疏布津液而直趋下行，随小便排出体外，故小便频数量多；肺不布津则口渴多饮。《医学纲目·消瘅门》说："肺主气，肺无病则气能管摄津液之精微，守养筋骨血脉，余者为溲。肺病则津液无气管摄，而精微者亦随溲下，故饮一溲二。"

胃为水谷之海，主腐熟水谷，脾为后天之本，主运化，为胃行其津液，脾胃受燥热所伤，胃火炽盛，脾阴不足，则口渴多饮、多食善饥；脾气虚不能转输水谷精微，则水谷精微下流而为小便，故小便味甘；水谷精微不能濡养肌肉，故形体日渐消瘦。

肾为先天之本，主藏精而寓元阴元阳。肾阴亏损则虚火内生，上燔心肺则烦渴多饮，中灼脾胃则胃热消谷，阴虚阳盛，肾之开阖失司固摄失权，则水谷精微直趋下泄为小便而排出体外，故尿多味甜，或混浊如脂膏。《丹台玉案·三消》说："惟肾水一虚，则无以制余火，火旺不能扑灭，煎熬脏腑，火因水竭而益烈，水因火烈而益干，阳盛阴衰构成此证，而三消之患始剧矣。"说明肾与消渴的发病甚为密切。

1. **饮食不节**　长期过食肥甘、醇酒厚味、甜腻、煎炸、辛燥刺激食物，损伤脾胃。到年老，随着脏腑功能衰退，导致脾胃失健，湿热内生，再加岭南地区气候湿润炎热，湿热邪气侵袭人体，内外湿热夹杂，热邪灼伤津液，津液不足，脏腑经络皆失濡养进而引发消渴。《素问·奇病论》指出："此肥美之所发也，此人必数食甘美而多肥也，肥者令人内热，甘者令人中满，故其气上溢，转为消渴。"其中，"肥者令人内热"是指在肥胖的基础上，诸多因素皆能使体内化热成病，如饮食积滞化生痰热、肺胃积滞化生实热、肝气郁滞化生郁热，诸热伤阴内生燥热等，不一而足。"甘者令人中满"，联系糖尿病血糖代谢异常的基本病理特征，“中满”即血糖达到一定高度，此时合热，则“甘气上溢，转为消渴”。

2. **情志失调**　长期工作、生活压力大，长期过度精神紧张或情绪波动，导致肝气郁滞。到老年，脏腑功能衰退，肝失疏泄，而岭南地区的湿热环境易生痰湿，痰湿进一步阻滞气机，导致痰气胶着，郁久化火，火热炽盛，不仅上灼胃津，下耗肾液，而且肝之疏泄太过，肾之闭藏失司，则火炎于上，津液泄于下，三多之症随之而起，发为消渴。《医宗已任篇·消症》谓：“消之为病，一原于心火炽炎……然其病之始，皆由不节嗜欲，不慎喜怒。”

3. **禀赋不足**　《灵枢·本藏》谓：“心脆则善病消瘅热中”“肺脆则善病消瘅易伤”“肝脆善病消瘅易伤”“脾脆则善病消瘅易伤”“肾脆则善病消瘅易伤。”描述了五脏脆弱时容易引发“消瘅”这一病症（“消瘅”指消耗性疾病或热病，类似现代疾病糖尿病）。先天禀赋不足，五脏虚弱，尤其进入老年时期，脏腑功能衰退，肾阴亏虚，则虚火内生，易致阴虚燥热而发为消渴。“五脏之伤，穷必及肾”。老年糖尿病患者脏腑衰退，消渴日久，肾气虚衰，不能蒸化水液，水液潴留，故演变成水肿（糖尿病性肾病）。消渴日久，伤精耗血，气血亏虚，不能濡养肢体肌肉筋骨，故肢体酸软乏力、麻木不仁（糖尿病周围神经病变）。

4. **劳倦过度**　《备急千金要方·消渴》云：消渴由于“盛壮之时，不自慎惜，快情纵欲，极意房中，稍至年长，肾气虚竭……此皆由房室不节之所致也。”过度劳累或房事不节，耗伤肾精，加上年老体虚，肝肾亏虚，导致阴虚火旺，则“火因水竭而益烈，水因火烈而益干”，终至肾虚肺燥胃热俱现，发为消渴。

三、辨证治疗

目前，中医对老年糖尿病暂没有统一的中医辨证分型。三消分证学说经丹溪学派的不断充实之后，形成了一套以养阴为主的消渴治疗体系。至今仍为很多临床医家所采用。根据三消分证，对应三消的治疗原则。《医学心悟·三消》说“治上消者，宜润其肺，兼清其胃”“治中消者，宜清其胃，兼滋其肾”“治下消者，宜滋其肾，兼补其肺”。对于三消之间的关系，认为上轻、中重、下危，上中不甚则不传于下，故下消为上中消的传变结果。上消为肺燥津亏，症见口渴饮多，溲多而频。中消胃火燔灼者，症见消谷善饥，溺赤便闭；脾虚失运者，能食而瘦，神疲倦怠。下消为肾虚，症见随饮随溲，小便稠浊如膏，甚至消瘦脱形。

然而，随着当代生活模式、生态环境及疾病谱系等要素的显著变迁，糖尿病作为典型代谢性疾病，也是老年期常见的慢性疾病之一，其病理机制及临床表现亦呈现出相应的演变趋势。中医恒动观强调事物不断运动变化，所以中医治疗疾病时也应用动态的思维去认识糖尿病的分证及治疗。老年消渴的病机，主要在于“阴津亏损，燥热偏胜”，而以阴虚为本，燥热为标。然则除了三消分型外，临床上也存在各种病因病机产生的“热”灼阴液，造成“阴津亏损，燥热偏胜”，而最终形成老年消渴。同时，应考虑热邪不盛，虚证为主的情况，以及久病入络的证型。

（一）肺热津伤证

【证候特点】口干多饮，烦热多汗，多尿，小便黄，大便干结，舌红，苔薄黄，脉滑数。

【治法】清热润肺，生津止渴。

【方药】《丹溪心法》消渴方加减。

黄连5g、天花粉15g、生地黄20g、葛根15g、麦冬15g、黄芩10g、知母10g、山药20g、甘草5g、藕汁50ml（兑服）。

【加减】若兼多食易饥，大便干结，舌苔黄燥，可以加黄芩、蒲公英、生地、火麻仁；若热伤肺阴，脉细苔少者，可加北沙参、百合、石斛等养阴生津。疲倦、气短乏力者，加五指毛桃、太子参、山药补气。脾胃虚寒者，方中黄连、天花粉性寒凉，易伤脾胃，可换成蒲公英、地骨皮，同时加生姜3片或炒白术顾护脾胃。

（二）胃热炽盛证

【证候特点】消谷善饥，口渴多饮，尿多，消瘦，口臭、牙龈肿痛，便秘，大便干燥，舌质红，苔黄，偏干或裂纹舌，脉滑有力。

【治法】清胃泻火，养阴增液。

【方药】《景岳全书》玉女煎加减。

生石膏25g、生地黄20g、麦冬15g、知母10g、牛膝10g、黄连5g、天花粉

15g、葛根15g、玄参10g。

【加减】若口苦，大便秘结不行，可重用石膏，加火麻仁、栀子，润燥通腑，增水行舟；便秘时慎用峻下药（如大黄），需兼顾滋阴润肠，避免伤正。脾胃虚弱者苦寒药物减量（石膏15g、黄连3g），或加炒白术10g、山药15g护胃；若口渴难耐，舌苔少津，加乌梅、山楂、木瓜酸甘化阴。

（三）肾阴亏虚证

【证候特点】尿频量多，混浊如脂膏，或尿甜，腰膝酸软，头晕耳鸣，口干唇燥，潮热盗汗，健忘失眠，舌红，苔少（裂纹舌），脉细。

【治法】滋阴固肾。

【方药】六味地黄丸加减。

熟地黄20g、山茱萸15g、山药20g、泽泻10g、茯苓15g、牡丹皮10g、天花粉15g、枸杞子15g、芡实15g、怀牛膝10g。

【加减】五心烦热、盗汗、失眠者，加知母、黄柏滋阴泻火；尿量多而混浊者、加益智仁、金樱子益肾缩尿；兼肾阳虚者，加杜仲、续断、狗脊补肾助阳；兼视物模糊加青葙子、谷精草、决明子清肝明目；下肢水肿加车前子、益母草利水消肿。

（四）气阴亏虚证

【证候特点】疲倦乏力，气短懒言，体瘦或虚胖，口渴引饮，能食与便溏并见，自汗或盗汗，舌淡红，苔薄白，舌边有齿印，脉细弱。

【治法】益气健脾，生津止渴。

【方药】《小儿药证直诀》七味白术散加减。

黄芪15g、党参15g、白术15g、茯苓15g、炙甘草5g、藿香10g、木香10g、葛根25g、山药20g、天花粉15g、麦冬12g。

【加减】若兼肺中燥热者，加地骨皮、知母、黄芩清肺；口渴明显者，加天花粉、生地养阴生津；气短、汗多者加五味子、莲子收敛止汗；食少腹胀者，加枳壳、陈皮、鸡内金健脾助运。

（五）肝气郁结证

【证候特点】口渴欲饮，纳谷不香，食入腹胀，口干口苦，情志抑郁或脾气急躁，善叹息，两胁胀满疼痛，易醒，多梦，舌质偏红，苔薄黄，脉弦滑。

【治法】疏肝解郁，养肝阴，清肝火。

【方药】逍遥散加减。

柴胡 10g、白芍 15g、薄荷 5g（后下）、牡丹皮 15g、山萸肉 10g、白术 15g、茯苓 15g、甘草 5g、生地黄 15g、麦冬 15g、山药 15g。

【加减】若失眠多梦者，加酸枣仁、合欢皮、茯神安神解郁；若舌底脉络迂曲，加川芎、红花、丹参活血化瘀；若肝火盛者，重用牡丹皮，加栀子、菊花清泄肝火。

（六）湿热内蕴证

【证候特点】口渴而不多饮，似饥而不欲多食，口苦黏腻，脘腹满闷，便秘，尿频尿急，苔黄厚腻，脉滑。

【治法】清热化湿，芳香醒脾。

【方药】四妙丸合茵陈蒿汤加减。

苍术 10g、黄柏 10g、薏苡仁 30g、牛膝 10g、茵陈 15g、栀子 10g、车前草 10g、芡实 15g、葛根 15g、玄参 10g、甘草 5g。

【加减】若患者形体肥胖、血脂偏高，加山楂、荷叶、陈皮降脂化浊。兼血瘀，鸡血藤、丹参、泽兰活血通络。失眠多梦，加石菖蒲、远志化痰开窍，安神助眠。皮肤瘙痒，加土茯苓、地肤子、白鲜皮清热燥湿止痒。

（七）血脉瘀阻证

【证候特点】双下肢末端麻木或疼痛，刺痛为主，固定不移，双下肢皮肤干燥粗糙瘀斑，舌暗红，舌底脉络迂曲，脉涩。

【治法】活血化瘀通络。

【方药】《医林改错》血府逐瘀汤加减。

桃仁 10g、红花 10g、当归 15g、生地黄 15g、川芎 15g、赤芍 15g、牛膝 15g、枳壳 10g、黄芪 20g、丹参 20g。

【加减】兼糖尿病周围神经病变者，加鸡血藤；视物模糊，青葙子、谷精草、决明子清肝明目；瘀阻心脉者，加薤白、瓜蒌、桂枝开通心脉。

四、医案解要

（一）范冠杰医案

患者陈某，女，63 岁，2024 年 4 月 30 日初诊。

【病史】患者因“发现血糖升高 9 年”来门诊就诊。9 年前发现血糖升高，在当地诊断为“2 型糖尿病”，予降糖药物治疗，血糖控制尚可。现服用二甲双胍缓释片（0.5g，p. o.，t. i. d）控制血糖。近期自行血糖监测：空腹血糖：7~12mmol/L，餐后 2 小时血糖：7.8~8.3mmol/L；遂来专病门诊就诊。查体：身高：157cm，体重：62.5kg，余查体未见明显异常。

【刻下症】神清，精神一般，口干口苦，无恶寒发热、头晕头痛、胸闷胸痛、气喘气促、腹胀腹痛等不适，纳寐尚可，二便尚可。舌暗红，苔黄微腻，脉弦滑。

【辅助检查】2024 年 4 月 24 日外院查糖化血红蛋白：7%，空腹血糖：6.98mmol/L，肝肾功能未见异常。

【诊断】西医诊断：老年 2 型糖尿病。

中医诊断：老年消渴（湿热内蕴，血脉瘀阻证）。

【治法】清热化湿健脾，活血化瘀。

【方药】苍术 10g、关黄柏 5g、薏苡仁 30g、车前草 30g、绵茵陈 15g、布渣叶 15g、荷叶 10g、炒山楂 15g、丹参 30g、酒川芎 10g、莪术 10g、红花 5g、甘草 5g。共 14 剂，日 1 剂，水煎取药汁 400ml，分早晚温服。

【二诊】2024 年 5 月 31 日复诊，近期空腹血糖 6.6mmol/L，餐后 2 小时血糖 7.7mmol/L。口干口苦稍减轻，舌脉同前。布渣叶加至 30g，加白术 15g，继服 28 剂。

西药：二甲双胍缓释片减一片，调整为 0.5g，p. o.，b. i. d。

【三诊】2024 年 6 月 25 日复诊，近期空腹血糖：7.4mmol/L，餐后 2 小时血糖：7~12mmol/L。胰岛素（空腹）：21.58μmoL/L。无口苦，口干减轻，夜尿多，舌暗红，苔黄微腻，脉弦滑。方已取效，原方去苍术、黄柏、薏苡仁、车前草，加山药 30g、地骨皮 15g、紫苏叶 10g，炒山楂加量至 30g，继服 28 剂。

【四诊】2024 年 8 月 13 日复诊，近期空腹血糖 6.7mmol/L，餐后 2 小时血糖 6~8mmol/L。自觉精神较前改善，偶有口苦，无口干，夜尿 1~2 次，舌暗红，苔黄，脉弦滑。原方去川芎、莪术、红花、地骨皮、紫苏叶，加生地黄 15g、牡丹皮 20g、赤芍 20g，继服 28 剂。

【五诊】2024 年 11 月 19 日复诊，复查空腹血糖：7.75mmol/L，糖化血红蛋白：6.7%，C 肽（空腹）：0.45nmoL/L，胰岛素（空腹）：54.89pmoL/L。

【按】在范冠杰教授师承工作中，深入总结了其临床诊疗经验与学术思想体系。“动–定序贯八法”是范冠杰教授基于临床实践总结出来的一套辨证论治学术思想体系，在临床治疗糖尿病中，以相对固定而又动态变化的中药药串为施治特点。此医案中，应用了“八法”中的活血化瘀法和清热化湿运脾法。随着年龄增加，老年人本脾胃渐亏，加上当前生活水平提高，饮食多肥甘厚味，而体力劳动减少，再加岭南地区湿热较重，导致脾胃虚损、运化失司，湿热内生。清热化湿法核心药串——“苍术、黄柏、薏苡仁、车前草、绵茵陈”。《景岳全书》指出“湿热之病，宜清宜利，热去湿亦去也”。薏苡仁为君药，性微寒、能清热，且其既能健脾益胃，又能利水渗湿，苍术、黄柏同为臣药，苍术味苦、性温，能燥湿运脾。黄柏味苦性寒，能清热燥湿。两者一温一寒，合用既能清热燥湿，又可避免苍术助热邪。茵陈为佐药，能清热利湿，同时能宣开郁结，“畅三焦”，清代医学家吴鞠通指出“茵陈宣湿郁而动生发之气”。车前草为使药，性寒，能清热利湿，利水道、通小便，引湿热病邪随小便而去，纵观清热化湿药串，配伍严谨，随证加减灵活多样，是对《施今墨对药》的传承创新，甘寒与苦寒并用、利湿与燥湿并举、清热贯穿其中，故临床疗效好。

活血化瘀法贯穿糖尿病治疗始终。消渴多伴有瘀血的病变，瘀血是贯穿糖尿病发病始终的重要病机。故当今在糖尿病的治疗中，活血化瘀治法得到了广泛的重视和运用。对于各种证型中见舌质紫暗，或有瘀点瘀斑，脉涩或结或代，及兼见其他瘀血证候者，均可酌加活血化瘀的方药，以上患者的治疗方中，就用到了丹参、酒川芎、莪术、红花等活血化瘀药物。

补津能化气，补气可生津。若津亏不能化气，而致气阴两虚，津气俱伤，复因气虚不能生津者，不可纯用甘寒，当气阴双补，既应补津以化气，又要补气以生津。若气虚明显者，可以补气为主而化阴生津；五指毛桃、生地黄、地骨皮药串。

范师认为，每个中医都可以创立自己的药串，不仅是在治疗糖尿病等内分泌疾病，甚至很多内科疾病都可以用药串治疗。在针灸上，也可以有不同疾病不同治法的“穴位串”。做到“动中有定，定中有动，动静结合”，方能对应临床千变万化的疾病。

（二）范冠杰医案

陈某，女，60岁，2023年10月12日初诊。

【病史】患者因“发现血糖升高约 4 个月”来门诊就诊。4 个月前发现血糖升高，诊断为 2 型糖尿病，拒绝西药治疗。以纯中药控制血糖，近日测空腹血糖：8mmo/L，餐后 2 小时血糖 12.2mmol/L。特来专病门诊。体重：56kg；身高：167cm。

【刻下症】神清，精神欠佳，自觉乏力，疲倦，咳嗽，少许痰，无恶寒发热、头晕头痛、胸闷胸痛、气喘气促、腹胀腹痛等不适，纳尚可，眠差，二便尚可。舌暗红，苔薄白，脉弦紧。

【辅助检查】2023 年 6 月 26 日糖化血红蛋白：6.9%，FPG：8.448mmo/L，血常规示 HB：61g/L。2023 年 7 月 24 日糖化血红蛋白：6.7%，血常规示 HB：62.3g/L，WBC、RBC 下降。2023 年 10 月 10 日糖化血红蛋白：6.5%，GLU：7.57mmo1/L，血常规示 Hb：114.8g/L。

【诊断】西医诊断：①老年 2 型糖尿病；②中度贫血。

中医诊断：老年消渴（肝气郁结，兼血热证）。

【治法】疏肝解郁，清热凉血。

【方药】柴胡 5g、白芍 30g、薄荷 5g（后下）、牡丹皮 15g、赤芍 15g、丹参 30g、甘草 5g、葛根 30g、红花 10g、淡竹叶 10g、山药 30g。共 14 剂，隔日 1 剂，水煎取药汁 400ml，分早晚温服。

【二诊】2023 年 11 月 16 日复诊，已无咳嗽，伴耳鸣，余症状同前。舌暗红，苔薄白，脉弦。2023 年 11 月 13 日糖化血红蛋白：6.5%，GLU：7.16mmo1/L，原方加金银花 15g、蒺藜 15g。继服 14 剂，隔日 1 剂。后 2024 年 1 月 11 日守方 14 剂，隔日 1 剂。

【三诊】2024 年 6 月 4 日复诊，服药后以上症状均减轻，近期患者心慌，胸闷不适，无胸痛，睡眠差，多梦，大便难解。舌暗红，苔白腻，脉弦滑。辨证为肝气郁结，痰瘀互阻，兼血热证。2024 年 6 月 4 日糖化血红蛋白：6.5%，GLU：7.77mmo1/L。上方去葛根、山药、金银花、蒺藜，加薤白 20g、瓜蒌皮 10g、远志 15g，牡丹皮、赤芍加量至 30g。14 剂，隔日 1 剂。

【四诊】2024 年 8 月 1 日复诊，服药后患者心慌、胸闷缓解，大便仍难解，舌暗红，苔白微腻，脉弦滑。上方加茵陈 30g、白术 30g、生地黄 30g。14 剂，隔日 1 剂。

【随访】此后复诊上方加减服用，随访至今患者血糖控制稳定。

【按】目前西医主要采用口服或注射类降糖药物，常需多联用药，短期内降糖效果良好，但长期治疗存在低血糖、体重增加、消化道不适等不良反应。尤其老年患者初次查出血糖升高，抗拒西药治疗。范冠杰用“动—定序贯范氏八法”理论诊治糖尿病，长期临床实践发现，纯中医治疗不但能取得良好的降糖效果，不良反应也较西药治疗少。范冠杰教授认为，糖尿病是多种病因病机相互错杂的结果，并非单纯由燥热津亏引起。他原创的“动—定序贯范氏八法”理论主要强调抓住疾病的主证（核心病机），动态把握疾病演变规律，以药串为单元，针对核心病机变化进行连贯有序的治疗。他诊治糖尿病从患者形体、生活习惯、心理、症状及舌脉分析等多方面综合辨证，灵活组合运用多种中药“药串”进行治疗。

年老体衰，脏腑功能衰退，“肝为五脏之贼”，体虚肝弱，肝失疏泄，会影响其他脏腑功能，此类患者核心主证为肝气郁结，应选柴胡、白芍、薄荷、牡丹皮等疏肝解郁“药串”治疗。范冠杰主张在糖尿病管理中融合中医辨证施治与现代医学手段，而非单一依赖“纯中医”，同时也要控制饮食和加强运动治疗。但是临床实践中确实有很多原本要用胰岛素、口服降糖药，通过饮食运动加中药治疗，可以停用胰岛素及口服降糖药，患者血糖仍在正常范围，而且糖尿病并发症能延缓出现的情况。

（三）赖彦铭医案

患者袁某，男，60 岁，2021 年 8 月 21 日初诊。

【病史】患者因“发现血糖升高 5 年”来门诊就诊。患者于 5 年前发现血糖升高，在当地医院诊断为 2 型糖尿病，予西药降糖药物治疗，现服用达格列净片 5mg，p. o.，q. d 及达美康 30mg，p. o.，q. d 降血糖。近期空腹血糖 8~10mmol/L，餐后血糖 12mmol/L，无消瘦，无多食、多饮、多尿，无四肢末端麻木，特来专病门诊就诊。有高血压病史多年，规律服药，血压控制可。

【刻下症】神清，精神欠佳，疲倦，偶有视物模糊，口干，无恶寒发热、头晕头痛、胸闷胸痛、气喘气促、腹胀腹痛等不适，纳眠可，小便调，羊粪样大便，大便 1 天 / 次。舌淡红，苔白厚腻，舌边有齿印，脉沉。

【诊断】西医诊断：①老年 2 型糖尿病；②高血压病。

中医诊断：老年消渴（脾虚寒湿证，兼肾虚证）。

【治法】温阳健脾，化湿祛浊。

【方药】太子参 10g、五指毛桃 30g、茯苓 20g、白术 30g、木香 10g、炮姜 10g、薏苡仁 30g、法半夏 10g、厚朴 10g、藿香 20g、枳壳 10g、茯神 10g、蒸陈皮 10g、续断 15g、甘草 5g。共 7 剂，日 1 剂，水煎取药汁 400ml，分早晚温服。

2021 年复诊多次，血糖控制可，均以健脾祛湿为法，加减用药。

【二诊】2022 年 10 月 29 日复诊，空腹血糖 9~11mmol/L，血脂二组：TG：6.68mmo1/L，LDH：6.68mmol/L，糖化血红蛋白：8.7%。精神改善，无明显视物模糊，伴皮肤瘙痒，夜尿 1 次，日间无尿频，大便干。舌淡红，苔白，脉滑。

太子参 10g、五指毛桃 30g、茯苓 30g、茵陈 15g、麸炒白术 15g、姜厚朴 10g、法半夏 10g、土茯苓 15g、地肤子 15g、蒸陈皮 10g、芡实 15g、金樱子 15g、百合 15g、山药 30g、甘草 5g。

西药调整为：格列齐特缓释片 60mg，p. o.，q. d.；二甲双胍 0.5g，p. o.，b. i. d.；格列美脲 2mg，p. o.，q. d.。用以降糖。

【三诊】2023 年复诊，空腹血糖 8.3~10mmol/L；2023 年 8 月 22 日血脂二组 TG：5.07mmol/L，血尿酸：399.7μmol/L，糖化血红蛋白：8.3%。神清，精神尚可，无明显疲劳感，无明显视物模糊，皮肤瘙痒减轻，舌淡胖，有齿痕，苔白微腻，脉弦滑。中药加豆蔻 10g、益智仁 10g，去茵陈、地肤子、百合、山药。西药去格列美脲。

【随访】2024 年复诊，目前无糖尿病并发症，维持二联口服降糖药及中药降糖。中药根据证型调整用药，定期复查。

【按】赖彦铭主治中医师师从范冠杰教授，在临床中应用“动 - 定序贯八法”诊疗糖尿病。此患者无三多一少症状，疲倦，舌淡红，苔白厚腻，舌边有齿印，脉沉。四诊合参，当辨为脾虚寒湿证，兼肾虚证，治法以温阳健脾，化湿祛浊，寒湿祛除后，再补肾。消渴发生的基本病机虽为阴津亏损、燥热内生，但由于老年患者素体阳虚，脾肾阳气渐衰，而且长期过食生冷、肥甘厚味，夏季贪凉，损伤脾阳，易生寒湿。或者久病耗气（如糖尿病后期），或过度使用寒凉药物（如清热降糖药），导致阳气受损。故而出现脾肾两虚，寒湿内阻的非典型证型。

所以在消渴患者的治疗中，清热不可过用苦寒，益气不可过用温燥。本病虽有燥火，但因虚致实者多，“壮水之主，以制阳光”，若过用苦寒攻下之剂以清热，反易败伤脾胃，伤气耗津。益气温阳不可过用温燥。对于脾肾阳气亏虚者，宜甘温益气为主，常配以养阴之剂，阴中求阳。且健脾应注意升清，益肾注意摄精。一般不用辛温燥热药，如干姜、半夏、桂枝、细辛、麻黄等，以免进一步耗伤阴液，导致病情加重。

范师教导要将“动”态的思维用于中医临床诊疗，基于越来越多的研究表明，糖尿病不仅病因复杂，病机特点和临床证候更加多样多变，临床中所采用的任一固定疗法或分型论治都有其局限性，常见模式大多单方（单药）或复方——单病，某个病“辨证”——分型对应固定用某个方加减治疗等，难以适应糖尿病临床特点的复杂性和实际需要。随着疾病的自身演变和治疗手段的干预，“辨证论治”中的“证”也在不断变化，型不变而证在变，证候是整体恒动的，反映疾病进程的不同阶段，而静止是相对的，具有相对的稳定性，如《周易外传》曰：“动静互涵，以为万变之宗。”万物的恒动性决定了疾病的发生、发展是不断变化的。中医药对糖尿病的治疗强调辨证论治，在整体动态地把握疾病演变规律的基础上，制定和优化真正个性化的合理诊疗方案。所以在临床实践中，不能完全照搬本章中所提及的证型及方药去诊疗糖尿病。中医传承的重点并不在于一方一药！“动-定序贯八法”的关键之处，是真正运用中医的思维方法统领“辨证论治”的全过程。

名家验方

1. 施今墨治疗消渴病用药经验

施今墨：中国近代中医临床专家，北京四大名医之一。其学术思想强调“辨证与辨病结合”，注重整体调理与局部症状兼顾。其寒热虚实论治消渴经验如下。

（1）虚热证：习用白芍、五味子、生地、麦冬、玄参、乌梅等药。有渴饮无度等伤阴之象，予增液汤合生脉饮加石斛等药。有饮一溲二等肾阴亏损之症，予黄精、玉竹、山茱萸、枸杞子、肉苁蓉、菟丝子、续断、熟地等。

（2）实热证：如脉现洪数有力者，习用三黄石膏汤之类为主方，在大量用石膏、知母等药时，常仿人参白虎汤之意，佐西洋参、北沙参。

（3）二阳结热毒蕴证：习用绿豆衣与薏苡仁为伍。

（4）虚寒证：予壮火补虚、固脱、填髓之剂，习用肉桂、附片、鹿茸、巴戟天、破故纸、青蛾丸等。

2. 吕仁和糖尿病分期分型辨证论治

吕仁和教授论治糖尿病及其并发症主张分期辨证，认为《黄帝内经》对糖尿病不同阶段的临床表现与病机论之甚详。脾瘅相当于西医学的糖尿病前期，即空腹血糖受损和糖耐量受损，消渴期相当于临床糖尿病阶段，消瘅期相当于糖尿病并发症或伴发症阶段。吕老经过长期诊治疾病的医疗实践总结创立出了集对病论治、对病辨证论治、对病分期辨证论治、对症状论治、对症辨证论治、对症辨病与辨证论治于一体的"六对论治"思路与方法。

3. 范冠杰以"动—定序贯八法"辨治消渴

范冠杰长期从事中医临床工作（范冠杰教授师承国医大师吕仁和教授，而吕仁和教授师承施今墨名老中医），在学术渊源上传承了吕仁和和施今墨等名老中医的学术思想与临床辨治经验。范冠杰在中医诊治消渴病方面有其独特的心得，并在此基础上逐步形成了一套辨证论治方法，即"动—定序贯八法"。"动—定序贯八法"以整体观念和辨证论治为主导思想，以动态把握核心病机内部规律为思维方式，以相对固定而又动态变化的中药药串为施治特点，从实践中不断丰富中医对病因病机、辨证规律及治法方药的认识。

"动—定序贯八法"辨证及药串如下。

（1）肾气不足证：补肾固本法。药用：狗脊 10g、川断 10g、女贞子 30g、墨旱莲 30g。

（2）气阴两虚证：益气养阴法。药用：五指毛桃 15g、生地 15g、地骨皮 15g。

（3）肝气郁结证：疏肝理气法。药用：柴胡 10g、白芍 15g、薄荷 10g、牡丹皮 10g。

（4）血分热郁证：清营凉血法。药用：丹皮 15g、麦冬 15g、玄参 10g、赤芍 15g。

（5）肺胃燥热证：清热生津法。药用：石膏 30g、知母 10g、葛根 30g、连翘 15g。

（6）心神失养证：养心安神法。药用：夜交藤 30g、远志 10g、酸枣仁 15g。

（7）湿热内蕴证：清热化湿法。药用：苍术 10g、黄柏 10g、薏苡仁 30g、车前草 30g、绵茵陈 15g。

（8）血脉瘀阻证：活血化瘀法。药用：丹参 15g、三棱 10g、莪术 10g、泽兰 15g。

治疗过程中视不同证型、治法，选用不同的药串组合化裁。这种动定结合、有序连贯的辨证施治方案，保证了中药的相对固定性，突破以往单一中药复方治疗糖尿病研究的局限和不足，更好地切合临床实际。

特色疗法

中药沐足

省级名中医范冠杰教授的“糖痹外洗方”药物组成：乳香 30g、没药 30g、红花 30g、忍冬藤 50g、冰片 10g 等。

沐足流程：上述药物，冰片除外，加水约 2 500ml，煎煮约 40 分钟至 1 500ml 左右，滤去药渣，加入冰片，加入清水至约 3 000ml。控制水温 40~42℃，避免烫伤，浸没足外踝上 15cm，沐足 30 分钟，沐足后需擦干双足避免感染，每日 1 次。

中药沐足与其他中医外治法相比，通过直接作用患处具有自身独特的优势，一是热能本身可温通脉络，促进血液循环；二是使用大辛大热之品，可温通经脉，散寒止痛；三是通过局部受热，毛细血管扩张，血流加速，有利于药物的渗透吸收。

五、预防调摄

（一）总体原则

1. **饮食调控**　膳食是糖尿病管理中极其重要的部分。进餐时做到总量控制，尤其对淀粉类或含糖类较高的食物应进行摄入量控制，合理膳食，尽量少吃，以不饥饿为度，即每餐只吃七八分饱，以素食为主，配合一定量的蛋白质和脂肪的摄入，营养均衡；进餐时先喝汤、吃青菜，快饱时再吃些主食、肉类。

2. **运动调控**　避免久坐少动，建议每周可进行 2~3 次的轻中强度的运动。争取保证在 30~60 分钟，可以将整段时间分为 3~6 节，每节 5~15 分钟。建议饭后休息 10 分钟后，进行散步等轻强度活动，

3. **预防感染**　保持皮肤黏膜干洁，减少不必要的外伤感染，及时处理伤口。

4. **情志调理**　保持心情舒畅，鼓励患者积极主动配合治疗。

（二）中医饮食疗法

1. **健脾消瘅茶**　组成：党参、山药各 15g，山楂、决明子、荷叶、佩兰、玫瑰花各 10g，做法：每天泡茶饮服，20g/ 次，2~3 次 /d。适合老年糖尿病前期脾虚痰湿者。

2. **补肾食疗方**　枸杞子、山药各 30~50g、芡实、炒黑芝麻、炒核桃肉各 20~30g、乌梅肉 10~15g、糯米 25~40g，做法：以上食材加水炖食即可。适合老年糖尿病脾肾气虚者。

3. **改良七味代茶饮**　党参 9g、生地黄 24g、枸杞子 2g、白芍 9g、陈皮 6g。做法：水煎 300ml，3 次 /d，100ml/ 次，餐前温服。适合老年糖尿病气虚痰湿者。

4. **素饺子**　白萝卜、茴香、冬瓜、大萝卜加少量韭菜或青蒜做馅，做成饺子。搭配薏苡仁粥、炒苦瓜、炒冬瓜、炒蒜苗等。适合老年糖尿病脾胃湿热者。

（三）中医导引术

1. **易筋经**　易筋经功法，隔天 1 次，每次 30~40 分钟，能显著降低老年 2 型糖尿病患者血糖水平，改善血脂指标。

2. **太极拳**　陈式太极拳，每天练习 40~50mim，疗程 6 个月。对老年糖尿病患者的体脂百分比下降、腰臀比减小、脂肪肝改善、血压下降，血红蛋白、血脂以及心肺功能等指标改善明显。

3. **八段锦**　八段锦每天 2 次，每次持续 20 分钟，每周坚持运动 5d 以上。疗程 3 个月。可有效降低老年糖尿病患者血糖水平，改善心理状态与心踝指数、焦虑自评量表评分等。

第十五章　老年胃痞

一、概　　述

老年功能性消化不良是老年消化系统中的一个常见病症，指不能用器质性、系统性或代谢性疾病解释的消化不良，临床常表现为上腹胀闷、烧灼、食欲不振、嗳气、恶心或呕吐等症状。据统计，全球功能性消化不良的患病率大于10%，其中，在发达国家，患病率约15%~41%，亚洲患病率约8%~23%，我国患病率约18%~35%。另外，比利时一项多中心调查发现消化不良发生率随年龄增高，65岁及以上老年人高达24.4%。广东一项多中心调查发现：广东省老年人功能性消化不良发生率达24.5%。

功能性消化不良的临床治疗常予改善胃肠动力、抑酸、根除幽门螺旋杆菌、补充消化酶、改善肠道菌群以及神经调节等治疗，但临床实践中发现其疗效有限，且停药后易复发。老年患者因胃肠功能衰退，常伴随多系统慢性疾病，使得在使用西药过程中容易出现加重药物代谢负担及增加用药管理难度等问题。因此，老年功能性消化不良患者易出现老年营养不良、肌少症等不良后果，严重影响了患者的生活质量。

老年功能性消化不良归属于中医“老年胃痞”范畴。中医通过整体调节、个体化方案和自然疗法，在改善老年功能性消化不良的短期症状和长期预后中展现出独特优势，尤其适合体质虚弱、多病共存的老年人群。

二、病因病机

老年胃痞是指因外邪内陷，饮食不化，情志失调，脾胃虚弱等，致使脾失健运，胃失和降，气机升降失常引起的以自觉心下痞塞，满闷不适，外无胀形，触之无形，按之柔软，压之无痛为主要临床表现的一种病症。因其部位在心下，故又称心下痞。本病起病缓慢，病情迁延反复，缠绵难愈，病位在脾胃，与肝胆关系密切。初病多表现为气郁、食积、热毒、湿阻、痰凝等实证,久而不愈则为脾气虚、胃阴虚等虚证,但多见本虚标实,虚实夹杂。

1. **脾胃虚弱** 年老体衰,脾胃虚弱,脾失运化,胃纳失司,纳运失常,致升降失和,中焦失畅,食入难化,水谷不化精微,气血生化乏源,胃体失于荣养,渐而枯萎,则发为胃痞。

2. **胃阴不足** 年老阴津亏虚,胃阴不足,久则胃体失于荣养,渐而枯萎,则发为胃痞。

3. **情志因素** 老年肝肾阴虚,阳气易盛,易忿怒急躁,或所愿不遂、长期抑郁寡欢,均可致情志失和,气机郁滞,持续不解,胃升降异常,胃纳失司,脾失健运,中焦壅塞,气血运行受阻,胃体失于荣养,渐而枯萎,则发为胃痞。

4. **饮食因素** 饥饱失宜,饮食不洁,饮食偏嗜均可创伤胃体、损伤络脉、壅滞气机,致胃体失于荣养,渐而枯萎,则发为胃痞。

5. **药物伐中** 老年人因各种慢病长期服用药物,脾胃损伤,升降失和,气机阻滞,致胃体失于荣养,渐而枯萎,则发为胃痞。

6. **劳逸失调** 劳逸失调,耗伤中气,津液失于输布,气机壅滞,胃之络脉痹阻,致胃体失于荣养,渐而枯萎,则发为胃痞。

7. **六淫外袭** 外感风、寒、暑、湿可致胃腑停滞,阻滞中焦气机,痹阻胃络,久则胃体失于荣养,渐而枯萎,则发为胃痞。

8. **脾虚痰湿痹阻** 素有胃疾,久病入络,或气郁日久,血运不及,或阴津亏虚,胃阴不足,化热伤络,均可使络脉阻塞,积而成瘀,瘀血痹阻脉络,气血运行不畅;或肺脾肾诸脏虚衰,水液代谢失常,聚湿成痰,或年高形肥,痰湿壅盛,或年老体虚,脾气虚而运化无权,水谷精微不得转化,反聚为湿痰,痰瘀滞留中焦,久则胃体失滋养,渐而枯萎形成胃痞。

9. **病机转化** 胃痞之初,因气郁、食积、湿、痰、瘀、毒、热等实邪相干于胃,使清阳不升,浊阴不降,升降失常,清浊壅滞中焦,气机不畅,受纳、运化呆滞,渐至损阴津,戕阳气,阴不足则胃不濡,阳气伤则脾失运,此时易形成寒热错杂之证;若邪气久羁,消耗正气,形成虚痞,脉络失养,气血运行不畅,致痞满久而不愈,血脉瘀滞及各种兼证迭生。同时,胃痞日深,可使精气不泽,阳气不煦,病情加重。

三、辨证论治

老年胃痞病因多虚多瘀，本虚标实为纲，多以脾胃虚弱为本，气滞、痰湿、血瘀为标。老年患者症状多不典型，需结合舌脉参考，临床辨证本病时，当注重舌脉象特点。辨证中应注意以下3个要点：①首辨虚实寒热；②审气血阴阳虚损，以明病本；③注重肝脾关系，脉证合参。治疗需立足“虚、瘀、滞”核心病机，总以调理脾胃为基本原则。治疗时宜邪正兼顾，扶正祛邪，寒热平调，忌攻伐过猛。扶正总以健脾养胃为先，分别采用益气健脾、养阴益胃法；祛邪则依据病邪属性，而分别采用疏肝解郁，祛湿化痰、清降虚火，辛开苦降、和中消痞，温中散寒、行气消痞，活血化瘀等治法。

（一）肝郁脾虚证

【证候特点】胃脘痞满，闷胀不舒，胀及两胁，嗳气频作，症状严重程度受情绪影响，口干口苦，或心烦急躁，两胁气窜走痛，舌质暗红，苔薄白或白厚，脉弦细。

【治法】疏肝解郁，益气健脾。

【方药】四逆散合导功散加减。

柴胡6g、枳壳9g、佛手9g、白芍12g、党参12g、白术9g、甘草6g、绿萼梅6g、茯苓12g。

【加减】胀满明显者，加厚朴、砂仁；苔腻湿甚者，加薏苡仁；口苦心烦轻者加山栀、黄芩，重者加龙胆草、川楝子；呕恶明显者，加法半夏、生姜；嗳气甚者，加菖蒲、苏叶、郁金。老年患者疏肝忌用大量柴胡，防劫肝阴，配伍佛手、绿萼梅等理气轻灵之品。

（二）脾胃虚弱证

【证候特点】胃脘痞满，气短纳呆，乏力，口淡不渴，劳累加重，舌质淡、苔白，脉细弱或虚缓。

【治法】益气健脾。

【方药】补中益气汤加味。

黄芪12g、党参12g、白术9g、甘草6g、柴胡6g、升麻12g、陈皮9g、当归9g。

【加减】胃脘胀痛明显者，加延胡索、川楝子；厌食纳少者，加砂仁、神曲；若舌有瘀斑、脉细涩，提示气滞瘀络，可加丹参、三七活血化瘀。老年患者补气不宜过壅，少用人参，多用党参；活血忌峻猛，以丹参、三七化瘀不伤正。

（三）痰湿中阻证

【证候特点】胃脘痞塞，满闷不舒，不思饮食，口淡无味，恶心欲呕，痰多，头晕目眩，体重困倦，大便黏滞，舌质淡胖，苔黄厚腻，脉濡数。

【治法】健脾祛湿化痰，清降虚火。

【方药】连朴饮合二陈汤加减。

黄连3g、茯苓15g、姜半夏9g、陈皮9g、厚朴9g、荷叶6g、炒谷芽15g、蒲公英12g。

【加减】气逆不降，加旋覆花、代赭石、枳实；痰多者，加葶苈子、白芥子；口苦、苔黄者，改用温胆汤。老年患者化痰湿需兼顾脾胃，少用苍术之燥，多用茯苓、荷叶健脾利湿；蒲公英少量、黄连清胃热而不伤阳。

（四）寒热错杂证

【证候特点】胃脘痞满，有灼热感，口干喜冷饮，口苦心烦燥热，或呕恶欲吐，腹鸣便溏，遇冷症重，舌质淡红或红赤，苔白滑或黄腻，脉沉弦、沉细或弦滑。

【治法】辛开苦降，和中消痞。

【方药】半夏泻心汤。

半夏12g、干姜9g、黄芩9g、黄连3g、党参9g、大枣6枚、炙甘草6g。

【加减】胃中灼热明显者，加知母、黄柏；嘈杂吞酸明显者，加煅瓦楞、浙贝母、乌贼骨；痞闷症状严重者，加枳壳、厚朴；呕吐明显者，加旋覆花、代赭石；畏寒腹痛者，去黄芩，加吴茱萸；纳差者，加神曲、焦山楂；胃脘疼痛者加白芍；热偏盛去干姜，加蒲公英，阴虚去干姜，加麦冬、石斛；胃气逆者，加莱菔子、莪术。老年患者寒热错杂证的本质是虚寒为本，郁热为标，治疗需以调和枢机、健脾复运为核心，避免单纯清热或温阳。注意用药补而不滞，动态调整寒热药比例。

（五）胃阴虚证

【证候特点】胃脘痞满，灼热嘈杂，似饥不纳，口干、咽燥，消瘦，大便干燥，舌质红或深红少津，苔少，脉细数。

【治法】养阴益胃，和降气机。

【方药】益胃汤合芍药甘草汤。

麦冬12g、玉竹12g、生白芍15g、石斛9g、北沙参15g、枳壳6g、甘草6g、乌梅6g。

【加减】伴头晕目眩、耳鸣目干，两胁隐痛，急躁者，改一贯煎（北沙参、麦冬、当归、生地黄、枸杞、川楝子）；伴吞酸或吐酸者，加当归、蒲公英；便干加火麻仁、玄参；夹湿者，见舌质红而干、苔白腻，加陈皮、半夏、厚朴花、佩兰、薏苡仁、茯苓、芦根；湿浊难化用石菖蒲、藿香、益智仁。老年患者尤其要注意养阴忌滋腻碍胃，配伍枳壳、佛手行气助运。

（六）气阴两虚证

【证候特点】胃脘部痞闷不舒，纳后加重，不饥少纳，神疲乏力，口干咽燥、五心烦热、消瘦，舌淡红，苔薄白，或花剥或少苔，脉沉细或濡缓。

【治法】益气养阴，行气消痞。

【方药】甘平养胃汤。

太子参15g、白术12g、炙百合9g、沙参9g、乌药6g、鸡内金6g、绿萼梅6g、香橼皮9g、八月札9g。

【加减】阴虚燥热者去白术，加山药；咳嗽有痰，胸闷，口苦苔腻者，加瓜蒌皮、天花粉、贝母；盗汗者加浮小麦、生地；伴胃脘痛者，加芍药、甘草；恶心呕吐、嗳气频繁者，合入旋覆代赭汤加减，或加少量石菖蒲、黄连、郁金、苏叶、酸枣仁；瘀滞者加当归、赤芍、丹参、山楂。老年患者本证治疗注意补气宜平和（多用太子参、西洋参代替人参，防温燥伤阴），养阴忌滋腻（选用沙参、麦冬、玉竹，慎用熟地、阿胶），气血互生（可加当归、黄精益气养血）。根据患者气虚、阴虚情况动态调整益气药、养阴药的比例。

（七）脾胃虚寒证

【证候特点】胃脘痞满，或冷痛、隐痛，遇冷加重，得温则缓，喜温喜按，纳少，食后脘胀，泛吐清水，手足欠温，神疲乏力，舌质淡体胖，舌苔白腻，脉沉细或沉迟无力。

【治法】温中散寒，健脾益气，行气消痞。

【方药】枳实理中丸。

党参15g、甘草6g、干姜6g、白术12g、茯苓12g、枳实12g。

【加减】泛吐清水者，加半夏、陈皮、茯苓以温胃化饮；气滞甚者加佛手、苏梗、木香；夹瘀者，加红花、乳香、桃仁、山楂、没药、赤芍；吐酸者加吴茱萸；腹满纳差者，加砂仁、陈皮、神曲；伴腰膝酸软、夜尿增多者，加肉桂；伴胸闷气短、畏寒肢冷者，加黄芪、桂枝。老年阴常不足，慎用大辛大热之品（如附子需配伍甘草），注意轻剂缓图。

四、医案解要

（一）叶柏深医案

李某，女，73岁，2023年6月28日初诊。

【病史】患者因“反复胃脘部痞满2年，加重1月”就诊，患者2年前开始出现胃脘部满闷，多次就诊消化内科，予“莫沙必利、艾司奥美拉唑肠溶片、氟哌噻吨美利曲辛片”等治疗，症状好转，但停药后症状反复。近1个月无明显诱因胃脘满闷再发，伴烧心，有饥饿感，但进食少许便觉饱胀，口干喜冷饮，大便干结，服用上述药物后症状无明显缓解。既往发现高血压病5年，长期服用“苯磺酸氨氯地平片5mg，q.d”治疗。

【刻下症】形体消瘦，胃脘满闷不适，伴胃内烧灼不适，似饥不纳，四肢倦怠，咽干口燥，喜冷饮，大便2日一行，干结如羊粪状，舌质干红，苔白腻、花剥，脉沉细数。

【辅助检查】胃镜：慢性非萎缩性胃炎；碳14呼气试验幽门螺杆菌检测：阴性；腹部彩超：肝胆脾胰未见异常。

【诊断】西医诊断：老年功能性消化不良。

　　　　中医诊断：老年胃痞（胃阴虚证）。

【治法】养阴益胃。

【方药】叶氏愈胃汤加减。

沙参10g、山药20g、茯苓20g、甘草5g、白芍30g、石斛20g、麦冬15g、法半夏12g、浙贝母15、佛手15g。七剂，水煎至300ml，分早晚两次温服，日1剂。

【二诊】胃脘满闷、咽干口燥减轻，食纳改善，大便不再干结，仍时有胃灼热感，舌质偏红，不干，苔薄白，脉沉细。方已起效，继续以上方加瓦楞子9g。七剂，水煎至300ml，分早晚两次温服，日1剂。

【三诊】诉三剂后已觉诸症均缓解，继续服完四剂，复诊胃脘未再满闷，无咽干，食纳基本正常，大便通畅，每日 1 次，胃中无灼热感，嘱停药观察。

【随访】追踪观察半年，胃痞未发。

【按】东莞市莞城医院成立"叶柏深东莞市名中医药传承工作室"，总结叶柏深教授临床经验。老年患者临床症状复杂多变，气血阴阳之虚损常是其内因。胃阴亏虚，失于濡润则胃痞满，腐熟不能则嘈杂灼热，顺降失常则似饥不纳，阴津不能上奉则咽干口燥，不能下达肠道则大便干燥，花剥苔的形成，是由于胃阴枯竭，不能上潮于舌所致。胃痞的病位在脾胃，与肝密切相关，叶氏愈胃汤为叶氏家族叶少兰老先生创立，拟法"酸甘化阴、柔肝养胃"。突出"养阴""和胃""益气"三大原则，方中沙参养阴清热、益胃生津；山药滋阴养胃、助消化；茯苓健脾、利水渗湿；石斛益胃生津、滋阴清热；麦冬养阴生津；法半夏燥湿化痰、浙贝母清热化痰；佛手理气不伤阴；白芍敛阴柔肝；原方中海螵蛸有制酸止痛之功效，本案例因一诊大便干结，而海螵蛸性温有伤阴助热之弊，故弃用；二诊患者胃阴渐足，而灼热仍明显，瓦楞子性平，制酸止痛之功优于海螵蛸而无伤阴助热之弊，故加用瓦楞子。诸药合用共奏"益胃养阴"之效。

（二）周桑玉医案

患者杜某，女，72 岁，于 2023 年 9 月 25 日初诊。

【病史】患者因"反复胃胀满 1 年，加重 1 周"就诊。患者 1 年前开始胃胀满，嗳气频繁，喜太息，纳呆，易怒，每因情绪波动时发病，碳 14 呼气试验幽门螺杆菌检测：阳性；门诊予"泮托拉唑、枸橼酸铋钾、阿莫西林、克拉霉素"四联方案治疗，症状缓解，但 2 个月后症状再发，予"酒石酸西尼必利、泮托拉唑、复方消化酶"治疗，症状仍反复。1 周前因与家人争吵后胃脘胀满明显，伴两胁隐痛，嗳气频繁，时有泛酸，食欲差，大便正常。既往否认特殊慢性病史。

【刻下症】胃脘胀满，两胁隐痛，嗳气泛酸，纳呆，口苦，乏力，舌质暗红，苔薄白，脉弦细。

【辅助检查】胃镜：慢性浅表性胃炎；复查碳 14 呼气试验幽门螺杆菌检测：阴性；腹部彩超：肝胆脾胰未见异常。

【诊断】西医诊断：老年功能性消化不良。

中医诊断：老年胃痞（肝郁脾虚）。

【治法】理气解郁，和胃降逆。

【方药】加味香苏饮。

香附 10g、苏梗 6g、香橼 10g、佛手 6g、陈皮 6g、枳壳 10g、大腹皮 10g。三剂，水煎至 200ml，每日 1 次温服，每日 1 剂。

【二诊】胃脘无明显胀满，但两胁仍时有隐痛，口苦明显，舌暗红，苔薄黄，脉弦细。在上方基础上加白术 10g、栀子 10g、郁金 6g。七剂，水煎至 200ml，每日 1 次温服，每日 1 剂。

【三诊】诉症状消失，食纳正常，嘱停药观察。

【随访】追踪观察 1 年，胃痞未发。

【按】胃主纳，喜通利而恶壅滞，若气机郁滞，肝失条达，则木郁土壅，脾胃之气不得升降，中焦壅塞故见胃脘痞满，肝气失于条达故两胁胀满隐痛、心烦易怒、善太息，胃气上逆则嗳气频繁、泛酸，肝气失于调达故脉象弦。治疗本证着重疏通气机，使上下畅通无阻，当升则升，当降则降，应入则入，该出则出，总体都以开其郁滞，调其升降为目的。本案例参考了名老中医董建华创建的加味香苏饮作为主方，突出理气通降之法，方中以苏梗、香附、陈皮为主药，苏梗入胃，顺气开郁和胃；香附入肝，解郁理气；陈皮理气和胃化湿，为脾胃宣通疏利的要药，具有能散、能燥、能泄、能补、能和之功，它与苏梗、香附为伍，既能和胃气，又可舒肝止痛，配枳壳以破气消积，利膈宽中，能消胃脘胀满，佐大腹皮下气行水，调和脾胃；香橼、佛手二药具有宽胸除胀之功。以上诸药相互配合，可以加强行气、和胃、通降、疏肝的作用。值得注意的是，老年患者多有脾虚在本，肝郁气滞在标，故治疗时疏肝还须健脾。本案例二诊两胁仍时有隐痛，口苦明显，苔薄黄，考虑气郁久而化热，加用栀子、郁金清热除烦，并佐以白术健脾益胃，防理气伤正。本病例运用加味香苏饮临证加减，用于治疗老年肝郁脾虚型胃痞取得了良好疗效。

（三）余水岸医案

李某，男，83 岁，于 2024 年 5 月 9 日初诊。

【病史】患者因“反复胃脘胀闷 3 年，加重 3 月”就诊。患者 3 年前开始胃脘胀闷，曾多次在消化专科就诊，胃镜提示“慢性浅表性胃炎”，碳 14 呼气试验幽门螺杆菌检测（-），门诊予“瑞巴派特、复方消化酶、枸橼酸莫沙必利”治疗，症状可缓解，但停药后症状易再发。3 月前因进食不洁饮食后出现腹泻、呕吐，在外院按“急性胃肠炎”予“消炎、止泻、止呕”治疗后，未再腹泻、呕吐，但胃脘胀满明显，较前程度加重，遂来就诊。既往有“高血压病”病史 10 年，长期服用“厄贝沙坦 150mg，q.d、阿司匹林肠溶片 0.1g，q.d”。

【刻下症】神清，神疲乏力，胃脘胀闷不适，纳后加重，无饥饿感，嗳气，面黄少华，唇暗，舌淡红，舌边有齿印、舌边有少许瘀点，苔剥，仅舌根散布几处白腐苔，脉左弦细，右寸尺弱，间有午后低热。

【辅助检查】胃镜：慢性非萎缩性胃炎；碳 14 呼气试验幽门螺杆菌检测：阴性；腹部彩超：肝胆脾胰未见异常；胸片：心肺未见明显异常；甲状腺功能五项：正常。

【诊断】西医诊断：老年功能性消化不良。
中医诊断：老年胃痞（气阴两虚证）。

【治法】益气养阴，甘平调中。

【方药】自拟健脾养胃，益阴活络方。

太子参 30g、云苓 12g、山药 12g、石斛 12g、小环钗 9g、麦芽 30g、甘草 5g、丹参 12g、鳖甲 30g、田七末 3g（冲服）。七剂，水煎至 300ml，每日分两次温服，每日 1 剂。

【二诊】胃脘舒，有饥饿感，无午后低热，食纳较前稍增，少许疲乏感，嗳气频繁，大便偏干结，舌边瘀斑变浅，舌苔中根部薄白，脉细弱。于前方中加白术 10g、百合 12g。七剂，水煎至 300ml，每日分两次温服，每日 1 剂。

【三诊】面色好转，胃脘无不适，食纳基本恢复，无明显乏力，大便通畅，仍嗳气频繁，舌暗，白苔复长，舌边瘀点减少，脉细弦。于上方中加石菖蒲 6g。七剂，水煎至 300ml，每日分两次温服，每日 1 剂。

【四诊】自觉良好，无明显不适，食纳可，二便正常，舌质稍暗，苔薄白，脉稍细。嘱继续服用上药七剂后停药。

【随访】追踪观察半年，胃痞未再发。

【按】该患者年老体虚，长期服用阿司匹林，损伤脾胃，升降失常，清浊相干于胃，壅塞中焦，渐致胃体络脉受损，气血运行受阻，胃体失荣养，以致形成胃痞，加之近期饮食失调加重损伤脾胃，致气阴大虚，胃失濡养，中焦气机壅塞而见脘痞不舒，纳后加重，不饥少纳；气阴两虚则见神疲乏力、虚热、舌边齿印、苔剥；血失鼓动，瘀阻脉络见舌边瘀点；脾虚肝乘，故左脉弦细，右脉寸尺弱。国医大师邓铁涛教授认为，根据本病病机，临证应以补脾气、养胃阴为治疗原则，因患者脾胃消化吸收功能已差，故培补不能急功求成，骤投大温大补之厚剂，否则只能滞其胃气，灼其胃阴，适得其反。同时，救护胃阴亦不宜过于滋腻，以免壅阻脾脏阳气的恢复。在治本的同时，也不应忽略标实，宜具体辨证施治，或活络祛瘀，或除湿化痰，或清退虚热，但活络祛瘀要防破血太过，清退虚热要防伤阳，化湿切忌过于温燥，以免损伤正气，使虚者更虚。本方参考了国医大师邓铁涛教授总结出的具有健脾养胃、养阴活络的自拟方。方中太子参、云苓、山药、麦芽、甘草培补脾胃健运其气，太子参、山药、云苓补气之力虽不及黄芪、党参，但不会滞气助火，反佐麦芽使之易于受纳，这对于消化吸收功能甚差，胃阴已伤的患者，较为适合；丹参、鳖甲益阴活络，通脉祛瘀兼清虚热。二诊患者大便干结，提示脾虚胃阴津不足，故加白术益气健脾，百合补虚生阴津；三诊仍嗳气不止，考虑气郁胃气上逆，加少量石菖蒲宣郁降逆；本病例在邓铁涛教授的基础方药上通过辨证加减，取得良好疗效。

（四）周桑玉医案

杜某，女，66岁，于2024年5月18日初诊。

【病史】患者因“反复胃脘痞满不适7月”就诊。患者素体偏弱，稍进食寒凉食物即出现腹泻，7月前因家庭聚会进食杂多，当晚开始出现胃脘痞满不适，烧心感，伴畏寒低热，恶心欲呕，腹泻稀便3次，在消化专科门诊就诊，考虑“感染性胃肠炎”，予“消炎、止呕、止泻”治疗，近7月来仍时有胃脘痞满不适，间有恶心、腹泻，遂来就诊。既往有慢性乙型肝炎病史10余年，间中服中药治疗。肝功能检查正常，乙肝两对半检查提示“HBsAg（+），HBeAg（+），HBcAb（+）”胃镜提示“慢性非萎缩性胃炎”，碳14呼气试验幽门螺杆菌检测（–），腹部彩超“肝内回声轻度增粗，胆脾胰未见异常”。

【刻下症】神清，胃脘痞满，嘈杂泛酸，胃内时有灼热感，口苦，心烦，喜冷饮，但冷饮即肠鸣腹泻，间有恶心，腹畏寒，四肢冷，头汗出，疲乏，舌边尖红，舌苔白，脉沉弦。

【辅助检查】肝功能检查：正常；乙肝两对半检查：HBsAg 阳性，HBeAg 阳性，HBcAb 阳性；胃镜：慢性非萎缩性胃炎；碳 14 呼气试验幽门螺杆菌检测阴性；腹部彩超：肝内回声轻度增粗，胆脾胰未见异常。

【诊断】西医诊断：老年功能性消化不良。

中医诊断：老年胃痞（寒热错杂之胆热脾寒证）。

【治法】和解散寒，生津敛阴。

【方药】柴胡桂枝干姜汤。

柴胡 24g、桂枝 9g、干姜 6g、瓜蒌根 12g、黄芩 9g、牡蛎 6g、炙甘草 6g。三剂，以水 2 400ml，煮取 1 200ml，去渣，再煎取 600ml，分三次服。

【二诊】胃脘舒，无嘈杂泛酸，无恶心、畏寒，口苦、心烦缓解，无腹泻，但肠鸣明显，少许疲乏，此为胆郁渐疏，脾气已运，上方加黄芪 12g，服 10 剂，诸症皆愈。

【随访】追踪 5 月，胃痞未再发。

【按】柴胡桂枝干姜汤见于《伤寒论》第 147 条，原文为"伤寒五、六日，已发汗而复下之，胸胁满微结，小便不利，渴而不呕，但头汗出，往来寒热，心烦者，此为未解也。柴胡桂枝干姜汤主之。"该方历代均被认为是治疗少阳兼水饮的方剂，本病例患者为老年人，因慢性肝炎长期服用苦寒清利肝胆之药，造成热毒未清，而脾阳已伤，出现肝胆有热，脾气虚寒的情况，后又因饮食积滞进一步损伤脾胃，日久化热，寒热错杂，壅于中焦，热则胃气不降，脾寒则清阳不升，故肠胃失和，胃脘痞满；热壅塞于胆胃则有嘈杂灼热感、心烦、喜冷饮，上扰则口苦、泛酸、恶心；脾气虚寒，温运功能低下，谷气下流，则肠鸣、遇冷即泻、腹畏寒、疲乏无力；舌边尖红、舌苔白、脉沉弦为胆热脾寒之象。本病例采用柴胡桂枝干姜汤治疗 3 剂已明显见效，二诊因肠鸣甚、疲乏，在原方基础上加用黄芪补中益气，服用 10 剂后诸症皆愈，获得良好疗效。

名家验方

1. 香砂温中汤(李振华方)

组成:党参15g、白术20g、茯苓15g、陈皮10g、半夏10g、香附12g、砂仁6g、川芎10g、炙甘草5g、枳壳10g、木香10g。

主治:脾虚痰阻型胃痞,尤适用于老年患者,症见胃胀隐痛、恶心欲呕、不思饮食,口淡无味、痰多、体重困倦,苔白腻、脉细滑。

功效:理气和胃,健脾温阳,燥湿化痰。

加减:气逆不降,加旋覆花,瘀络者加丹参。

按:国医大师李振华认为年老体虚,脾虚运化失司,水谷精微不得转化,反聚为湿痰,其证总属脾胃虚寒、气滞、痰阻。方中半夏、党参、白术、茯苓、炙甘草取四君子汤义,补中益气、渗湿健脾养胃,半夏祛湿化痰,陈皮、枳壳行气健胃,木香、砂仁温阳助脾之运,香附、川芎行气消痞。诸药合用共奏理气和胃,健脾温阳,燥湿化痰之功。东莞的湿热气候与低平地势,使当地居民体质以湿热、脾虚湿盛为主,莞城医院脾胃团队在临床治疗中运用本方取得了良好疗效。

2. 自拟健脾养胃、益阴活络方(邓铁涛方)

组成:太子参30g、云苓12g、山药12g、石斛12g、小环钗9g、麦芽30g、甘草5g、丹参12g、鳖甲30g、田七末3g(冲服)。

主治:气阴两虚型胃痞,尤适用于老年患者,症见胃脘胀闷不适,纳后加重,神疲乏力,唇暗,伴午后低热,苔花剥,舌边有瘀点。

功效:补气健脾和胃,养阴救津,佐以活络。

加减:咳嗽有痰,口苦,苔腻者,加瓜蒌皮、天花粉、贝母;盗汗者加浮小麦、生地;嗳气不止者加少量石菖蒲、苏叶。

按:国医大师邓铁涛认为气阴两虚型胃痞的病机是本虚标实的慢性病,发病的前提和根本原因是脾胃亏虚,脾亏虚于阳气,胃亏虚于阴液。本病之实,则多由虚损之后所继发,其实有三:瘀血阻络、痰湿凝聚及相火妄动。故在治疗本病时,确定了以“补脾气,养胃阴”为治疗之根本大法。同时佐以活络祛瘀、除湿化痰、清退虚热等法。治疗时应处理好健脾益气与滋养胃阴的关系，组方时可选用太子参、山药、茯苓、炙甘草等补气之力平和的药物，以免滞气助火；滋阴时用药不可过于滋腻，可选用石斛、小环钗、山药等滋阴而不碍胃之药；治本的同时亦不能忽视治标，有瘀血阻络者配以活血通络之品，兼痰湿阻滞可加扁豆、薏苡仁；肝郁可加合欢皮；本方体现了邓老重视脾胃，善顾护后天，标本兼治的思想。

特色疗法

面碗脐灸法

取穴：神阙。

物品准备：特制面碗（面粉：麦麸=3：1，面碗底部中空，内径3cm，外径12cm，厚度1cm；高度5cm。）；脐灸药粉（木香3g，枳壳3g，乌药3g，槟榔3g）；艾塔（每壮2g）。

操作：患者仰卧位，75%酒精清洁神阙穴，将脐灸药粉均匀撒于神阙穴，覆上面碗。面碗外围用医用毛巾围住，起固定面碗和防止周围皮肤暴露的作用。艾塔置于面碗中空上，点燃顶端，待燃尽时更换新艾塔，连续烧5壮。每日1次，3次为1疗程。

使用范围：脾胃虚寒型胃痞。

临床经验：神阙（肚脐）是人体先天之本，与全身经络相通，脐灸可将艾灸的热力通过神阙渗透至脏腑，促进气血运行，刺激胃肠蠕动，从而达到温通经络、调理脾胃的效果。面碗脐灸较普通脐灸的热力更集中，且全麦面碗具有补虚、健脾胃之效，脐灸药粉采用四磨汤配方，具有调节肠胃气机，行气消胀的作用，脐灸粉随艾灸热力直接作用于腹部脏腑，进一步增强了温经驱寒、调理脾胃的效果，此法最宜用于调理脾胃虚寒型胃痞。近年莞城医院脾胃团队在老年脾胃虚寒型胃痞患者的临床治疗中运用此法，取得了良好疗效。

五、预防调摄

（一）总体原则

1. **饮食干预**　减少和避免高脂饮食、辛辣或刺激食物、粗粮、产气食物、甜食、碳酸饮料、饮酒、浓茶；建议食用易消化的新鲜食物、低脂饮食、少食多餐，烹饪方式宜炒、烩、蒸、煮、炖，忌煎、炸。低发酵寡糖、二糖、单糖、多元醇等低发酵饮食对胃痞患者有辅助治疗；去麦麸饮食可使 35% 难治性功能性消化不良改善。低发漫饮食实施步骤：限制高发漫食物 2~8 周以缓解症状，然后逐步引入多元醇（蘑菇、花椰菜、水果）- 含乳糖或果糖（奶、糖果、蜂蜜）- 含果聚糖或半寡聚糖（小扁豆、鹰嘴豆），该过程进行个体化并严密监控，直至耐受剂量与症状控制达到平衡。

2. **精神干预**　保持精神舒畅愉快、情绪稳定。瑜伽、冥想、改善认知行为等心理调节方法有助于保持良好稳定的情绪。

3. **积极治疗基础疾病**　老年患者多伴多种慢性疾病，需进行规范的治疗及管理，同时注意把握老年患者用药特点，合理用药。我国幽门螺旋杆菌感染率较高，对经验性治疗无效的消化不良可行幽门螺旋杆菌检查，对检查阳性者进行根除治疗。

4. 起居、锻炼、生活、要有规律，保证充足的睡眠和休息。注意锻炼身体，如散步、太极拳、慢跑等，能增强体质，调节胃肠道分泌和蠕动功能，增进食欲，改善消化和吸收效果。锻炼的强度要注意根据自身状况进行调整，持之以恒。平时注意防寒保暖，以防感外邪而诱发疾病。

（二）中医饮食养生

药王孙思邈认为饮食是养生防病的重要手段，他在长期医学实践中，总结出饮食的养生功效和作用。《备急千金要方》尤其重视老年饮食保健，首创老年医学体系，强调老年人要辨证施食，因人制宜。现代中医在此基础上根据患者不同体质和病因，总结了一些常用食疗方，以下介绍几种适宜于胃痞的食谱。

1. **扁豆粥**　白扁豆 25g，党参 15g，大米 50g。先煮熟扁豆去皮，入党参、大米煮粥服，用于老年胃痞脾胃虚弱证。

2. **白术猪肚汤**　白术 30g、槟榔 10g、生姜 5 片、猪肚 1 个，粳米 60g。洗净猪肚，切成小块，同白术、槟榔、生姜同煮，至猪肚炖熟后，取汤汁入粳米煮粥；加麻油、酱油拌猪肚，喝粥食猪肚。适用于老年胃痞脾胃虚弱证，伴大便溏泄者。

3. **鲫鱼羹**　鲫鱼1条，大蒜2瓣，胡椒10粒，陈皮3g，砂仁3g，葱、盐适量。先将鱼鳞、肚肠去掉，洗净，把大蒜、胡椒、陈皮、砂仁放入鱼肚中，入锅内水煮，将熟时放入葱、盐即可。适宜于老年脾胃虚寒型胃痞者。

4. **白萝卜山楂汤**　白萝卜半个，切成丝状，山楂20g。煮汤服。适宜于老年食积停滞型胃痞者。

5. **苹果山楂汤**　新鲜苹果1个，去皮、去核，新鲜山楂5个。煮汤连渣服。适宜于老年胃痞食积伴便秘者。

第十六章 老年膝痹

一、概述

膝关节骨性关节炎指膝关节软骨完整性受破坏,关节边缘和软骨下骨质发生病理改变而引起的关节症候群,是最常见的骨关节炎之一。据统计,膝关节骨性关节炎的患病率约为 18%,女性患病率显著高于男性,呈现年龄越大患病率越高的趋势。因此,随着我国人口老龄化的进展,膝关节骨性关节炎发病率逐年升高,已经成为老年人的常见疾病。临床上对于轻中度患者多使用非甾体类抗炎止痛药物暂时缓解疼痛,虽然有一定治疗效果,但长期服用存在较多不良反应,主要涉及胃肠道、皮肤、血液系统、肝肾功能以及心血管系统等方面。另外,涉及用药个体差异,个别存在镇痛水平逐渐降低,病情易反复等情况。

老年膝关节骨性关节炎属于“老年膝痹”范畴。中医针对本病本虚标实的病机,以补肝肾、强筋骨为根本,同时通过活血化瘀、祛风除湿改善局部微循环,形成对软骨退变、骨内高压等核心病理环节的多靶点调控,整体观念与精准干预的结合,具有多维度医学优势。

二、病因病机

老年膝痹的病因病机较为复杂,西医认为其发病机制尚未完全清楚,主要与年龄、性别、体重指数、生活习惯、劳动强度、遗传及创伤等因素密切相关。其中,年龄是骨关节炎发展最重要的因素。中医认为老年膝痹的发生常涉及多个脏腑。《素问・痹论篇第四十三》提出:“风寒湿三气杂至,合而为痹。”清・张璐《张氏医通》记载“膝为筋之府,膝痛无有不因肝肾虚者,虚则风寒湿气袭之”。《校注医醇賸义・痹》载:“夫六淫之邪……阴气迭乘,营卫不通,经脉阻滞,筋骨肉三部俱病”,指出痹病的发生与骨、筋、肉病变均相关。《华氏中藏经》也指出:“骨痹者,乃嗜欲不节,伤于肾也,肾气内消,则不能关禁……

精气日衰，则邪气妄入……”此病本在肝肾亏虚，标在风、寒、湿、瘀痹阻经络。故膝痹，病位在膝，病因可分为内因与外因，病性属本虚标实，涉肝、脾、肾三脏。作为老年人群中最常见的疾病之一，中医认为老年患者肝肾不足，肝亏无以藏血、筋失所养，肾精亏虚则无以生髓、骨失濡养，不荣则痛，则表现为关节隐隐作痛、腰膝酸软等；肝肾不足、气血亏虚导致气血运行不畅，经络不通，最终形成瘀血阻络，表现为关节刺痛，腰膝酸软，面色晦暗，脉弦涩等；再加之老年患者长期劳损，风寒湿等邪气乘正气不足而侵入机体，使气血运行不畅、阻滞经络、经脉痹阻不通、筋骨失养发为本病。其基本病机为风寒湿痹、湿热痹阻、瘀血阻滞、肝肾亏虚、气血虚弱。病性有虚有实，或虚实夹杂，虚证为肝肾不足、气血亏虚，实证为风寒湿痹、湿热痹阻、瘀血阻滞。其核心病机是本虚标实之证，临床常见虚实夹杂之证。肝、脾、肾三脏中一脏或多脏亏虚是本虚之本，风寒湿邪阻滞经络，或日久因虚致瘀、痰瘀交结而痹阻经脉是痹因之标。治疗上，提倡辨病与辨证相结合，使虚得补，痹得开，邪得除，脏得安，则病无所生。

1. **风寒湿痹**　《类证治裁·痹证论治》中提到：“风寒湿乘虚内袭，正气为邪气所阻，不能宣行，因而留滞，气血凝滞，久而成痹，痹久必有痰湿败血瘀滞经络”，表明风寒湿邪是诱发甚至加重膝痹的重要因素，且三者常常相兼为病，风寒湿邪入侵人体，留滞经络关节，导致气血运行受阻，不通则发为疼痛，气滞则加重血瘀，日久痰湿瘀结，则致关节肿胀，痛则脉道不通畅，津液气血输布障碍，筋脉关节失去正常的濡养而致关节屈伸不利、凝滞重着。

2. **湿热痹阻**　宋代严用和《济生方·痹》曰：“皆因体虚，腠理空疏，受风寒湿气而成痹也”，提出外感风寒邪气，痹阻经络，郁而化热，可发为痹证。《临证指南医案·痹》曰：“有暑伤气，湿热入络为痹者”，指出暑热邪气与湿邪合并入络，也会引起痹证。内因或素体阳盛阴虚，煎灼津液，发为热痹。或禀赋不足，脾虚生湿，化热化火，生积致痹，如李东垣在《脾胃论》云：“脾病，体重节痛，为痛痹……为诸湿痹”。或如《素问·奇病论》载：“肥者令人内热，甘者令人中满”，表明饮食不节，喜食肥甘厚腻之品，亦可酿生湿热。

3. **瘀血阻滞**　《医林改错》载：“血为百病之始也”“痹则有瘀血”，《类证治裁》亦载：“痹久则必有瘀血”。瘀血贯穿于该病的始终。《医醇賸义》指出了经脉阻滞的原因，复感外邪产生的病理变化致使经脉阻滞，筋骨肉都会被牵连致病。说明本虚、邪气等致病因素会使经脉阻滞，导致瘀血的生成，由“瘀血”产生的病理状态，会使膝关节局部气血闭塞更加严重，也会使脏腑功能衰退更加严重。瘀血阻滞型是膝痹的基本证候，其病机是由于关节周围经脉不通，导致血液不能顺畅在脉内运行，使瘀血阻滞于膝周，以产生疼痛为主。

4. **肝肾亏虚**　《素问·脉要精微论》曰：“膝者筋之府，屈伸不能，行则偻附，筋将惫矣；骨者髓之府，不能久立，行则振掉，骨将惫矣”。《正体类要》云：“筋骨作痛，肝肾之气伤也。”《张氏医通》云：“膝为筋之府，膝痛无有不因肝肾虚者，虚则风寒湿气袭之”。肝藏血，主筋；肾藏精，主骨生髓，肝肾与筋骨有着密不可分的联系。肝肾亏虚，则筋骨气血虚衰，无以濡养，筋不能维持骨节之张弛，关节失滑利，出现膝关节疼痛、活动不利等症状。《素问·上古天真论》又言“丈夫……五八肾气衰，发堕齿槁……七八肝气衰，筋不能动”，故本病多见于中老年人，中年以后，气血不足、肝肾渐亏，肾精亏虚，骨髓无以濡养，肝血亏虚不能养筋，膝关节则发生退行性改变。而且，素体肝肾亏虚致卫外不固，易感风、寒、湿等邪气侵袭筋骨，致肢体拘急疼痛，发为膝痹，故肝肾亏虚贯穿整个膝痹病程的始终，是外邪侵袭人体必要的内在因素。

5. **气血虚弱**　《景岳全书·血证》中指出“血衰则形萎，血败则形坏”。血的生成主要由水谷的精微物质及肾所收纳的先天之精所化生，即“中焦受气取汁，奉心化赤”而为血。血足则神能得养，筋骨肌肉等亦能得到濡养，如《内经》所说：“足受血而能步”。肝藏血、血养筋，而“筋主束骨而利机关也”，血虚则筋脉失濡，则四肢肌肉关节萎弱，不荣则痛。人体之气血的生成依赖于脾胃对水谷精微的运化作用。脾胃虚弱致气血生成不足，筋脉失养，卫气不足，卫外不固，藩篱失守，“虚邪贼风”乘机而入，侵犯肌肉关节，发为痹证。张景岳在《景岳全书》中指出外邪致痹以气血不足为主要原因。气虚则气的运行不畅，出现气机不通，亦可出现痹病。

三、辨证论治

老年膝痹以“本虚标实”为总纲，虚在肝肾气血，实在风寒湿瘀，主要有风寒湿痹、湿热痹阻、瘀血阻滞、肝肾亏虚、气血虚弱等证型。膝痹之治，贵在“辨虚实、分缓急”，内调肝肾气血，外祛风寒湿瘀，配合功能锻炼与生活调摄，方可标本兼治。

（一）风寒湿痹证

【证候特点】膝关节冷痛重着，遇寒加剧，得温痛减，晨僵明显，屈伸不利，或伴下肢麻木，舌淡苔白腻，脉弦紧。

【治法】温经散寒，祛风除湿，通络止痛。

【方药】乌头汤合蠲痹汤加减。

制川乌 6g（先煎），麻黄 6g，桂枝 12g，白芍 15g，黄芪 20g，羌活 12g，防风 10g，姜黄 10g，威灵仙 15g，甘草 6g。

【加减】若见湿重肿甚加苍术、薏苡仁；寒甚痛剧加细辛、附子；久病入络加全蝎、蜈蚣。

（二）湿热痹阻证

【证候特点】膝关节红肿热痛，扪之灼手，屈伸受限，伴口苦黏腻，小便短赤，大便黏滞，舌红苔黄腻，脉滑数。

【治法】清热利湿，凉血通络，消肿止痛。

【方药】四妙丸合宣痹汤加减。

黄柏 12g，苍术 12g，薏苡仁 30g，牛膝 15g，防己 10g，赤芍 15g，忍冬藤 30g，络石藤 15g，土茯苓 30g，泽泻 12g。

【加减】若见热毒炽盛加金银花、连翘；肿甚加车前草、冬瓜皮；痛剧加秦艽、延胡索。

（三）瘀血阻滞证

【证候特点】膝关节刺痛，痛处固定拒按，休息后加重，关节僵硬变形，局部皮色暗紫，面色黧黑，舌质紫暗或有瘀斑，脉涩。

【治法】活血化瘀，化痰通络，软坚散结。

【方药】身痛逐瘀汤合桃红四物汤加减。

桃仁 12g，红花 10g，川芎 15g，当归 12g，地龙 10g，乳香 6g，没药 6g，土鳖虫 10g，白芥子 9g，半夏 9g，鳖甲 15g（先煎）。

【加减】若见痰瘀胶着加僵蚕、胆南星；关节畸形加骨碎补；气虚加黄芪、党参。

（四）肝肾亏虚证

【证候特点】膝痛隐隐，遇劳加重，腰膝酸软，头晕目眩，耳鸣健忘，夜尿频多，舌淡红少苔，脉沉细无力。

【治法】滋补肝肾，填精益髓，佐以通络。

【方药】独活寄生汤合左归丸加减。

熟地黄 30g，山茱萸 15g，山药 15g，枸杞子 12g，鹿角胶 10g（烊化），龟板胶 10g（烊化），杜仲 15g，牛膝 15g，独活 12g，桑寄生 15g，当归 10g，白芍 12g。

壮骨强筋片（东莞市中医院院内制剂）：肉苁蓉、羌活、杜仲、黄柏、龟甲胶、制何首乌、淫羊藿、牛膝、党参片、鹿角胶、当归尾、地骨皮、独活、红毛五加皮、千斤拔。

【加减】阳虚畏寒者加巴戟天、淫羊藿；阴虚火旺者加知母、黄柏；筋脉拘挛者加木瓜、伸筋草。

（五）气血虚弱证

【证候特点】膝痛绵绵，劳累后加重，面色少华，神疲乏力，自汗盗汗，心悸气短，肌肉瘦削，舌淡胖边有齿痕，脉细弱。

【治法】益气养血，健脾和营，濡养筋骨。

【方药】十全大补汤合黄芪桂枝五物汤加减。

黄芪 30g，党参 15g，白术 12g，茯苓 15g，当归 12g，熟地 15g，白芍 12g，川芎 10g，桂枝 9g，鸡血藤 30g，大枣 6 枚，生姜 3 片。

【加减】若见纳差加砂仁、焦三仙；血虚甚加阿胶（烊化）、龙眼肉；卫表不固加防风、浮小麦。

四、医案解要

（一）曾勤医案

麦某，女，74 岁，2024 年 6 月 5 日初诊。

【病史】患者因“左膝疼痛，活动受限 2 年余，加重 1 个月”门诊就诊。患者缘于 2 年前无明显诱因出现左膝疼痛、活动受限，伴有乏力感，天气寒冷或阴雨天气时疼痛加重，热敷后可缓解。1 月前左膝上述症状加重，特来门诊就诊。

【刻下症】患者左膝轻度肿胀，肤色无发红，局部肤温无升高，浮髌征（－），髌骨研磨试验（＋），McMurray sign（＋），内外侧关节间隙压痛（＋），胫骨平台后坠征（－），Lachman test（－），反 Lachman test（－），前抽屉试验（－），后抽屉试验(－),内外侧向应力试验(－),过伸过屈试验(＋),左膝 ROM:115°~0°,双侧肢端血运感觉活动良好。睡眠、胃纳、大便均正常,舌淡苔白腻,脉弦紧。

【辅助检查】(2024 年 6 月 5 日)DR 双膝关节正侧位(站立位)检查提示:左膝关节骨关节炎改变,右膝人工关节置换术后改变(图 16-1)。

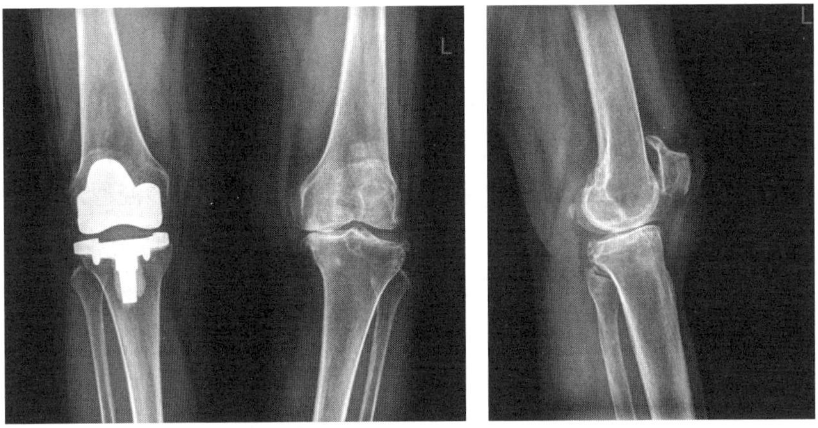

图16-1　DR双膝关节正侧位(站立位)

【诊断】西医诊断:①原发性单侧膝关节病(左侧);②人工膝关节(右侧)

中医诊断:老年膝痹(风寒湿痹证)。

【治法】温经散寒,祛风除湿,通络止痛。

【方药】熟附子 10g(先煎),肉桂 3g(后下),鹿角胶 10g(烊化),制川乌 6g(先煎),麻黄 6g,杜仲 15g,白芍 15g,羌活 12g,防风 10g,姜黄 10g,威灵仙 15g,甘草 6g。共 7 剂,日一剂,水煎服。

【成药】1. 骨筋活络外用颗粒 70g,外用,每次 35g,每日一次,共用 7 天。

2. 骨伤跌打软膏 1 贴,外用每日一次,共用 6 天,用于左膝。

3. 双醋瑞因胶囊 50mg,口服,每日一次,共用 7 天,饭后服。

4. 硫酸氨基葡萄糖胶囊 0.5g,口服,每日三次,共用 7 天,饭后服。

5. 洛芬待因缓释片 2 片,口服,每 12 小时一次,共用 7 天,饭后服。

【二诊】治疗 1 周后复诊,疼痛较前缓解,双下肢肌力有所增强,治法方药延续首次。

【三诊】治疗 2 周后,患者疼痛改善,活动能力明显提高。患者生活质量提高。

【按】本案患者年逾七旬，肾阳渐衰，卫外不固，风寒湿邪乘虚客于膝络，发为痹证。其症遇寒加重、得热则缓，舌淡苔白腻、脉弦紧，乃风寒湿邪痹阻之典型征象；左膝肿胀压痛、活动受限，实为寒凝血瘀、筋脉拘急之候。影像示左膝骨赘增生，右膝假体在位，提示本病虚实夹杂，左膝以邪实为主，右膝手术史更需兼顾整体气血调衡。

治疗紧扣“温经散寒、祛风除湿”之则：内服附子、肉桂、川乌等大辛大热之品温阳逐寒，佐麻黄开腠理、羌活防风祛湿，鹿角胶填精补髓以固肾精，暗合“益火之源以消阴翳”之法；外以骨筋活络颗粒熏洗（含制马钱子等）通络止痛，配合氨基葡萄糖营养软骨、洛芬待因缓急治标，形成“中药温通逐邪 - 西药标本同治 - 外治透达经隧”的立体治疗体系。方中附子、川乌先煎减毒，白芍配伍甘草柔筋缓急，体现“峻药缓攻”配伍智慧。

二诊疼痛缓解提示寒邪渐散，三诊活动改善反映气血得通，此乃“阳气振奋则阴霾自消”之明证。然需注意：患者年高肾虚，虽现标实之象，待邪去七八后当转予独活寄生汤类补虚通痹；右膝假体虽在位，仍需避免左膝过度负重以防加速退变；附子、川乌久用须防蓄积中毒，可渐减量并加骨碎补、牛膝引药下行入膝。后期宜配合艾灸关元、肾俞温补命门，辅以中药蜡疗巩固疗效，同时避寒湿、适缓步，建立“药物 - 理疗 - 生活方式”三维防护体系。

此案启示：老年骨痹兼寒湿者，当遵“急则温通破阴凝，缓则补虚固根本”之则，既需借附子类峻药力挽沉疴，又要把握“衰其大半而止”的用药尺度，更要将关节保护理念贯穿全程，方能实现祛邪不伤正、止痛更护元的治疗目标。

（二）曾勤医案

邓某，女，80 岁，2023 年 10 月 12 日初诊。

【病史】患者因“双膝疼痛 10 余年”门诊就诊。患者缘于 10 年前长时间劳作后出现双膝疼痛、活动受限，右膝为重，晨僵约 10 分钟，上下楼梯、下蹲时疼痛加重，休息后可缓解。10 年来病情反复。近期出现记忆力下降，夜尿较多。

【刻下症】右膝中度肿胀，肤色无发红，局部肤温无升高，浮髌征（–），髌骨研磨试验（+），McMurray sign（–），内侧关节间隙压痛（+），胫骨平台后坠征（-），Lachman test（-），反 Lachman test（-），前抽屉试验（-），后抽屉试验（-），内外侧向应力试验（-），过伸过屈试验（+），右膝 ROM：120°~0°，双侧肢端血运感觉活动良好。睡眠、胃纳、大便均正常，舌红少苔，脉沉细尺偏弱。

【辅助检查】（2023 年 10 月 12 日）DR 双膝关节正侧位（站立位）检查提示：双膝关节退行性变（图 16-2）。

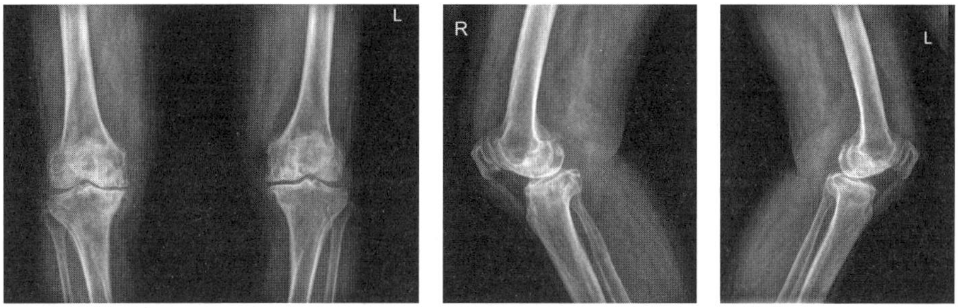

图16-2　DR双膝关节正侧位（站立位）

【诊断】西医诊断：原发性双侧膝关节病（右侧为重）。

中医诊断：老年膝痹（肝肾亏虚证）。

【治法】滋补肝肾，填精益髓，佐以通络。

【成药】1. 关节通片 4 片，口服，每日三次，共用 7 天，饭后服。

2. 壮骨强筋片 4 片，口服，每日三次，共用 7 天。

3. 骨筋活络外用颗粒 70g，外用，每次 35g，每日一次，共用 7 天。

4. 骨伤跌打软膏 2 贴，外用，每日一次，共用 6 天，用于双膝。

5. 艾瑞昔布片 0.1g，口服，每日二次，共用 7 天。

【二诊】治疗 1 周后复诊，诉疼痛症状较前缓解，行走活动时仍有隐痛，予上方继续治疗，建议患者配合针灸治疗，指导患者股四头肌强化训练（直腿抬高、靠墙静蹲），行走活动时佩戴护膝支具减轻内侧负荷。

【三诊】治疗 2 周后，患者疼痛减轻 40%，晨僵、夜尿症状有所缓解。续予上方继续治疗。

【按】本案患者耄耋之年，天癸早竭，肾精亏虚，肝血不足，筋骨失于濡养，加之外伤劳损，终成膝痹。其症晨僵、夜尿频多、舌红少苔、脉沉细尺弱，乃肝肾亏虚之典型征象；膝肿压痛、活动受限，实为虚中夹瘀、筋脉痹阻之候。影像所示关节退变，印证“不荣则痛”与“不通则痛”并存之病机。治疗紧扣“补虚为主，通络为辅”之则：内服壮骨强筋片（内含肉苁蓉补肾阳，淫羊藿温肾壮阳，杜仲补肝肾，制何首乌补益精血，龟甲滋阴潜阳，羌活胜湿止痛）、关节通片（内含桑枝祛风通络，三七活血化瘀，川芎活血行气，乳香活血止痛，没药活血止痛，牛膝补肝肾、强筋骨，土鳖虫破血逐瘀），外以骨筋活络颗粒熏洗（内含黄柏清虚热、羌防祛风湿、制马钱子通经络），配合艾瑞昔布精准抗炎，形成“中药固本培元 - 西药快速止痛 - 外治疏通经隧”的三维治疗体系。二诊增入针灸调畅气血、肌力训练强筋束骨，体现“筋骨并重”理念；护膝支具应用暗合“筋为骨用”生物力学原理。三诊夜尿改善提示肾气得充，晨僵减轻反映气血渐通，此乃“补肝肾以壮筋骨，通经络以利关节”治疗思路之效验。然高龄患者需注意：艾瑞昔布虽胃肠反应较轻，仍应中病即止；马钱子外用须防皮肤过敏；功能锻炼需循序渐进，避免加重关节磨损。后期可酌加龟甲胶、女贞子等填补真阴，配合八段锦等导引术培元固本。

此案启示：老年退行性骨关节病当立足“本虚标实”核心病机，治疗需把握“七分补养三分疏通”之度，将药物疗法与运动康复有机结合，方能实现“补而不滞，通而不伤”的治疗目标。

（三）曾勤医案

刘某，女，68岁，2024年5月8日初诊。

【**病史**】患者因“左膝疼痛，活动受限10年，加重半年”门诊就诊。患者缘于10年前无明显诱因出现左膝疼痛、活动受限，以久行及上下楼梯时症状明显，休息后疼痛症状可短暂缓解，无肢体乏力麻木，10余年来上述症状反复。半年前左膝上述症状加重，今日特来我院门诊就诊。

【**刻下症**】左膝轻度肿胀，肤色无发红，局部肤温无升高，浮髌征（-），髌骨研磨试验（+），McMurray sign（+），内外侧关节间隙压痛（±），胫骨平台后坠征（-），Lachman test（-），反Lachman test（-），前抽屉试验（-），后抽屉试验（-），内外侧向应力试验（-），过伸过屈试验（+），左膝ROM：110°~5°，双侧肢端血运感觉活动良好。睡眠、胃纳、大便可，舌暗红苔薄白，脉涩。

【辅助检查】(2024年5月8日)DR双膝关节正侧位(站立位)检查提示:双膝关节退行性变(图16-3)。

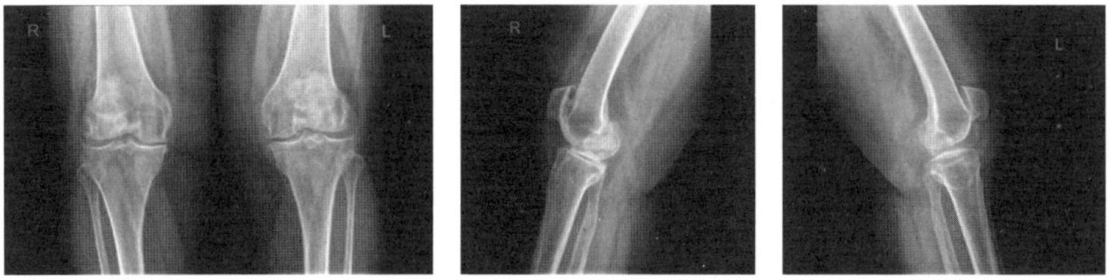

图16-3　DR双膝关节正侧位(站立位)

【诊断】西医诊断:原发性双侧膝关节病(左侧为重)。

中医诊断:老年膝痹(瘀血阻滞证)。

【治法】活血化瘀,温经通络,消肿止痛。

【成药】1. 丹芎活血片(活血灵片)5片,口服,每日三次,共用7天,饭后服。

2. 骨筋活络外用颗粒70g,外用,每次35g,每日一次,共用7天。

3. 骨伤跌打软膏1贴,外用,每日一次,共用6天,用于左膝。

4. 白脉软膏1g,外用,每日四次,共用7天。

5. 洛芬待因缓释片2片,口服,每12小时一次,共用7天。

6. 双醋瑞因胶囊50mg,口服,每日一次,共用7天。

【二诊】患者于门诊治疗一周后复诊,诉疼痛症状较前缓解。处方加用硫酸氨基葡萄糖胶囊0.5g口服,每日三次,共用7天,余治疗同前,嘱患者注意休息,避免长时间行走活动,上下楼梯、下蹲等。

【三诊】治疗2周后,患者诉疼痛症状较前明显缓解,膝周肿胀消退,步行距离明显延长。维持上方继续治疗,后期随访暂无病情加重。

【按】本案患者年近古稀,肝肾渐衰,筋骨失养,复因久病入络,气血运行不畅,发为膝痹。观其病程十载,久痛入络,舌暗脉涩,是为气滞血瘀之征。查体见髌骨研磨、McMurray征阳性,影像示关节退变,此乃骨赘增生、软骨磨损之象,符合“不通则痛”之病机。治疗以“急则治标,缓则治本”为则,取内外兼治之法:外以骨筋活络颗粒熏洗、白脉软膏外涂,借药力直达病所,温经通络;内服丹芎活血片(内含当归尾、丹参、川芎、泽兰、苏木、血竭、土鳖虫,皆为活血化瘀之要药，当归尾功擅活血祛瘀、通经止痛，直击瘀血阻滞之病灶，能改善局部血液循环，使瘀血得化；丹参活血化瘀、凉血消痈、通经止痛，善入血分；川芎为“血中气药”，既能活血化瘀，又能行气止痛，推动气血运行，使瘀血得消、经络通畅；泽兰活血化瘀、利水消肿，治疗瘀血阻滞、关节肿胀；苏木活血散瘀、通经止痛，血竭化瘀止血、疗伤止痛，二者配合可增强活血祛瘀、消肿止痛之功；土鳖虫破血逐瘀、续筋接骨，对瘀血阻滞经络之关节疼痛、屈伸不利有独特疗效。路路通性平味甘，入肝、肾经，能通经活络、引药直达病所，同时利水消肿，减轻关节肿胀；桑枝长于祛风湿、通经络，善治肢节疼痛、麻木拘挛，引诸药直达膝关节，共奏通经活络之效），辅以西药双醋瑞因调节软骨代谢，洛芬待因缓急止痛，形成中西医协同之效。但需注意，久用非甾体抗炎药须防胃肠损伤，外治法当配合适度功能锻炼，避免关节僵硬。后期宜培补肝肾，酌加龟鹿二仙等补益之品，以固其本。此案提示老年骨痹治疗当标本兼顾，动静结合，中西互补，方得长效。

（四）曾勤医案

张某，女，65岁，于2024年10月15日初诊。

【病史】患者因“双膝关节疼痛、肿胀、活动受限2年，加重1月”来门诊就诊。2年前无明显诱因出现双膝关节疼痛，上下楼梯时疼痛加剧，休息后可稍缓解。近1个月来，膝关节疼痛加重，伴有肿胀，屈伸不利，行走困难，严重影响日常生活。

【刻下症】双膝关节肿胀，皮温正常，压痛明显，浮髌征（+），髌骨研磨试验（+），McMurray sign（+），内外侧关节间隙压痛（±），胫骨平台后坠（–），Lachman test（–），反Lachman test（–），前抽屉试验（–），后抽屉试验（–），内外侧向应力试验（–），过伸过屈试验（+），左膝ROM：100°~0°，右膝ROM：90°~0° 双侧肢端血运感觉活动良好。睡眠、胃纳、大便可，舌淡嫩苔薄白，脉细弱。

【辅助检查】X线检查：双膝关节间隙变窄，关节边缘骨质增生，髁间棘变尖。

【诊断】西医诊断：原发性双侧膝关节病。

中医诊断：老年膝痹（肝肾亏虚证）。

【治法】滋补肝肾，通络止痛。

【方药】熟地黄30g，山茱萸15g，山药15g，牛膝15g，木瓜15g，鸡血藤

30g，地龙 10g，全蝎 3g（研末冲服）。共 7 剂，每日 1 剂，水煎服，分早晚两次温服。

配合骨筋活络外用颗粒（我院中药制剂）中药熏蒸。用法：将本药置盆中，用开水溶散后，先熏患处，待药液温和后泡洗患处，每次约 20~30 分钟，一次 1 包，一日 2 次。

【二诊】经过 1 周治疗，患者膝关节疼痛稍有减轻，肿胀稍改善。

【随访】巩固治疗 2 个月后，患者双膝关节疼痛、肿胀基本消失，活动自如，日常生活恢复正常。随访 3 个月，患者病情无复发。

【按】本案患者花甲之年，肝肾已亏，精血渐衰，筋骨失于濡养，加之经年劳损，风寒湿邪乘虚痹阻，终致膝痹。其症遇劳加重、肿胀缠绵，X 线示关节间隙狭窄、骨赘增生，正合“肝主筋，肾主骨”之论，属本虚标实之候。舌象虽未明载，然据滋补肝肾法效验可推，脉当沉细尺弱，证属肝肾亏虚为本，湿瘀阻络为标。

治疗紧扣“固本培元为主，通络利湿为辅”之则：内服方以熟地黄、山茱萸、山药峻补三阴，牛膝引药下行兼通血脉，佐地龙、全蝎虫类搜剔之品破瘀通络，更配鸡血藤、木瓜养血柔筋，形成“填精补髓 - 活血通痹 - 柔筋利节”三重功效；外以骨筋活络颗粒熏蒸（含桂枝温阳、红花活血、宽筋藤舒筋），借热力开腠理、透药性，内外合治彰显“经络所过，主治所及”之妙。方中全蝎研末冲服，既保药效又减毒性，体现“峻药缓投”之智。

二诊疼痛稍减，肿胀稍改善，揭示虚损难复、湿邪胶着之病机特点，坚持原方乃取“王道无近功”之理；后续治疗肿胀渐消、活动复常，印证“精血得充则筋骨自健，经络得通则肿痛自除”之效。随访三月未发，更证“治病求本”之要义。然需注意：老年肝肾亏虚型骨痹易反复，愈后当续服六味地黄丸类平补之剂巩固根本；熏洗虽佳，冬季需防寒湿反侵；虽弃用非甾体抗炎药，但全蝎等虫类药久服仍须定期查肝肾功能。后期可配合八段锦“摇头摆尾去心火”式强化下肢筋骨，佐以杜仲猪脊骨汤食疗，构建“药物 - 功法 - 饮食”立体养护体系。

此案启示：老年退行性骨关节病治当着眼生命周期特点，以补肝肾为根本大法，然需注意两点：一则滋补当防壅滞，需佐活血通络之品，如鸡血藤、牛膝等疏利药势；二则外治法须借热力助药透达，尤适寒湿痹证。唯有坚持“内养精气，外通经络”的治疗策略，方能实现“养正积自除”的远期疗效。

名家验方

1. 温经蠲痹汤（朱良春方）

组成：制川乌（先煎）10g、当归 10g、熟地黄 15g、桂枝 10g、淫羊藿 15g、乌梢蛇 10g、鹿衔草 30g、甘草 6g。

功效：温经散寒，祛湿通络，益肾养血。

主治：寒湿痹证。肢体关节疼痛，疼痛部位固定，痛势较剧，得热则减，遇寒痛增，关节屈伸不利，局部皮肤或有寒冷感，触之不热，或伴有形寒肢冷，肢体沉重感，舌苔白腻，脉象弦紧或沉迟。

加减：当湿邪较盛，关节肿胀、重着、酸楚明显，舌苔厚腻时，可加用茯苓、泽泻、猪苓等，加强利水渗湿之功，也可加用防己，增强祛湿通络、止痛消肿的效果。若关节疼痛部位固定，刺痛明显，舌质紫暗或有瘀斑、瘀点，可加丹参、赤芍、川芎等，以疏通经络、祛瘀止痛。对于久病气血亏虚的患者，出现神疲乏力、面色萎黄或苍白、头晕心悸等症状，可加黄芪、党参、熟地黄，以益气养血，扶正祛邪。

按：朱氏对老年人膝痹的见解为“本虚标实”核心病机观，强调“肝肾亏虚、气血不足”为发病之本，“寒湿痹阻、经络不通”为标，而本方体现了朱良春治疗老年人膝痹扶正与祛邪并重的学术思想。因正气不足、肝肾亏虚，风寒湿邪乘虚而入，留滞经络关节所致。针对寒湿痹阻、阳虚寒凝之病机，以温经散寒、益肾养血、搜风通络立法。方中制川乌、川桂枝温阳散寒，直达病所，为祛邪之要药；淫羊藿、熟地黄、当归益肾养血，扶正以驱邪，使气血充足，筋骨得养；乌梢蛇、鹿衔草搜风通络，能透达关节经络之邪，使痹阻得通；甘草调和诸药，兼以顾护脾胃。配伍严谨，标本兼治，共奏温经蠲痹、扶正通络之功。临床应用时，应根据患者的具体症状和体征，灵活加减用药，以达到最佳疗效。

2. 膝痹消汤（郭剑华方）

组成：川牛膝 30g、独活 20g、三棱 20g、莪术 20g、海桐皮 30g、乳香 20g、没药 20g、土鳖虫 15g、制川乌 10g、威灵仙 30g、红花 15g、舒筋草 30g。

功效：活血化瘀，通调气血，祛风除湿。

主治：气滞血瘀兼风湿痹阻之痹证。关节疼痛，痛有定处，局部刺痛或胀痛，关节屈伸不利，或见关节肿胀，舌质紫暗或有瘀斑，脉弦涩或细涩。

加减：疼痛严重，可加制草乌；若关节肿胀，可加薏苡仁、土茯苓等祛湿消肿；若气血亏虚明显，加黄芪、当归补益气血；若兼见腰膝酸软，可加杜仲、桑寄生以补肝肾、强筋骨。

按：老年膝痹多虚实夹杂，外邪侵袭、正气不足，风寒湿邪乘虚而入，痹阻经络，气血运行不畅，瘀血内停，阻滞经络，不通则痛，故见肢体关节疼痛，痛有定处，或刺痛，或麻木，屈伸不利等症，正气不足，病情迁延难愈。方中川牛膝逐瘀通经、通利关节，既能引血下行，又能祛瘀止痛，为君药，引领药力直达病所。独活、威灵仙、海桐皮、舒筋草共为臣药，可祛风除湿、通络止痛。三棱、莪术、乳香、没药、土鳖虫、红花活血化瘀、消肿定痛，增强逐瘀之力。制川乌既可祛风除湿、温经止痛，又能增强散寒止痛功效，为佐药。用药精炼且配伍巧妙，以活血药与通络药相伍，增强通痹止痛之效。如选用具有活血化瘀、通络止痛作用的药物，既能祛散已成之瘀血，又能防止新瘀的产生。本方药性平和，但活血药物毕竟易耗血动血，对于月经过多或有出血倾向者，需慎用或调整药物剂量，以免引起出血等不良反应。

3. 强筋健骨汤（邓铁涛方）

组成：狗脊 30g、桑寄生 30g、续断 15g、补骨脂 10g、骨碎补 15g、熟地黄 15g、淫羊藿 10g、独活 10g、威灵仙 15g、防风 10g、薏苡仁 30g、黄芪 30g、牛膝 15g、木瓜 15g、甘草 6g。

功效：补肝肾，强筋骨，祛风湿，通经络。

主治：肝肾亏虚兼风湿痹阻之痹证。关节疼痛，屈伸不利，腰膝酸软，畏寒肢冷，神疲乏力，气短懒言，面色无华，舌淡胖，苔薄白，脉沉细。

加减：刺痛加乳香、没药各 10g；关节痛游走不定，加防风、羌活、独活各 10g；关节重着，加防己 15g、薏苡仁 30g、苍术 10g；面白、心悸，加黄芪 40g、党参、当归各 15g；屈伸困难，加木瓜 20g、伸筋草 30g。

按：邓老基于对老年人膝痹多气血渐衰、肝肾亏虚，风寒湿邪气侵袭，痹阻经络，即“虚”“邪”“瘀”基本病机的深刻认识而拟定的经验方，体现了中医治病求本、标本兼治的思想。从组方来看，以补肝肾、强筋骨之品为核心，如狗脊、桑寄生、续断、补骨脂等，肾主骨，肝主筋，肝肾得补则筋骨强壮，此为治其本，针对痹证久病肝肾亏虚的内在本质。同时，配伍祛风除湿、通络止痛之药，如独活、威灵仙、防风等，祛除外在风湿之邪，缓解关节疼痛、屈伸不利等症状。黄芪益气，气行则血行，有助于化瘀通络；牛膝引药下行，直达病所，增强对下肢关节病变的疗效。

4. 益气通痹汤（颜德馨方）

组成：黄芪30g、党参15g、白术15g、当归15g、丹参30g、川芎10g、赤芍15g、姜黄10g、桑枝30g、防风10g、防己15g、羌活10g、独活10g、甘草6g。

功效：益气养血，祛风除湿，通痹止痛。

主治：气血亏虚，风寒湿痹。肢体关节疼痛、酸楚、麻木、屈伸不利，伴有神疲乏力，少气懒言，面色萎黄或苍白，自汗，舌质淡，苔薄白，脉细弱或沉细。

加减：疼痛剧烈，可加制川乌、制草乌；痛处固定、痛如针刺，加红花；若兼见腰膝酸软、头晕耳鸣，可加杜仲、桑寄生强肝肾。

按：颜德馨倡导气血学说，提出“气为百病之长，血为百病之胎”的理论。这与老年人膝痹气血渐衰，筋骨失养相契合，益气通痹汤体现了其调气活血的“衡法”学术思想。痹证多因气血不畅，经络阻滞所致。本方以益气活血为法，抓住了气血这一关键，气行则血行，气血通畅则痹痛自除。方中黄芪、党参等益气之品为君，使气旺以推动血行；当归、丹参等养血活血药为臣，助君药行血通络。防风、羌活等祛风除湿药，可祛除外邪，防止其阻滞经络加重病情。全方配伍，集益气、养血、活血、祛风、除湿等功效于一体，标本兼治。

特色疗法

热敏灸

针对老年膝痹的患者，可行热敏灸疗法，起到驱风除湿、温通经络的作用。协助患者取舒适体位，充分暴露膝关节。根据患者具体情况，在膝盖周围的穴位，如内外膝眼、鹤顶、血海、梁丘、阳陵泉、阴陵泉、委中、足三里等，用点燃的艾条距离皮肤 2~3cm 进行回旋、雀啄、往返温和灸，寻找热敏穴位。当感受到透热、扩热、传热、局部不热远部热、表面不热深部热等异常感觉时，该部位即为热敏穴位。在对热敏穴位施以温和灸、雀啄灸、循经往返灸等，每次灸 15~20 分钟，至热敏现象消失为宜。

五、预防调摄

1. **控制体重，减轻关节负荷**　肥胖是膝骨关节炎的重要危险因素，超重会增加膝关节的机械压力，加速软骨磨损。建议通过低热量、高纤维饮食（如蔬菜、全谷物）和适度运动（如游泳、骑自行车）维持健康体重。

2. **科学运动，增强关节稳定性**　推荐低冲击运动，如游泳、散步（每日 8 000 步快走）、骑自行车等，既能锻炼肌肉，又避免关节过度负荷。强化特定肌肉训练，如直腿抬高、靠墙半蹲、踝泵运动等，可增强股四头肌和腘绳肌力量，稳定膝关节。避免损伤性运动，减少爬山、爬楼梯、深蹲、剧烈球类运动及太极拳中的屈膝动作，否则会加重关节磨损。

3. **饮食调理，补充关键营养素**　推荐食物包括牛奶、豆制品、海鱼、芝麻、坚果等，预防骨质疏松。摄入鱼虾、鸡蛋等，补充蛋白质与胶原蛋白，促进软骨修复及关节润滑液生成。推荐抗氧化食物，如橙子、苹果、油菜等富含维生素 C 的蔬果，减少自由基对软骨的损伤。

4. **保暖防寒，减少环境刺激**　寒冷会导致膝关节周围血管收缩，血液循环变差，加重疼痛。建议寒冷天气佩戴护膝，避免直接暴露于冷空气。选择厚底、弹性好的软底鞋，减少行走时对膝关节的冲击。

5. **调整生活习惯，避免过度负荷**　减少久坐久站，每隔 1 小时活动膝关节，避免长时间保持同一姿势。优化家务劳动，择菜时使用座椅，减少下蹲；上下楼梯时借助扶手或手杖分担压力。

6. **中医调理与穴位按摩**　使用艾叶、红花、透骨草等药材煎煮后熏洗膝关节，可温经通络、缓解疼痛。配合按揉内外膝眼、阳陵泉、足三里等穴位，每次 15~20 分钟，促进气血循环。

7. **定期体检与早期干预**　中老年人建议定期进行膝关节影像学检查（如 X 线、MRI），早期发现软骨退变或骨质增生。若出现疼痛、肿胀等症状，及时就医，避免盲目按摩或自行用药，早期可通过药物、理疗或康复训练控制病情。

附录：东莞市中医院老年病学科建设源流

在东莞中医老年病专业的发展历程中，1985年东莞市老年病防治研究所的成立是一个标志性的事件。东莞市中医老年病专业经历了从无到有、从单一特色到多专业联合的突破发展。近年来，东莞各医院相继成立了中医、中西医结合老年病科，至今为止建科已达5家，其中省级重点专科1家、市级重点专科3家。而且培育了老年脑病、老年骨科、老年消化、老年呼吸等多个中医老年病亚专科。东莞通过汇聚在中医老年病领域建树深厚的老中青专家群体，构建了以国医大师、全国名中医、省市级名中医为核心的多层级传承工作室体系，系统强化了学术师承机制，在莞邑大地形成传承合力，引领中医药人才队伍全面推进老年病临床防治与学科建设工作。

东莞市中医院是最先进行中医老年病专科建设的单位，领跑着东莞市中医老年病专科建设。其现为东莞市中医药学会中西医结合老年病专业委员会主委单位、东莞市中医老年病医疗质量控制中心主任单位、广东省中医老年病医疗质量控制中心成员，与东莞市各个医疗单位的中医老年病专科一道进行专科建设，为东莞人民的福祉贡献自己的力量。

东莞市中医院在老年病的诊治方面，何炎燊名老中医起着举足轻重的作用。他是东莞市中医院中医防治老年病基础理论框架的创建者，并展现了深厚的学术素养和丰富的临床经验。他提出“三因制宜、法如用兵”的治疗原则，针对老年患者，因时因地因人，区分“王道”与“霸道”之法治疗；临证推崇“扶正祛邪、注重脾胃”的治疗理念，老年患者扶正为先，祛邪为要，脾胃功能的存亡对治疗非常重要；强调“阴平阳秘”，老年患者多为阴常不足、虚阳浮越，调和阴阳，以平为期，创造性提出“育阴潜阳”的治疗方法；辨证遣方中重视病证结合、善于古方今用，探究经方，巧妙加减，取之良效。这些为后续的中医老年病学科建设奠定了基础。

随着医院老年病科的建设与发展，中医传承守正，“一脉相承、兼收并蓄”，积极吸取了各中医名家的创新性治疗理念与方法。

2016年，东莞市中医院何世东主任医师在老年眩晕的中医辨证中提出，眩晕急性期多见风阳、风痰二证，临证宜“执简驭繁”，可进行简约的二分法辨证论治，方便临床医生的理解与掌握。并制定了何氏平肝汤、何氏化痰汤两大常用中医治疗眩晕的方剂，极大地丰富了老年眩晕的辨证论治。

2019年，老年病科成立了全国名中医刘茂才“薪火”传承工作室，广东省中医院刘茂才教授主张“脑主神明”，创造性地提出基于阴阳辨证的缺血性中风辨证理念。专科吸取了其老年缺血性中风的辨治经验，以“痰瘀互结贯穿始终、腑气不通为常候”作为缺血性中风治疗的主线，确定以化痰活血通络、通腑醒神作为基本治疗方法。同年老年病科完善了亚专科建设，老年颤病亚专科成为中国帕金森联盟成员单位；老年眩晕亚专科建立了眩晕专家工作站。

2019年末，老年病科着手申报广东省中医药局“十三五”中医老年病重点专科建设项目，于2020年成功获批。并同年成为东莞市中医老年病重点专科。以此为起点确立了宁为民主任中医师为学科带头人，中医老年病科进入了全面建设阶段。

2020年12月，老年病科成立了国医大师沈宝藩传承工作室，宁为民主任中医师、缪晓路中西医结合主任医师拜师其下。沈宝藩国医大师提出以“痰瘀”为核心病机治疗老年病，对中医老年病的治疗理念注入了更强的理论创新。他认为随着年龄增加，五脏渐见虚衰，致气血津液的化生和血行的调节、水液的输布功能也日以衰减，气血运行失常致血瘀病证，水液疏布失调易引发痰湿病证，而且痰瘀致病往往互为因果。因此，老年疾病应重视痰瘀同治，应化痰祛湿、活血祛瘀。在治痰的同时不忘活血祛瘀，在治瘀的同时不忘化痰祛湿，更应辨其虚实，探其脏腑之本，以治痰瘀之源。治疗中根据痰瘀阻滞脏腑不同，可选不同的归经药物提高疗效。

2021年2月，老年病科成立了雒晓东名医传承工作室，将老年颤病（帕金森病）亚专科的中医治疗推高了一个新的台阶。帕金森病是常见的老年脑退行性疾病之一，包括运动症状与非运动症状。雒教授提出在帕金森病的中医治疗中，应突出整体观，注重温阳之法，强调中医在非运动症状治疗中的特色与优势。

2023年，宁为民主任中医师荣获省名中医的称号，成为何炎燊名老中医之后新一代的传承领军人物。宁为民主任中医师推崇经典、守正创新，传承名家思想，继承何炎燊、何世东等名老中医学术经验，并对老年病的现代中医治疗提出了许多创新的理论与治疗方法，并开展了药物的创新与应用转化。提出老年缺血性中风危重症，采用“宣通三焦”的方法，拟定了宣通方治疗，提高了临床救治疗效。认为东莞老年眩晕以痰浊为多，开发了天麻健脑颗粒作为院内制剂，广泛使用，疗效显著。同年，医院获批成立东莞市老年病防治重点实验室，为老年病防治的实验科研提供了一个很好的平台。

2024年，东莞市中医院中医老年病科通过验收成为广东省“十三五”中医重点专科，并入围国家中医优势专科建设项目。同年深入完善中医亚专科建设，老年眩晕（眩晕与前庭医学）亚专科成为了华南眩晕中心联盟单位，以及老年颤病（帕金森病与运动障碍疾病）亚专科中国帕金森病基础中心暨帕金森病一站式诊疗中心。另外，在老年痴呆的防治方面，随着我科成为广东省老年痴呆防治促进行动试点机构，中医老年病的专科学科建设进入了腾飞阶段。

中医老年病科注重以“脾”为脏腑核心老年病治疗理念，中医认为脾为后天之本，土生万物，脾胃功能影响了老年病疾病的发生、发展与转归，具体如下。

1. 老年良性阵发性位置性眩晕（老年眩晕）复位后，往往遗留较多的残余症状，多与痰湿有关，健脾化痰、和解少阳可明显改善症状、减少复发。

2. 老年帕金森病（老年颤病），重视非运动症状的辨证论治，便秘是帕金森病最常见的非运动症状，脾虚腑实是常见的证候，以益脾通腑的方法有助用于缓解便秘，进而改善生活能力。

3. 老年肌少症（老年痿证）出现肌肉的质与量的减少，脾主肌肉，以宣肺益脾法治疗肌少症，通过胃-脾-肺轴提高老年肌肉的耐力和动力。

4. 老年心境睡眠障碍（老年不寐与郁证），常与痰浊有关，痰阻气滞，肝气郁滞，心神不宁，故健脾化浊、舒肝行气，可以有效改善睡眠、缓解情绪低落。

5. 老年期痴呆（老年痴呆），出现呆、傻、愚、笨，与“痰浊”密切相关，“痰气最盛，呆气最深”（《石室秘录》），痰浊蒙蔽神窍则发为本病，故健脾涤痰、醒脑开窍为常用之法。

6. 老年脑梗死(老年缺血性中风),痰瘀互结贯穿始终,化痰通络、健脾益气之法可以改善患者肢体功能等。

对中医老年病的关注与重视,顺应时代的要求。积极地开展中医老年病的专科学科建设,是传承中医、创新格致的具体表现。随着时间的沉淀,东莞市中医院中医老年病科会越走越远、越走越好。

参考文献

[1] 乔琳琳,王宝,闫小光,等.老年衰弱的中西医结合诊疗方案[J].北京中医药,2024,43(2):114-118.

[2] 吴勉华,石岩.中医内科学(新世纪第五版)[M].北京:中国中医药出版社,2021.

[3] 海鹏程,梁艳虹.《老年人肌少症门诊管理规范中国专家共识(2024版)》解读[J/OL].河北医科大学学报,1-9[2025-04-19].

[4] 李坤悦,王淑荣,杨娜,等.基于脾与小肠相通从肠论治老年肌少症[J].光明中医,2025,40(1):54-57.

[5] 敖惠沛,郝世兴,李慧聪,等.宣肺益脾方治疗老年肌少症的临床疗效及对患者微炎症状态的影响[J].广州中医药大学学报,2024,41(11):2931-2936.

[6] 袁文婷,郑婵娟,梅紫玲,等.基于治未病思想防治老年肌少症[J].湖南中医杂志,2024,40(10):80-84.

[7] 杨振博,姚建平,封银曼.老年抑郁症的病因病机及治疗进展[J].光明中医,2017,32(7):1066-1069.

[8] 马凤彬.何炎燊医案集[M].北京:人民卫生出版社,2009.

[9] 赵尚华.中国百年百名中医临床家丛书(张子琳)[M].北京:中国中医药出版社,2024.

[10] 刘明波,何新叶,杨晓红,等.《中国心血管健康与疾病报告2023》要点解读[J].中国心血管杂志,2024,29(4):305-324.

[11] 冯凯,郑志东.脑梗死急性期中西医结合诊疗专家共识[J].中西医结合心脑血管病杂志,2024(2207):1153-1162.

[12] 王晓峰,王先敏,胡晓灵.沈宝藩临证经验集[M].北京:人民卫生出版社,2010.

[13] 全国名老中医治病经验谈系列—吕继端治老年痴呆名方—益智灵[J],家庭医药,2009(10):23.

[14] 费楠,李海悦,李朝,等.李果烈教授从"肝热论"探讨帕金森病初期辨治经

验［J］. 环球中医药，2024，17（3）：453-456.

［15］慢性阻塞性肺疾病中西医结合管理专家共识写作组 . 慢性阻塞性肺疾病中西医结合管理专家共识（2023 版）［J］. 中华全科医师杂志，2024，23（6）：578-602.

［16］朱颖文，缪晓路 . 疏风脱敏法治疗变应性咳嗽的临证经验探讨［J］. 中医临床研究，2020，12（11）：36-37.

［17］董明国，宁为民 . 何世东学术精华与临床应用［M］. 广州：广东科学技术出版社，2022.

［18］何万辉，范冠杰 .“动 - 定序贯八法”中清热化湿运脾法药串的配伍分析［J］. 时珍国医国药，2020，31（8）：1950-1951.

［19］倪青，卜祥伟 . 老年糖尿病中医诊疗指南［J］. 中华全科医学，2024，22（8）：1272-1278.

［20］中华医学会老年医学分会 . 老年功能性消化不良诊治专家共识［J］. 中华老年病研究电子杂志 . 2015，2（3）：1-7.

［21］中国医师协会风湿免疫科医师分会骨关节炎学组 . 中国膝骨关节炎临床药物治疗专家共识（2023）［J］. 中华内科杂志，2024，6（36）：560-578.

［22］陈卫衡 . 膝骨关节炎中医诊疗指南（2020 年版）［J］. 中医正骨，2020，32（10）：1-14.

［23］王克丞 . 温针灸治疗肝肾亏虚型老年膝骨关节炎临床研究［D］. 广州：广州中医药大学，2020.

［24］许国慧 . 基于逐瘀通络探索中药联合针刺干预老年膝骨性关节炎（瘀血阻络证）的临床研究［D］. 长春：长春中医药大学，2024.